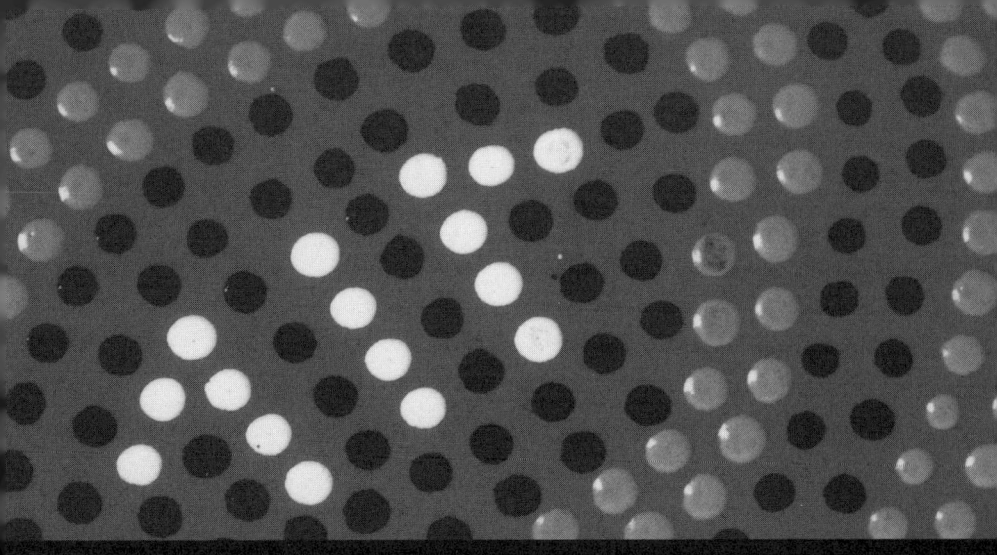

COGNITIVE ASSESSMENT FOR CLINICIANS
SECOND EDITION（日本語版）

臨床家のための
高次脳機能のみかた

著　JOHN R HODGES
監訳　森　悦朗　東北大学大学院 医学系研究科 高次機能障害学分野

訳　林　敦子　東北大学大学院 医学系研究科 高次機能障害学分野
　　菊池大一　東北大学大学院 医学系研究科 高次機能障害学分野
　　小川七世　東北大学大学院 医学系研究科 高次機能障害学分野
　　橋本竜作　日本学術振興会 特別研究員
　　高木正仁　東北大学大学院 医学系研究科 高次機能障害学分野

Cognitive Assessment for Clinicians
SECOND EDITION

John R. Hodges
MRC Professor of Behavioural Neurology
University of Cambridge
Department of Clinical Neurosciences
MRC Cognition and Brain Sciences Unit
Cambridge, UK

©Oxford University Press 2007

"Cognitive Assessment for Clinicians, SECOND EDITION" was originally published in English in 2007.
This translation is published by arrangement with Oxford University Press.
First published 2007.

Japanese translation copyright 2010 by Shinko Igaku Shuppansha. All right reserved.

臨床家のための
高次脳機能のみかた

■ 監訳
森　悦朗
東北大学大学院 医学系研究科 高次機能障害学分野 教授

■ 第1章・第7章
林　敦子
東北大学大学院 医学系研究科 高次機能障害学分野 博士研究員 臨床心理士

■ 第2章・第4章
菊池大一
東北大学大学院 医学系研究科 高次機能障害学分野 博士課程（医科学）神経内科専門医

■ 第3章
小川七世
東北大学大学院 医学系研究科 高次機能障害学分野 博士後期課程（障害科学）言語聴覚士

■ 第5章・第6章・日本語版補遺
橋本竜作
日本学術振興会 特別研究員 臨床発達心理士

■ 第8章
高木正仁
東北大学大学院 医学系研究科 高次機能障害学分野 博士課程（医科学）神経内科専門医

監訳者まえがき

　高次脳機能に関わっているのは大脳の連合野と辺縁系、すなわち大脳の皮質の大部分と、間脳と中脳の一部です。ヒトでは中脳、間脳、大脳が中枢神経系の85％を占めているので、中枢神経系の大半が高次脳機能に関わっています。したがって神経疾患では高頻度に高次脳機能が冒されます。臨床家においては一般に認知機能の評価は難しいものとしてとかく敬遠されてきました。しかし脳血管障害や神経変性疾患の診療の上で、神経学的評価とならんで、認知機能を適切に評価していくことは、診断ばかりではなく、治療、リハビリテーション、介護の点においても必須なものです。特に認知症の診療において認知障害の評価は中核であり、症候学の中心でもあり、これを欠くわけにはいかないのです。

　これまでにも多くの良質の神経心理学の教科書が存在していましたが、ほとんどが専門的、あるいは理論的で、臨床家に薦められるものは多くありませんでした。脳損傷は局所性脳損傷とびまん性脳損傷あるいは多巣性脳損傷に大きく分けることができます。脳血管障害は前者の代表的原因で、言語のような単一の認知ドメインの障害、すなわち失語症をもたらし、アルツハイマー病のような神経変性疾患は後者の代表的原因で、2つ以上の認知ドメインの障害、すなわち認知症をもたらします。これまでの神経心理学の教科書は局所損傷による単一の認知ドメインについての記述がほとんどで、認知症に多くの紙面を割いたものはほとんどありませんでした。一方、認知症の教科書も増えていますが、局所症候から説いて認知障害の評価を述べるものはありませんでした。認知症、すなわち2つ以上の認知ドメインの障害を理解するためには、それよりも簡単な単一ドメインの障害から始めないと、難しいものがさらに難しくなるのです。そのような時に出会ったのが、Hodges先生の著したこの入門書です。この本では局所損傷による症候と神経変性疾患による認知症の両方が実にうまく解説されています。

私は研究室に所属している学生たちにこの本で勉強をするように薦めていました。Hodges先生については、かつて私の部下であった池田学先生（現・熊本大学教授）の留学先でもあり、前頭側頭型認知症や一過性全健忘などに関する多くの論文でもかつてから存じ上げていました。たまたま機会があってHodges先生を私たちの研究室にセミナーなどのためにお招きすることになりました。そのときに印象に残ったのは、認知障害に対する考え方や診察法が私のそれらと非常に近いということでした。たぶん彼我の進んできた道程が似通っていたからでしょう。その後に、大学院学生や博士研究員の中からこの本を翻訳したい、できればまとめて出版したい、ついては監訳をしてほしいという声があがりました。そこで私はHodges先生に連絡をとり、さらに新興医学出版社に出版を依頼したというわけです。このような経緯を説明するのは、この訳書の出版が出版社からの依頼ではなく、私からの発案でもなく、初学者から起こったということを強調しておきたいからです。

　我々にすばらしい考え方を披露していただいた上、この翻訳書を出版することを快諾していただいたHodges先生、仲介の労をとっていただいた池田学先生、降って湧いたような私の申し出を快諾して下さった新興医学出版社の林　峰子社長、出版にあたって数多くの手助けをいただいた編集部の岡崎真子さんに感謝いたします。

　　　　　　　2010年8月　東京から仙台に向かうはやて号の中で　森　悦朗

日本語版への序文

「臨床家のための高次脳機能のみかた」

　私の cognitive assessment book の日本語版のために序文を書くことができてたいへんうれしく思っております。はじめて本書を企画した 1992 年当時には、本書が 15 年経ってもまだ印刷されていて、まして他の言語に翻訳されることなど思いもよりませんでした。

　日本の神経心理学や行動神経学の長く優れた歴史を思うと、本書が日本語に翻訳されることはたいへん名誉なことだと存じます。故田邉敬貴教授との出会いはたいへん光栄なことだったと思います。彼は Cambridge にある私たちの研究室に訪ねてこられ、さらに 10 年前に私は愛媛の彼の研究室へ招かれ楽しい数日をすごさせていただきました。そこで私は後日 Cambridge で Karalyn Patterson や私とたいへん生産的なサバティカルを過ごすことになった池田学先生と出会い、そのことがさらに私と日本とを結びつけることとなりました。

　2009 年、私は森悦朗教授の招きで再び日本を訪れました。私は仙台で東北神経心理懇話会のゲストとして講演し、また彼のすばらしい研究室で数日を過ごしました。本書の日本語版の考えが生まれたのはその旅のなかでした。森悦朗教授が、ACE-R の優れた日本語版を含めて、粘り強く翻訳の複雑さに対処しながらこの企画を推し進めていただいたことをうれしく存じます。

　私は、神経内科、精神医学、心理学で働く人々にとって本書が引き続き臨床的に役立つことを願っております。またとりわけ本書が若い日本の臨床家を行動神経学というたいへんおもしろい領域に入る気にさせるのなら誠に幸いに存じます。

(John R. Hodges)

第一版　巻頭言

　本書は私が研修医や精神科医、心理士に認知機能とその評価について教育してきた数年間の経験から生まれたものです。当初はベッドサイドでの評価だけを扱った簡単なポケットガイドにするつもりでした。ですが評価の基礎でありもっとも重要な評価結果の解釈を導くための健常な心理機能に関する考え方の知識を読者が持っていないと、どのように認知機能を評価するかをだけ書いても価値がないことに気づきました。かくして本書の範囲は広く、規模も大きなものとなりました。本書はベッドサイドや外来での認知機能評価に対する論理的根拠・理論的な基礎とともに、適切な病歴聴取の仕方や高次脳機能障害を示す患者をどのように評価するかに関する実習手引きを提供しています。本書で提唱した方法は過去2年間に私が診た12名の患者の病歴で例示してあります。最終章には補遺として広く利用されている神経心理学的検査を掲載しました。

　評価の根拠となる理論的な部分を書く際に研究の大きな2つの織り糸、すなわち伝統的な局在論者による方法と最近の認知神経心理学的な方法を引き合いに出しました。ほとんどの臨床家は伝統的な局在論を知っているでしょう。前世紀でのBroca、Wernicke、Pick、Dejerineらによる観察以来、神経内科医は高次機能の脳での局在に関心を持ってきました。比較的軽視されてきた時期を経て、近年の静的神経画像（CTとMRI）、機能的神経画像（PETとSPECT）の進歩はこの伝統的な方法を再び活気づかせています。このめざましい進歩はさまざまな認知機能の局在を提示してきており、私はそれを要約するつもりです。

　もうひとつの大きな織り糸（認知神経心理学）は臨床家にはあまりなじみがないでしょう。ほとんどの医学教育課程はいまだに心理学の初歩を含んでいるだけで、認知神経心理学は実質的に含まれていません。この領域に関する経験は心理学を卒業した人でさえほとんどありません。しかし過去20年間

でこの領域への興味は急激に高まり、人の心のメカニズムに対する比類なき洞察を生み出しました。この分野の研究のほとんどは英国が発祥で、John Marshall、Freda Newcombe そして Elizabeth Warrington とその同僚らによる先駆的な仕事から始まりました。読みや物体認知などのような機能の基になっている個々の処理を分析するための実験に基づく手法は、今の実験的に検証可能な詳細な認知モデルを研究する道を開きました。彼らや同様の研究者は、単一症例研究と、特異的で解離しうる認知過程を分離するような検査の計画が非常に重要だと強調してきました。私はこの刺激的な領域に読者を導き、臨床的に重要な認知神経心理学で提示された進歩の概論を提供しようと思います。

残念なことに、2つの大きな研究の流れは最近まで独立して営まれてきたので、今私たちは、言語や記憶や知覚といった多様な認知的基礎に関して多くのことを知っていますが、それらの処理に関する神経基盤についてはまだほとんどわかっていません。このことがこれら本質的には異なる見方を神経心理学に統合しようとしたときに問題を引き起こします。所々で、私が進めている神経学と認知神経心理学との融合は思った以上に不安定なように思えます。今後のさらなる進歩が、この領域での我々の理解を確固たるものとすることを望んでいます。

本書の構成は以下のようになっています。第1章と第2章は認知機能の理論的側面を扱っており、認知機能は広く散在した神経基盤を持つ機能（注意/集中力、記憶、最高位の実行機能）と、ひとつの半球に側性化した機能やある半球のひとつの領域に局在化した機能（言語、行為、視空間性能力機能と知覚性能力）とに分けられます。これらの章の各項目で神経心理学、基本的な応用解剖学、臨床的な障害、適切な検査について取り上げています。取り上げた検査の詳細は補遺に掲載しています。第1章の最後にせん妄や認知症に関する簡単な項目があり、行動神経学や高齢者の精神医学でもっとも一般的に見られる障害を構成しています。

第3章では、どのように認知に関する病歴を聴取するかを身体診察に関する助言とともに記載しています。第4章ではベッドサイドや外来で評価するための私の方法を概説し、最初の導入的な理論の章と同じ形式が続きます。第5章では12名の症例を取り上げており、多くの例は私たちが認知障害に関して神経学と精神医学とで共同で行った外来から選び出されたもので、前章で提唱した方法が例示されています。第6章では一般的に利用されている標準化され

た心理検査（たとえば Mini Mental State Examination（MMSE）や Blessed Information-Memory-Concentration（ICM）、Hodkinson Brief Mental Test、Dementia Rating Scale、Cambridge Cognitive Examination（CAMCOG））について、それらの利用と誤用に関する註釈とともに記載しました。最後に補遺は、神経心理学の実務で広く利用され臨床家がよく知っておくべき精選された神経心理学的検査の詳細と、専門家の訓練がなくとも臨床家が十分に実施できる検査を含んでいます。

　私は本書を神経心理学の教科書にしようと意図しておらず、また神経心理学的検査の一覧にするつもりもありません。教科書としてよい本は最後の「選定文献」でいくつか挙げておきました。本書は認知機能に興味はあるけれども、始めたばかりで、まだ十分に育っていない臨床家に向けたものです。提唱した方法は専門家の心理学的評価に取って代わるものではありません。でも多くの神経内科医や精神科医は十分な神経心理学的準備がないままに働いています。ベッドサイドの認知機能検査に精通することで臨床家は神経心理学者のサービスを効率的に利用できるようになるでしょう。たとえば、認知症が疑われるすべての患者を照会する必要はありません。つまり、もし本書に記載された基本的原理の内容に従うならば、多くの患者は臨床家自身で十分に診断ができるでしょう。しかし第5章で例示されているように、完全な神経心理学的な評価が必要な症例も存在します。

　本書が神経内科や精神科の研修医を刺激し、神経心理学に興味を抱かせたり、この領域で研究しようという気を起こさせたりしたならば当初の目的を達成する以上のものになるでしょう。

　　　　　　　　　　　　　　　　　　　　　　　　　　（John R. Hodges）

第二版　巻頭言

　親しみを込めて「小さい赤本」として知られるようになった本書の改訂に、私は思った以上に長い時間がかかってしまいました。初版が出て数年以内に改訂が必要になることは明らかでした。私は美しいSydneyで過ごすサバティカルの1年間（2002年）に片付けようと計画していましたが、説明しがたい理由で、ほかのことに気を取られ、それをやり遂げることができませんでした。臨床神経心理学に多くの新しい検査が導入されたので、改訂の見通しはたいへん手ごわそうに見えました。さらに私はCambridgeで開発したベッドサイド検査（Addenbrooke's Cognitive Examination：ACE）の改訂に取り組みたいとも思っていました。ACEは私たちの物忘れ外来や認知症外来で有用性が証明されています。2004年までにACEの改訂、すなわちACE-Rは完了し、そのことに励まされてやっと行動を起こしました。少数の検査や寸描を加えて本書を単に更新する以上に、抜本的に本文を見直す機会となりました。第二版を準備する際、私は第一版を導いた基本的な原理が未だ精査の対象であること、各章の内容を大幅に変更する必要があることに驚きました。第1章の中にせん妄や認知症を入れないで独立した章とし、最初の理論的な部分（第1章から第3章）は新しい発見や概念、新たにいくつかの障害を入れて改訂しました。第3章と第4章はあまり変えていませんが、過去10年以上の私のベッドサイドでの認知機能評価の経験を反映させるように更新しました。ACE-Rはそれ自身の標準値とともに検査の利用と限界に関する内容を持った章（第7章）となるように、心理検査の章とは分離しました。「症例提示」（第8章）はその例数を増やし、臨床場面でのACE-Rの利用を中心に記述しています。補遺は利用可能な神経心理学的検査の数が増加したことを受けて多くの改訂を要しました。広く用いられている検査を記載するようにしたつもりですが、その選択はCambridgeで通常利用されている検査に偏っているのは否めません。

（John R. Hodges）

謝　辞

　20年にわたって認知機能障害への私の興味を強く促し、教えを賜った多くの先生方や同僚たちに対して、まず感謝の意を表したいと思います。Oxfordでは、神経心理学への興味を推し進める環境を与えてくれたJohn OxburyとSusan Oxburyと一緒に仕事ができて幸運でした。大学の神経内科では、John MarshallとFreda Newcombeの存在が創意に富んだ影響を与えてくれました。このような環境は、残念ながらその当時英国の神経内科において唯一でしたが、私の友人で同輩であるChristopher WardとHarvey Sagarの興味もはぐくみました。当時、私はBirkbeck Collegeで仕事をしていたElaine Funnellと有意義な共同研究も始めました。OxfordのClinical Readerであった時、Charles Warlowは一過性全健忘に関する私の医学博士の学位の指導者として、またその後Edinburghに移られてからもこの本のアイデアをまとめていく上で大いにお力添えいただきました。

　Medical Research Council（MRC）には、California大学San Diego校のAlzheimer Disease Research Centerで神経心理学の研究をした1年間の奨学金の提供をしていただきました。そこに滞在している間、Nelson ButtersとDavid Salmonからは特に影響を受けました。私の将来の研究上の興味の方向性を決定づけたのは何にもましてこの年でありました。Nelsonは、悲しいことに私の奨学生期間の数年後に運動ニューロン病で亡くなりましたが、創造性を鼓舞する方であり、私に北米神経心理学界の名誉会員を付与してくださいました。

　Cambridgeに移ってから、私はきわめて幸運にもずば抜けた臨床、実験神経心理学者のグループと密接に仕事をしてきました。Karalyn Pattersonは特に重要な先導者であり、私たちは一緒にアルツハイマー病と前頭側頭型認知症患者における言語と記憶の側面を検討する活発な研究プログラムを構築しましたが、それは15年の間にますます強力になってきています。Kim Graham

は私たちの最初の博士課程学生であり、その後博士研究員となり、現在はMRCのCognition and Brain Sciences Unit（CBU）の研究グループの上級研究者兼共同責任者です。私は長年にわたって、Alan Baddeley、German Berrios、Roz McCarthy、Trevor Robbins、Barbara Sahakian、Ian Robertson、Barbara Wilsonには共同研究でたいへんお世話になりました。私はJohn Xuerebに神経病理学の手ほどきを受け、その後も美しいSydneyの町でGlenda HallidayとJillian Krilによって教えられました。次々と有能な臨床研究員が持てたことを幸福に感じます。John Greene、Tom Esmonde、Peter Garrard、Richard Perry、Adam Zeman、Tom Bak、Cath Mummery、Clare Galton、Sian Thompson、Shibley Rahman、Peter Nestor、Rhys Davies、Andrew Graham、Chris Kipps、Jonathan Knibb、Paul McMonagle、George Pengasのように、その研究員たちの多くは世界中の臨床や大学で重要な地位についています。Pavagada Mathuranath、Ellajosyula Ratnavalli、Suvarna Alladi、Facundo Manes、Joseph Spatt、Manabu Ikeda（池田学）、Adrian Ivanoiuといった海外からの訪問者は研究に貢献してくれました。Tim Rogers、Matt Lambon-Ralph、Sasha Bozeat、Anna Adlam、Naida GrahamはMRCユニットで長期間の研究における同僚でした。

　German Berriosによって1990年にもの忘れ外来が創立され、我々の研究に不可欠な対象、すなわち多くの認知機能障害患者を紹介してくれました。我々の最初の臨床神経心理学者のKristin Breenは悲しいことに非常に若くして亡くなりました。それ以後、我々はDiana Caine、Aidan Jones、最近ではNarinder Kapurと仕事をする楽しみを得ました。Jerry Brownは10年前にCambridgeに移ってきて、私たちの臨床に重要な遺伝学の側面を加えました。1990年代になって経過を見ている患者数が多くなったことで科を超えて認知障害外来という概念を生み出し、広めることになりました。1997年には主に前頭側頭型認知症の患者とその介護者に対するフォローアップのために若年性認知症外来を始めました。Sinclair Loughはその外来の臨床心理学の専門家となり、彼がDorsetに移動後は幸運にもVanessa Garfootに外来に参加してくれました。Tom Bakは10年にわたって運動・認知障害外来での重責を担ってくれて、そしていつも元気づけてくれる同僚でいてくれたことにたいへん感謝しています。病院ではKate Dawsonは（Angela O'Sullivan、Lynne MacDonaldとともに）、研究に多大なる協力をしてくれた患者とその家族にとって大いなる頼りであり支えでありました。Sharon DaviesはMRC-CBUで

研究を調整し、この本を改訂するにあたって編集をしてくれました。Margaret Tillson は素晴らしい秘書であり、この本の何回もの原稿の書き直しを我慢してくれました。

John R.Hodges
Cambridge
July 2006

目　次

監訳者まえがき ……………………………………………………………………… v
日本語版への序文 …………………………………………………………………… vii
巻頭言 ………………………………………………………………………………… ix
謝辞 …………………………………………………………………………………… xiii

第1章　散在性認知機能 ……………………………………………………… 1
Ⅰ. 一般的な理論の枠組み ……………………………………………………… 1
Ⅱ. 覚醒と注意 …………………………………………………………………… 2
Ⅲ. 記憶 …………………………………………………………………………… 7
Ⅳ. 高次の認知機能、人格と行動 ……………………………………………… 24

第2章　せん妄と認知症 ………………………………………………………… 31
Ⅰ. せん妄 ………………………………………………………………………… 31
Ⅱ. 認知症 ………………………………………………………………………… 37
Ⅲ. せん妄と認知症との鑑別診断 ……………………………………………… 59

第3章　認知機能の局在 ………………………………………………………… 61
Ⅰ. 言語 …………………………………………………………………………… 62
Ⅱ. 失語症 ………………………………………………………………………… 62
Ⅲ. 読みの障害－失読 …………………………………………………………… 77
Ⅳ. 書きの障害－失書 …………………………………………………………… 81
Ⅴ. 計算障害の症候群 …………………………………………………………… 83
Ⅵ. 行為の障害－失行 …………………………………………………………… 84
Ⅶ. 右半球に特化した機能の障害 ……………………………………………… 86
Ⅷ. 色覚異常・色彩失認・色名呼称障害 ……………………………………… 99

第4章 認知的および神経心理学的病歴聴取、身体診察のコツ ………… 103
  Ⅰ. 患者の面接 ……………………………………………………………… 103
  Ⅱ. 情報提供者の面接 ……………………………………………………… 117
  Ⅲ. 家族歴 …………………………………………………………………… 118
  Ⅳ. 既往歴 …………………………………………………………………… 119
  Ⅴ. アルコール摂取 ………………………………………………………… 119
  Ⅵ. 身体診察のコツ ………………………………………………………… 120

第5章 ベッドサイドでの認知機能評価 ……………………………………… 125
  Ⅰ. 全般的な観察 …………………………………………………………… 125
  Ⅱ. 見当識と注意 …………………………………………………………… 126
  Ⅲ. エピソード記憶 ………………………………………………………… 130
  Ⅳ. 意味記憶 ………………………………………………………………… 134
  Ⅴ. 前頭葉性の遂行機能 …………………………………………………… 135
  Ⅵ. 優位（左）半球の機能 ………………………………………………… 140
  Ⅶ. 右半球の機能 …………………………………………………………… 150

第6章 標準化された心理検査：その利用と誤用 ………………………… 159
  Ⅰ. Mini-Mental State Examination（MMSE）………………………… 161
  Ⅱ. Information-Memory-Concentration（IMC）Test ……………… 163
  Ⅲ. Hodgkinson Mental Test ……………………………………………… 165
  Ⅳ. Mattis Dementia Rating Scale（DRS）……………………………… 166
  Ⅴ. Cambridge Cognitive Examination（CAMCOG）………………… 168
  Ⅵ. Alzheimer's Disease Assessment Scale（ADAS）………………… 171

第7章 Addenbrooke's Cognitive Examination 改訂版と補足検査 ……… 173
  ACE-R UK版 ………………………………………………………………… 175
  ACE-R UK版の手引書 …………………………………………………… 181
  Ⅰ. 基礎となるデータ ……………………………………………………… 188
  Ⅱ. 特定の症例についての付加的な検査 ………………………………… 190

第8章　症例提示 … 197
症例1. 軽度認知障害 … 197
症例2. 早期アルツハイマー病 … 199
症例3. 中等度アルツハイマー病 … 202
症例4. うつ病性仮性認知症 … 204
症例5. 行動障害型前頭側頭型認知症 … 206
症例6. 進行性非流暢性失語症 … 208
症例7. 意味性認知症 … 211
症例8. 進行性の相貌失認と人格変容（右側頭葉優位の前頭側頭型認知症）
　　　… 213
症例9. 大脳皮質基底核変性症 … 216
症例10. 進行性核上性麻痺 … 218
症例11. レビー小体型認知症 … 220
症例12. 視覚型アルツハイマー病（後部皮質萎縮） … 222
症例13. ハンチントン病 … 225
症例14. 健忘性脳卒中：両側視床梗塞 … 227
症例15. 一過性てんかん性健忘 … 229

補遺　神経心理学的検査 … 233
The Autobiographical Memory Interview（AMI） … 233
BADS 遂行機能障害症候群の行動評価 … 234
BIT 行動性無視検査 … 236
The Boston Naming Test（BNT） … 237
California Verbal Learning Test（CVLT と CVLT-Ⅱ） … 237
Cambridge Neuropsychological Test Automated Battery（CANTAB） … 238
Cambridge Semantic Memory Test Battery … 243
Cognitive Estimates Test … 245
Delis-Kaplan Executive Function System（D-KEFS） … 247
　数唱 … 247
Doors and People Test … 249
The Graded Naming Test（GNT） … 250
Hayling and Brixton Test … 250
Judgement of Line Orientation Test（JLO） … 252

The National Adult Reading Test：Second Edition（NART） ……………… 252
Paced Auditory Serial Addition Test（PASAT） ……………………… 254
Pyramids and Palm Trees Test ……………………………………… 254
レーヴン色彩マトリックス検査 ……………………………………… 256
Recognition Memory Test（RMT） …………………………………… 257
Rey Auditory Verbal Learning Test（RAVLT） ……………………… 257
Rey‒Osterrieth 複雑図形検査 ………………………………………… 259
リバーミード行動記憶検査（RBMT‒Ⅱ） …………………………… 260
物語再生 ……………………………………………………………… 262
Stroop Tests …………………………………………………………… 264
Test for Reception of Grammar（TROG‒Ⅱ） ……………………… 264
トークンテスト ……………………………………………………… 266
Trail Making Test ……………………………………………………… 266
語列挙検査 …………………………………………………………… 267
The Visual Object and Space Perception Battery（VOSP） ………… 269
ウェクスラー成人知能検査（WAIS‒R と WAIS‒Ⅲ） ………………… 270
ウェクスラー記憶検査（WMS と WMS‒R） ………………………… 275
Wechsler Memory Scale‒Ⅲ（WMS‒Ⅲ） …………………………… 277
WAB 失語症検査 ……………………………………………………… 278
ウィスコンシンカード分類検査（WCST） ………………………… 279

日本語版補遺 …………………………………………………………… 285
ACE‒R 日本語版について …………………………………………… 285
ACE‒R 日本語版 ……………………………………………………… 287
ACE‒R 日本語版の手引書 …………………………………………… 294

選定文献 ………………………………………………………………… 303
索引 ……………………………………………………………………… 307

※本文中の〔　　〕内の文は翻訳者による注釈です。

第1章
散在性認知機能

I 一般的な理論の枠組み

　診察室やベッドサイドで患者に認知評価を行うのに際して重要なことは、臨床的な面接と検査の基本となる全体的な枠組みを持つことである。ここで提案する流れは一般的な神経学的局在診断法によって鑑別診断を行うものである。認知の多くの側面の厳密な局在化はいまだに明瞭ではないが、私は可能な限り解剖と認知機能を結びつけるよう試みた。実際、健常被験者における最近の機能画像研究によって、認知のあらゆる側面がいくつかの脳領域の統合された活動に依存することが示されている。本書ではできるだけ明瞭かつ簡潔にするため、神経心理学と行動神経科学における多くの興味深い問題と論争を必然的に回避してしまうことになるのはわかっているが、仕方なく単純でわかりやすい方法をとることにした。脳の構造と機能の関係および広く認知神経心理学についてのより詳細な分析について知りたい読者のためには、いくつかの参考文献をこの本の最後に「精選された文献」として推薦しておく。ありがたいことに、多くの優れた教科書がこの数年の間に出版されてきている。

　ここでは散在性機能と局在性機能という基本的な二分法を用いた。「散在性 distributed」という言葉は、表1.1で示されるように、厳密には一側性の脳領域に局在化していない認知能力を意味している。それゆえ、この散在性機能の異常は、いくつかのよく知られた例外（視床梗塞に伴う健忘症といった）を除いて、狭い範囲の孤立性病変によって起こるのではなく、典型的には、多くの場合は一般診療で出会うタイプの、両側の損傷あるいはより広範な損傷の結果として起こるのである。局在性機能については、優位半球（たいていは左）と関連がある機能と、非優位半球と関連した機能とに分けることができる。

表 1.1 散在性認知機能

認知機能	神経基盤
1. 注意/集中	網様賦活系(脳幹と視床核)、右側に偏在した多様式性連合野(前頭前野と頭頂)
2. 記憶	辺縁系(とくに海馬と間脳)
3. 高次の遂行機能と社会的認知	前頭葉

　この章では、散在性神経基盤を持つ3つの広範な認知領域、つまり覚醒/注意、記憶、遂行機能について述べる。第2章ではせん妄と認知症の症候群を、第3章では局在性認知能力を扱う。第1、2、3章で述べられる検査についてはその後の章で十分に説明する。

II 覚醒と注意

　外的環境に対する注意と自分自身の内的思考過程に対する注意はきわめて重要なことは明らかだが、注意の特徴について明確な定義をすることは依然として困難なままである。我々はみな、生態学的な用語として注意深いということは何を意味するのかについて知っているが、認知的には注意は複雑な能力である。覚醒している間、人は過剰な感覚刺激を絶え間なく与えられるが、その刺激は我々のすべての感覚器官によって環境からもたらされるのである。さらに、我々はまた、心に浮かぶ一見ランダムな思考、アイデアや記憶を絶えず反芻する状態にある。それにも関わらず我々は、朝食を作ることから、通勤したり、会合の司会をしたり、一連の複雑な問題を解決するといったことまで多岐にわたるはっきりした目標指向的行動をとることができる。注意の過程によって我々は、少なくとも一時的には、刺激が存在する空間の特定の部分に注意を向け、他の刺激を寄せ付けないようにする。我々はしばしば注意を移しながら同時に2つの課題を行うこともできる。

　注意の大まかな分類に包括されるさまざまな下位プロセスを特徴づけるための多くの試みがなされてきた。臨床的な目的のために、以下に注意の構成要素の実用的な分類を述べる。

1. 覚醒は、応答性と覚醒状態という全般的な状態を表している。
2. 注意の持続性あるいは覚醒状態は、長期にわたる注意活動を維持する能力

について述べている。
3. 注意の分割は、同時に一つ以上の課題に反応する能力を含む。
4. 注意の選択性は、競合する刺激の気付きを抑制しながら、一つの刺激を強調するか注意を向ける能力である。

　これらのプロセスに関するわかりやすい実例は、気楽な運転状況下で、同乗している人と会話をしながら運転をする能力である。その状況では、注意の持続性とその分割の両方を必要とする。しかし、合流車線や追い越し車線といったより複雑な操作が必要になるや否や、たいていは注意をシフトさせ、運転に含まれる操作に集中する必要がある。上記の4つのプロセスはすべて汎性あるいは上位の注意の側面であり、それは感覚領域にわたって機能し、領域特異的な注意能力と対照的である（以下参照）。

　見当識 orientation、集中、探索、覚醒状態は全体的な注意プロセスの正常な側面であるが、転導性の亢進、維持困難、錯乱、混乱、[せん妄] は注意障害を反映している。著しい注意の障害はほとんどいつも時間や場所の見当識障害を伴う。臨床的な症候群で、処理において全体的注意の低下は、急性錯乱状態（時に急性器質性精神障害、あるいはより単純に言えば、せん妄と言われる）である。他の異常もせん妄には認められるが、注意障害はもっとも重要で一貫性のある障害である。重篤な場合は、基礎的な覚醒プロセスの低下のために意識が減弱する。

　いくぶんまぎらわしいが、注意という用語はいわゆる領域特異的な注意という文脈で用いられる。領域特異的な注意のもっともよく知られた側面は空間に対する注意である。この能力の低下は普通、右半球梗塞後にみられる空間無視をもたらす。非優位半球の一定の領域、とくに頭頂下方、前頭前野領域は空間的注意に特化した役割を担っており、無視という表題（第3章参照）でさらに論じることにする。

　覚醒状態あるいは覚醒が、注意の一つの側面でしかないと理解することは重要である。減弱した覚醒状態下で、不快な刺激は典型的には型にはまった目的を持たない反応を引き起こすことになる。そのような状態にある患者は、覚醒障害の水準によって、傾眠し、昏迷状態、あるいは昏睡状態にあると表される。覚醒状態が低下した患者に、それ以上の認知検査をすることは明らかに無意味であり、Glasgow Coma Scale のような尺度のほうがより適切な評価ツールである。

応用解剖学

注意の持続は2つの主要な神経系の相互作用に依存している。つまり、皮質領域のいわゆる「ボトムアップ」の変動に影響を及ぼす上行性網様賦活系と、辺縁系、頭頂、そしてとくに前頭前野皮質領域が関与する皮質の「トップダウン」調節システムである。これらの特定の領域に依存しない2つのシステムに加えて、局所的な「領域特異的」プロセスがあり、それは、音、触覚刺激、運動、顔、物品、言葉や記憶に対する反応性の調節に特化した皮質領域の機能である。この全体的な注意基盤（Marsel Mesulamの言葉を借りれば）は上記（図1.1参照）の多様なプロセスを制御する。それゆえ注意はボトムアップ、トップダウン、そして領域特異的な調節の集合的な発現である。ボトムアップの上行性網様賦活系の障害はせん妄、あるいは非常に重篤であれば昏睡状態を引き起こす。トップダウンシステムに関わる障害は不注意や転導性の亢進のようなより軽度の注意の欠損を引き起こす傾向がある。そのような障害は、外傷や梗塞で生じる前頭葉や頭頂葉損傷に伴ってみられる。

上行性網様賦活系は図1.2に示されるようないくつかの構成要素を含んでいる。たぶんよく知られているのは網様体視床皮質経路であり、皮質に向かう

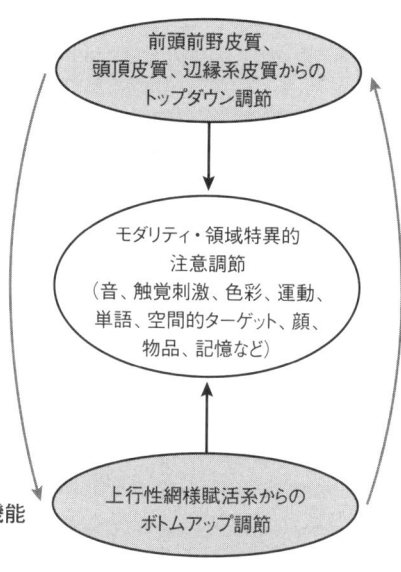

図1.1
注意基盤の3つに区切られた機能
（Marsel Mesulamの基づく）

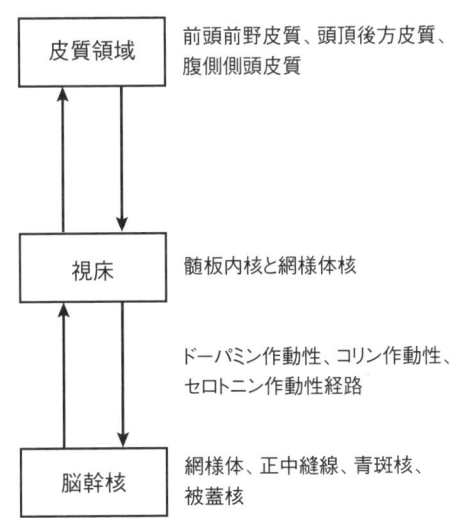

図1.2
上行性網様賦活系（ARAS）：
正常な注意プロセスにおける
主要構造と経路

感覚情報の経視床伝達を促進することによって皮質の覚醒を活性化し、維持する。アセチルコリンはこの経路の下網様体視床の構成要素において主要な神経伝達物質であるが、興奮性のアミノ酸（グルタミン酸など）は重要な視床－皮質間の伝達物質である。他の重要な上行性網様賦活系の構成要素は伝達物質特異的な経路であり、脳幹あるいは前脳基底部から生じ、大脳皮質に投射する。これらの脳幹からの経路は縫線核からのドーパミン作動性の投射と青斑核からのノルアドレナリン作動性の投射を含む。前脳基底部からの経路は基底核で生じるコリン作動性とGABA作動性の経路を含んでいる。ボトムアップの注意調節はそれゆえ脳の化学システムの繊細な平衡状態に依存しているのである。逆の代謝異常がせん妄を引き起こすことは意外なことではない。これらのシステムの多くが神経変性疾患に含まれることも思い起こされるであろうが、そのようなことはパーキンソン病やそれと関連した症候群、アルツハイマー病、そしてとくにレビー小体型認知症で初期からみられる不注意（注意障害）を説明するのに役立つ。

　頭頂後方皮質、辺縁系、前頭皮質はトップダウンの注意調節を行っている。頭頂皮質はとくに機能画像研究で健常被験者が注意の持続性、選択性のテストを遂行している時に賦活される。その一方、背側前頭前野は注意の分割に重要な役割を担っている。辺縁系内で前部帯状回は、健常者を対象とした一

連の機能画像研究によって示されるように、注意にきわめて重要な役割を果たしている。両側の前大脳動脈閉塞、あるいは蝶形神経膠腫〔脳梁を介して蝶状に両側に浸潤した多形神経膠芽腫〕によってもたらされるこの領域の損傷は、無動無言といわれる重篤な注意障害の状態を生み出す。

　視床は皮質と上行性網様賦活系間の主要な中継基地としての役割を果たす。髄板内核は脳幹核からの入力を受けて広く皮質へと情報を中継する。皮質からの逆のフィードバックループが視床を経由してこの上行経路を調節するのである。

　汎性の注意障害が、これらのボトムアップとトップダウンの調節システムに関わるさまざまな病理から起こりうるということはこの短い説明からわかるだろう。この注意の破綻は、後の章で詳しく述べるように、構造的損傷にあるいはより一般的には代謝異常や薬物によって生じる。注意障害の程度が軽いと、注意の選択性、持続性、あるいはその分割といった特定の構成要素が影響を受ける。たとえば、アルツハイマー病の初期では、軽度の注意の分割の障害もありうるが、注意の選択性の障害がとくに頻繁にみられる。レビー小体型認知症には重篤な注意処理の障害があり、同様に、脳血管性認知症患者でも著しい注意調節の問題がある。

注意に関する検査
1. 時間と場所の見当識（エピソード記憶にも依存）
2. 数唱、とくに逆唱
3. 一年の月名、一週間の曜日を逆から暗唱、あるいは（100から）順番に7ずつ減算
4. Alternation task、たとえば Trail Making Test B
5. Paced Auditory Serial Addition Test（PASAT）といった持続性注意の検査
6. 反応抑制をみる Stroop Tests
7. 文字や星の抹消を含む制限時間のあるテスト
8. 数字と記号、記号と数字の置換え検査
9. Test of Everyday Attention（TEA）

Ⅲ 記憶

1. 序論

　局所脳損傷のあるヒトにおける神経心理学的な研究と、手術で損傷を生じさせた霊長類における神経心理学的な研究は、記憶がすべてを包含する単一のシステムではないことを示してきた。不運なことに、きわめて多様な用語がさまざまな記憶の下位要素を記述するのに用いられてきている。大まかに区別すると、記憶は、意識的アクセスや思考に用いられるもの（顕在記憶あるいは、宣言的記憶と呼ばれる）と、思考に利用されない条件反射や運動技能の獲得、プライミングといった学習された反応のタイプ（潜在記憶あるいは手続き記憶と呼ばれる）に分けられる。顕在記憶はさらに2つのシステムに分けられる。一つはエピソード記憶と呼ばれ、個人的に経験され、時間的に特定される出来事やエピソードを貯蔵し想起するのに関与している。顕在記憶のもう一つのタイプは意味記憶と呼ばれ、単語やその意味だけでなく、事実や概念、物品や人間についての具体的な知識を永続的に貯蔵することに関与している。言語学と哲学において「意味論」は純粋に単語の意味の研究をさすが、神経心理学において意味記憶はより広く使われ、世界の認識に関する一般的な貯蔵という意味で使われる。意味記憶は人生の初期に獲得され始め、一生を通じて増大し続けるものである。それは身につけた時期や文脈と関係なく概念的に構成されるものである。エピソード記憶と意味記憶は長期記憶システムの構成要素である（**表1.2**と**図1.3**参照）。

　この二分法をさらに説明するために、ともにエピソード記憶に依存する例、たとえば、その日の朝早くからの会話の詳細、あるいは昨年のパリでの休日のディナーを思い出すということについて考えてみよう。それに対して、パリはフランスの首都である、'ディナー'という単語が何を意味するのか、カナリアはペンギンよりもすずめとより近縁の小さな黄色い鳥であるといったことを知ったり、Bill Clintonの写真を同定したりすることはすべて意味記憶に関わるものである。エピソード記憶と意味記憶の内容はともに意識的アクセスが使えるということである。それに対して、車の運転や楽器演奏の学習といった運動技能を獲得することは顕在記憶を用いるのではなく、代わりに潜在記憶システムに頼ることになる。

　それゆえ「記憶障害」という用語は異なるさまざまなタイプの問題にあてはめられるかもしれない。もっとも一般的には、エピソード記憶の障害、つ

表1.2　長期記憶内での区分

	構成要素のタイプ		神経基盤
顕在			
エピソード記憶	個人的に経験されたエピソードや出来事、時間と文脈特異的		拡大辺縁系と背側前頭前野
意味記憶	語彙、事実、概念、物品　顔に関する知識、時間と文脈特異的ではない		側頭葉新皮質極と下部(側性化を伴う)
潜在			
手続き記憶	運動技能、たとえば、運転、ゴルフをするプライミング古典的条件付け		基底核大脳皮質未解明小脳？

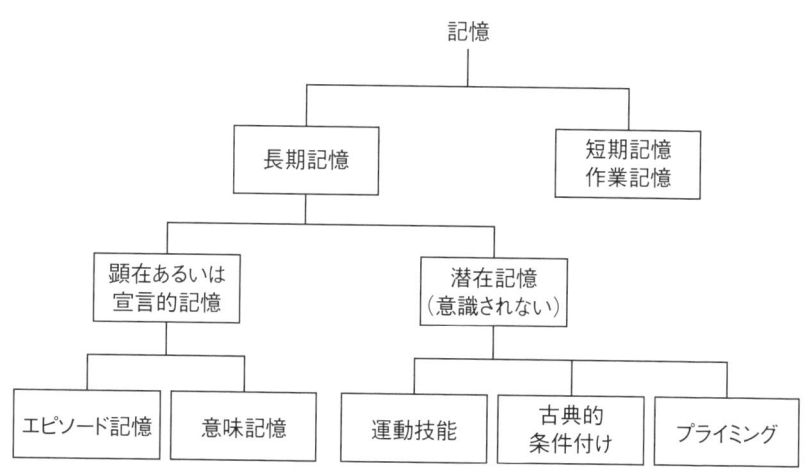

図1.3　主要な記憶の細分化

まり、ここ最近の個人的に経験されたエピソードの想起、あるいは新しい情報の学習が困難であることを意味するのに用いられる。エピソード記憶の障害は以下でもっと詳細に扱われる。要するに、エピソード記憶の障害は、認知症の一部として、あるいは両側辺縁構造の損傷の結果としての散在性の脳損傷と関連して起こる。エピソード記憶の障害が純粋なものであって、他の認知的側面が保たれている場合は「健忘症候群」と呼ばれる。

意味記憶の喪失はまた多くの認知症性疾患、とくにアルツハイマー病において欠くことのできない側面である。意味記憶の孤立した障害は珍しいが、時に側頭葉前方部の損傷、とくに意味性認知症に起こる。重篤なエピソード記憶と意味記憶の障害は単純ヘルペスウイルス脳炎から回復した人に見られる。

2. 短期（作業）記憶

　神経心理学的用語において、短期記憶は少量の言語材料（たとえば数唱にあるような）や空間的材料の即時再生に関与する作動記憶システムと同義である。伝統的には新しい情報が長期記憶に入るためには、まずその情報はこの短期記憶貯蔵を通り抜けなければならないと考えられていた。同様に、長期的記憶貯蔵庫から想起された材料はまず即時記憶の貯蔵によって処理されるはずだ、と信じられていた。この安易な直列処理モデルは、短期記憶障害はあるが、新しい長期記憶の貯蔵・想起をするにはまったく正常な能力を持った脳損傷患者がみつかったことで否定された。さらに、明らかに正常な被験者の多く（大概は心理実験に参加を希望した大学生！）は非常に限られた短期記憶能力しか持っていないことが見出されているのである。この点で、コルサコフ症候群のように新しい記憶を形成するのに重篤な障害がある患者が正常な短期記憶を持っていることは特筆すべきである。

　今日では**作業記憶**には実にさまざまな下位要素があることが明らかにされている。つまり、単語や数字、メロディーの即時復唱に重要な役割を果たす下位要素（音韻、構音ループ）、それとは別に空間情報のリハーサル（いわゆる視空間的スケッチパッドあるいは視覚的スケッチパッド）を行う下位要素があり、両方とも中央実行系というシステムによって制御されている（図1.4参照）。作業記憶は長期記憶と独立しているが、並行して機能しているようである。作業記憶の中央実行系という構成要素は背外側前頭前野と関連があり、二重課題の遂行、つまり、2つのテストを同時にする時にとくに重要である。上で述べたように作業記憶のこの側面は実際により広い注意のシステムの一部である。

　音韻ループは優位半球（典型的には左半球）のシルビウス裂周辺の言語領域に依存しており、視空間的スケッチパッドは非優位半球の頭頂後頭領域と関連している。したがって、広く分散した脳領域の損傷は作業記憶のそれぞれ別個の構成要素を障害するかもしれない。たとえば、数唱の低下は左半球

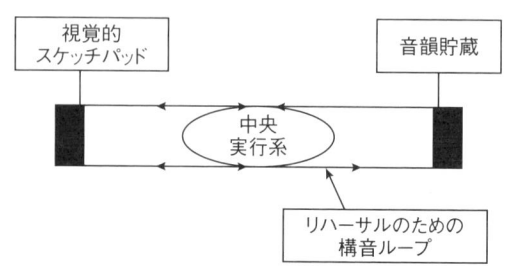

図1.4 作業記憶モデル（Alan Baddeleyの研究に基づく）

損傷のある失語症患者に一般的であり、前頭葉に病変のある患者にもみられる。この障害の元になるメカニズムはこれら2つの例で異なっている。前者においては、音韻ループシステムに欠陥があり、典型的には語や文章の復唱に問題があるだけでなく数字の順唱と逆唱にも著しい低下がみられる。背側前頭前野病変と関連した数唱の低下は、典型的にはとくに逆唱も含めて比較的軽度の障害にとどまるし、音韻的な障害と対比して語と文の復唱は保たれる。これは前頭、皮質下性認知症症候群の患者にも一般に見られる知見である。

臨床家は「短期記憶 short-term memory」という語を、はっきりと定義されていない短期間、典型的には5分から30分の間に新しい素材の想起をすることを指すものとして大雑把に用いているが、時には数日あるいは数週間保持することに用いることもある。しかしながら、正常被験者あるいは脳損傷患者の研究からは、これらの時間的特徴のある貯蔵システムの存在を支持する証拠は得られていない。我々が見てきたように、神経心理学的な証拠が示していることは（作業記憶と呼ばれる）言語的、空間的材料のとても短い時間での（あるいは即時の）想起のために一つのシステムが存在し、エピソード、意味、手続き記憶といった異なった種類の材料のための多くの長期システムが存在するということである。この短い考察は'短期記憶'が意味することについての論争を際立たせる。それゆえに私は短期記憶について議論することを避けてきた。私がこの用語を用いる時、神経心理学的な意味で、即時記憶 immediate memory あるいは作業記憶を指すものとして用いる。臨床的な診療において、もっと有用な区別は新しい情報の獲得（前向性記憶）と以前に学習した材料の想起（逆向性記憶）にある。それは、これらの2つの構成要素は以下でみていくように異なった病変で独立して障害されるかもしれないからである。

✎作業記憶の検査
1. 数唱(順唱と逆唱)
2. Corsi block tapping span
3. CANTABにある箱の探索課題といった空間的作業記憶
4. 同時に行う視覚的追跡、連続した減算あるいは数唱といった二重遂行検査

3. エピソード記憶
1) 応用解剖学

　脳神経外科的な切除術を受けた患者だけでなく、局所脳損傷患者についての広範な研究によってはっきりしてきたことは、どの構造がエピソード記憶の貯蔵と想起に重要であるかということである。つまり、内側側頭葉(とくに海馬、海馬台、嗅内皮質)、間脳(乳頭体、それとともに相互に連絡のある経路を持った視床前方、背内側核)、前脳基底核(中隔核、ブローカ対角帯と基底核)と脳梁膨大後部皮質といった構造である。これらのすべての構造は、左右対称的に両半球それぞれにある。主要な領域は脳弓と帯状回を含めて多くの経路によって連絡されている。これらの構造は広義の辺縁系を構成し、それは時にPapezの回路といわれる(**図1.5**)。海馬は伝統的にはこのシステ

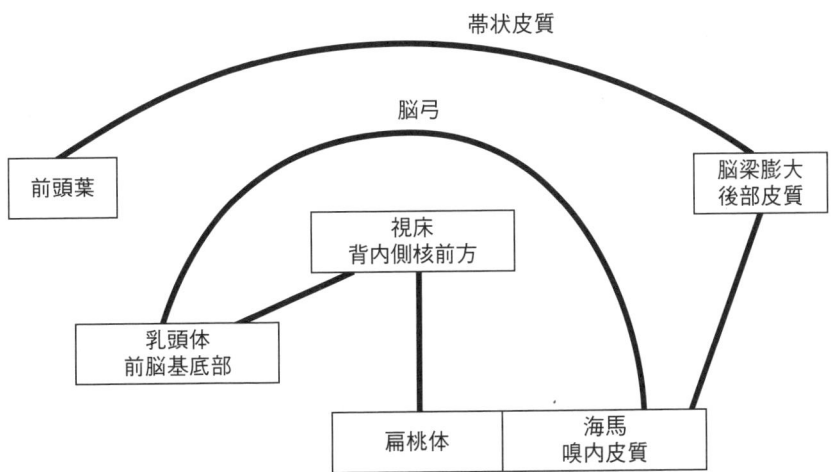

図1.5　エピソード記憶と関連のある辺縁系の主な構成要素

ムの中核的あるいは中心的要素とみなされてきた。多感覚領域だけでなく、より高次の感覚連合野（視覚、聴覚、体性感覚など）のそれぞれから求心性神経を受け取り、それぞれに遠心性神経を送る。海馬の内的回路はきわめて細部にわたって解明されてきている。貫通経路を経由して歯状回に到達した入力は、脳弓を経由して連合野、そして乳頭体へと遠心性神経を送り出す。歯状回はCA3に投射し、次にはCA1に投射する。後者は鉤状回へと中継する。

辺縁系のどこに損傷があっても記憶障害を引き起こしうるが、それはしばしば軽微であり、〔記憶する〕素材に特異的なものである。たとえば、左海馬の外科的切除あるいは梗塞によって言語的素材の選択的な記憶障害が生じる。対照的に、同じ構造の右側の損傷によって非言語的な記憶の問題（たとえば、新しい顔や空間情報の学習）を生じるが、これは詳細な神経心理学的評価をして初めて明らかになるであろう。内側側頭葉、間脳、あるいは前脳基底部の両側損傷によって言語、非言語素材の両方についての重篤な健忘症候群を生じる。

想起、再生記憶に関して側頭葉内側構造内での分化については議論が続いている。海馬そのものが空間的記憶と、新しく学習された素材の想起（再認ではなく）にとってとくに重要であることの証拠が増えている。さらに、それはモダリティ間の連合学習、つまり、特別な空間的配置とパターン、あるいは名前と顔といった異なったタイプの感覚情報の連合学習に特別な役割を持っている。

外科的手術によって損傷を生じさせた霊長類の最近の研究で、海馬傍回構造、とくに傍嗅脳皮質の役割が強調されてきている。この領域の病変によって想起と再認の両方に影響する重篤な記憶障害が引き起こされる。これらの内側側頭領域間の関連を**図 1.6**に示し、解剖学的なイラストを**図 1.7**に示す。

2）エピソード記憶の障害：一過性健忘と健忘症候群

エピソード記憶の障害はせん妄と認知症の両方にみられる特徴であり、これらの両方の状態において記憶障害は、注意の低下、想起方略の障害、記憶そのものの障害などの関与といったさまざまな原因によって起こる。健忘症候群という用語は、記憶の純粋な障害があるが他の知的な能力には問題のない患者に限定されるべきである。そのような障害は急性で一過性のこともあれば、慢性で一般的には永続的なこともある（**表 1.3** 参照）。

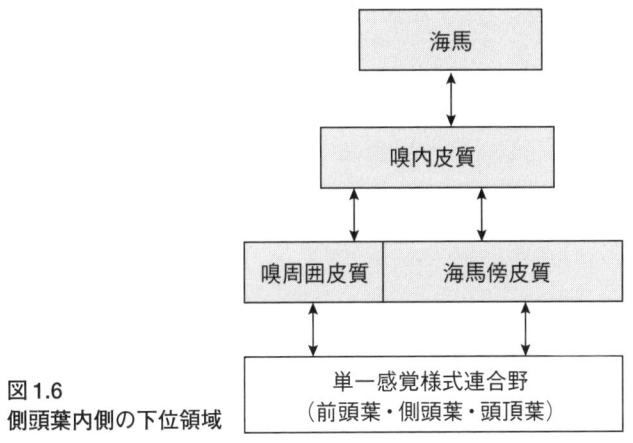

図1.6
側頭葉内側の下位領域

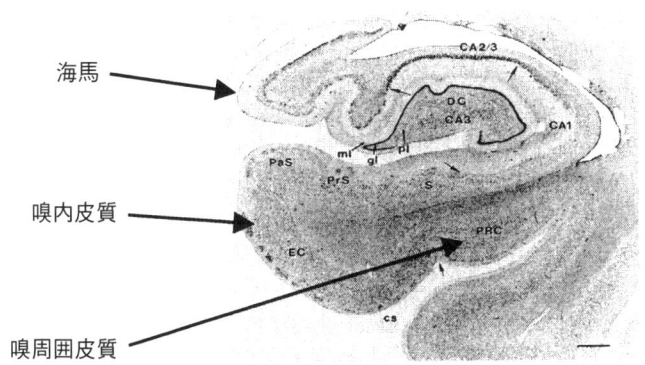

図1.7　海馬とそれに関連した海馬傍回構造の解剖学的横断面

i) 一過性健忘

一過性全健忘 (transient global amnesia : TGA) は日常よく見る興味深い疾患である。典型的には、人生の比較的後期、60か70歳くらいをピークにして起こる。40歳以下の症例は例外的である。人生末期で明らかな減少がみられるのは、たぶん過少報告によるものであろう。ほとんど健康な人が突然重篤な健忘になるのである。患者は、短期（作業）記憶は保たれるが、どんな新しい情報も数秒以上保持することができない。重篤な前向性健忘とともに、

表1.3 エピソード記憶障害の原因

	純粋健忘	混合性 (他の認知障害の随伴する状態)
急性（一過性）	一過性全健忘 一過性てんかん性健忘 閉鎖性頭部外傷 薬物　たとえば、 benzoadiazapines alcohol 心因性（ヒステリー性の）遁走	せん妄（第2章参照）
慢性（持続的）	健忘症候群 1.海馬損傷 　単純ヘルペス脳炎 　辺縁系脳炎（傍腫瘍性） 　無酸素脳症 　両側側頭葉の外科的切除 　両側性後大脳動脈閉塞 　閉鎖性頭部外傷 　初期アルツハイマー病 2.間脳損傷 　コルサコフ症候群 　（アルコール性、あるいは非アルコール性） 　第3脳室腫瘍や嚢腫 　両側性視床梗塞 　くも膜下出血後 　　とくに前交通動脈動脈瘤破裂による 3. 脳梁膨大後部皮質損傷 　腫瘍 　出血 　アルツハイマー病	認知症（第2章参照）

数週間、数ヵ月、あるいは数年にわたるさまざまな程度の逆向性健忘を伴う。患者は失見当識のようであり、繰り返し同じ質問をする（たとえば、「私に何が起こったのか？」、「どうしてここにいるのか？」、「今日は何日？」）。しかし、意識水準あるいは注意には障害がないし、言語や視空間的な障害がない。数時間後、典型的には4～8時間後に新しい記憶を貯蔵する能力は次第に戻り、逆向性健忘の期間も短くなり、発作期間を取り巻く（しばしば発症前2、3時間を含む）著しい記憶の欠落が残る。再発率は1年に2～3％程度であり、一

般的な予後は非常によい。この症候群の原因はよくわからないままであるが、血栓塞栓性脳血管疾患は大多数の症例において少なくとも関与していないということは明らかである。片頭痛や、発作の直前のストレスの多い感情的・身体的出来事と関連がある。

　一過性てんかん性健忘（transient epileptic amnesia：TEA）はより最近認知された症候群で、TGAに類似している。患者は典型的にはTGAと同じ年齢層であるが、より若い患者にも起こりうる。患者には錯乱と失見当識が短時間出現する。TGAのように繰り返し質問するが、発作の期間は一般に1時間以内であり、典型的には数分しかない。発作はしばしば朝起きてすぐか、うたた寝後すぐに起こる。TGAと違って、発作中の出来事の部分的想起はありうる。症状は繰り返され、典型的な複雑部分発作に移行するかもしれない。TEAのたいていの患者は自伝的記憶における大きな空白を訴える。その記憶は過去数年の間にあった休日や家族との出来事の詳細を想起しようとするときに明らかとなる。通常の脳波記録は正常であるかもしれないが、睡眠脳波にはたいてい側頭葉の棘波あるいは鋭波がみられる。多くの症例にみられる病因は血管性病変によるようである。抗けいれん薬による治療は典型的にはTEA発作の再発を抑えるが、遠隔記憶障害を改善するとは限らない。最近の研究で示されているのは、TEAのある患者では新しい情報の忘却が加速しているということである。つまり、30～60分後の想起を検査する記憶課題を正常に遂行できるが、4～6週間後にテストすると重篤な障害を示す。継続している発作活動、あるいは内側側頭葉における発作の背景にある病理のどちらがこの「長期あるいは促進された忘却」を引き起こしているのかはわかっていない。

　急性閉鎖性頭部外傷はTGAととてもよく似た状態を引き起こすことがあるが、たいてい逆向性健忘は限定的で、注意処理は典型的には障害されている。

　ヒステリー性あるいは心因性遁走状態は今ではまれである。精神医学的な問題が背景にあるより若年の成人に主として生じる。死別あるいは切迫した刑事責任といった、はっきりとした契機となるような人生の出来事がたいてい存在する。TGAと対照的に、被検者の全人生に及ぶ、個人的な自己同一性の喪失を含む重篤な逆向健忘はあるが、著しい前向性記憶障害は伴わない。

ii) 健忘症候群
[特徴の定義づけ]
1. 全般的知的能力が保たれている。アルコール性コルサコフ症候群では、前頭葉の遂行機能障害がしばしばみられ、無関心であるが、他の知的能力は保たれている。神経心理学的検査で一般的な知能指数（Intelligence Quotient : IQ）と記憶指数（Memory Quotient : MQ）間の解離が際立っている。内側側頭葉損傷のある患者においては、遂行機能能力は保たれ、健忘は典型的にはもっと純粋である。
2. 前向性健忘、つまり新しいエピソード記憶の獲得における重篤な障害がある。患者は言語的、非言語的記憶検査の両方に障害を示す。たいていの症例では想起と再認の両方が障害されているが、純粋な海馬病変では再認が比較的保たれ、想起のみが障害されている患者の報告がある。
3. 逆向性健忘、つまり過去の出来事の想起障害がある。逆向性健忘の程度は、損傷部位にある程度は依存し、それゆえ健忘症候群の病因に依存する。コルサコフ症候群 Korsakoff's syndrome によって示されるように、間脳性健忘は何十年にもわたる時間的に広範な逆向性健忘によって特徴付けられる。遠い昔の記憶ほど保たれ、時間的勾配として示される。それに反して、海馬性健忘で逆向性健忘は数年以下のことが多い（以下を参照）。
4. 保たれた短期記憶/作業記憶
5. 保たれた手続き（潜在）記憶

[健忘症候群の認知神経心理学]
　健忘症候群を引き起こす基本的な認知障害に関してはまだかなりの議論がある。数唱やあるいは「名前と住所」の記銘〔ACE-Rの検査項目〕で評価されるような、短期（作業）記憶は正常である。近年の記憶に関する情報処理の説明によると、健忘における障害は以下のような段階のどれかにあるとされる。
1. 新しい記憶の最初の貯蔵（符号化 encoding）の過程：おそらくラベルや、目印をつけることができない結果生じる。
2. 最初の符号化後に起こり、長期記憶の痕跡の強化にかかわる処理の過程
3. 記憶想起が行われる過程
　コルサコフ症候群のような間脳性健忘の患者では主に記憶の符号化に問題があり、それゆえ、貯蔵される記憶痕跡は減弱している。いったん情報が長

期的な貯蔵庫に入ると、急速な減衰や忘却はほとんど見られない。コルサコフ症候群の患者にも広範で時間的勾配のある逆向性健忘がみられる。この遠隔記憶の障害はアルコール依存者が、アルコールによって朦朧とした状態で人生を送ってきたために、何年にもわたって記憶の符号化が減衰していたという事実によると主張されてきている。多くの研究によってこの考えは反駁され、コルサコフ症候群では想起それ自体も障害されているようである。さらに重篤な前向性と逆向性健忘のまさに同じ病態がアルコール以外の原因でも生じて（たとえば飢餓状態による）コルサコフ症候群の患者や、両側視床梗塞のある患者にみられる。それゆえ、間脳性健忘には二元的な障害、つまり新旧両記憶の想起だけでなく、新しい記憶の貯蔵に影響する障害の両方があるようである。

　無酸素脳症あるいは側頭葉内側構造の非常に限局した梗塞の結果生じる海馬性健忘は、伝統的に前向性健忘の障害と、限られた期間の逆向性健忘と関連付けられてきた。直近の2～5年前からの自伝的記憶の想起に障害を示す患者もいるといわれる。理論的記憶研究は、新たに獲得された記憶への一時的「連結」システムの役割を海馬が果たしていることでこのパターンを説明しようとしている。つまり、人のイメージ、会話の場所や一部分といった新しいエピソードを構成する個々の要素は感覚皮質の適切な領域に保持されるが、海馬体がそれらの要素を個々のエピソードへと結びつける。海馬の持つ神経空間は限られており、ほとんどの取るに足りない記憶は色あせ、その空間は再利用されるのではないかと論じられてきた。より重要な出来事は、回想したり、繰り返したり、あるいはおそらく夢にまで見たりしてリハーサルされて記憶が新たにされ、皮質の中でより永続的な結合が確立し、次第に海馬体とは独立するようになる。この過程は〔記憶の〕「固定」として知られる。

　海馬に限局的損傷がある患者における最近の研究の知見は、この固定モデルに疑いを投げかけている。海馬に損傷のある患者の中には、人生全体におよぶ長期の逆向性記憶を失う者もいるようであり、その知見を説明するために、標準的固定モデルの反対者の論では、記憶をリハーサルし、新たなものにすることが海馬それ自体に多重痕跡を形作ることになるということであり(the multiple trace model)、それゆえ、逆向性健忘の程度は海馬体損傷の程度によるというのである。したがって、部分的な損傷は時間的に限定的な逆向性健忘を引き起こすが、より重篤な損傷は長期の遠隔記憶障害を生み出すであろう。標準的固定モデルの擁護者は、時間的に広範な記憶の喪失のある

患者は他の脳構造に損傷があるに違いないと主張する。最近の正常被験者における脳賦活研究は多重痕跡の立場を支持しているが、この議論は未だ解決していない。

　海馬に密接に関連した構造、とくに嗅内皮質と嗅周囲皮質は、以前は海馬によるものと考えられていた記憶のいくつかの側面において重要な役割を果たすようでもある。海馬それ自体は空間的記憶、あるいは、いわゆる超様式的連合、たとえばある特定の模様や顔と特定の場所で出会ったことを覚えておく場合において重要であると考えられている。対照的に、再認記憶はこれらの海馬周辺構造のほうにより依存する。

　記憶障害はまた、アルツハイマー病や他の認知症性疾患の主要かつ早期の特徴である。アルツハイマー病において、記憶障害の状況は健忘症候群におけるよりももっと複雑である。長期記憶に含まれる符号化、固定、想起といったそれぞれの処理過程が障害されうる。初期のアルツハイマー病の特徴のひとつは、新しいことはすべて非常に急速に忘れてしまうということである。しかし、重度の逆向性健忘も存在し、このことは想起の問題、あるいは貯蔵された情報の喪失も示唆する。初期には、短期（作業）記憶はおそらく正常であるが、進行するとこれも障害されるようになる。さらに意味記憶が障害される結果、世界に関する知識のデータベースが次第に減少し、語彙の減少、単語の理解障害、物品の呼称困難といった一連の障害につながる。

4. 前頭葉：注意、作業記憶とエピソード記憶の時間的側面

　背側前頭前野皮質に損傷のある患者はしばしば記憶が悪く、忘れっぽいと訴え、それは家族にはもっと目立つ。それにもかかわらず、内側側頭葉や間脳病変のある患者と異なり、標準的な記憶検査は比較的よくできる。つまり、単語リストの学習テストと物語の想起の成績はよくないが、再認に基づいた記憶テストはよくできるようである。それゆえ、古典的な健忘とはみなせない。この症状とテスト成績間の乖離は、効果的に記憶を用いるのに必要な処理と、記憶の符号化・貯蔵・固定に含まれる処理間の違いという観点から理解できる。別の見方をすれば、前頭前野皮質は記憶のオーケストラの指揮者とみなすことができるということである。指揮者なしにはすべての演奏者がそこにいたとしても混乱する。さらに前頭前野皮質はエピソード記憶の時間的側面に特定の役割を果たす。この領域に損傷のある患者はさまざまなことを学習する時に、過去の記憶の混同や融合、作話の形へとつながり、間違い

をおかす。空想作話として知られるより生き生きとした作話は非常にまれであり、ウェルニッケ─コルサコフ症候群の急性期や、くも膜下出血や脳外傷後に伴う前脳基底部損傷のある患者にも起こる。そういった患者は、彼らの身に起こらなかったことが起こったと述べる。たとえば、先週ロンドンに行って首相とお茶を飲んだと言ったりするのである。

前向性エピソード記憶の検査
[言語的]
- 物語のような複雑な言語情報の想起（たとえば、ウェクスラー記憶検査の下位検査である論理記憶）
- 単語リスト学習（たとえば、Rey Auditory Verbal Learning Test、California Verbal Learning Test）
- 新奇な単語の再認記憶（たとえば、Warrington's Recognition Memory Test）

[非言語的]
- 幾何学図形の想起（たとえば、Ray-Osterrieth複雑図形検査とウェクスラー記憶検査の下位検査である視覚的再構成と図形記憶）
- 新奇な顔の再認（たとえば、Warrington's recognition Memory Test）
- 空間的位置の想起検査［CANTABの中のPaired Associate Learning（PAL）のような］

[記憶バッテリー]
- ウェクスラー記憶検査
- リバーミード行動記憶検査
- Doors and People test

逆向性記憶の検査
[個人的（自伝的）]
- 自伝的記憶面接：学校時代、成人早期、そして最近の3つの人生の時期から個人的な事実とエピソードを調べる構造化された面接法である。
- 手がかりによる単語連想（Galton-Crovitz法）：単語の標準検査によって喚起される個人的に体験されたエピソードが検査される。

5. 意味記憶
事実に関する情報と語彙の貯蔵、維持、想起は、エピソード記憶と対照的

に辺縁系には依存していない。すべての新しい事実と単語はエピソードの文脈で学習されると考えられている。しかし、ある段階で、おそらく繰り返しリハーサルが行われる段階で一般的な知識の蓄えに入る。その時点でそれらの想起は、エピソード記憶を再現するのに欠かせない個人的、時間的な標識に依存しなくなる。この違いをはっきりさせるために、新しいトピックについての講義に出ることを考えてみよう。情報の想起は、最初は文脈に依存していて、獲得する時に出来事の再現によって進んでいく。そして繰り返しさらされるか想起されることによって、いくらかの情報が我々の一般的な貯蔵の一部となる。出血という単語の意味やフランスの首都の名前を最初にどこでいつ学習したのか思い出せる人はいないだろう。しかしながら、海馬システムに早い時期に損傷を受けた子供（発達性の健忘）はエピソード記憶システムが正常に機能しない場合でさえ、意味知識を獲得できるということが最近証明されている。それは繰り返しさらされることで側頭葉の海馬以外の部分が新しい意味記憶を獲得しうるということを示唆している。

　意味記憶の障害は、単に単語に基づいた知識（物品を呼称したりあるいは単語の定義をしたりする能力のような）に影響を及ぼすのではなく、単語知識の基になる根本的な知識の基盤を含むものと理解することが必要である。今日の認知心理学的モデルは、抽象的な表象を含む、感覚様式によらない統合された中心的な貯蔵庫があると仮定している。これらの抽象的表象は語彙、音、視覚あるいは触覚情報を含む様式特異的な領域とつながっている（図1.8参照）。この感覚様式によらない中心的な貯蔵庫の崩壊は入力の種々の様式に異なった影響をもたらす。患者はいつも単語を用いた課題により大きな障害を示すが、それは単語と意味との対応づけがまったく恣意的だからである。たとえば、echidna（ハリモグラ）、platonic（観念的な）、ewer（広口の水差し）の3語について考えてみよう。これらの単語のうちのどれが動物を指しているのか知る方法はないが、音や絵ならば固有のあるいは導き出される情報を含んでいる。

　意味記憶の研究は比較的新しいが、とくに左半球における側頭新皮質の前方部が、他のより後方の側頭、頭頂領域と連絡する重要な統合的な領域であるということが今のところ示唆されている。意味記憶の喪失は、しばしば単純ヘルペス脳炎や、場合によっては外傷や腫瘍によって側頭前方領域が広範に破壊されると生じる。進行性の意味記憶の崩壊はアルツハイマー病で起こるが、彼らにはエピソード記憶の重篤な障害もみられる。もっとも純粋でも

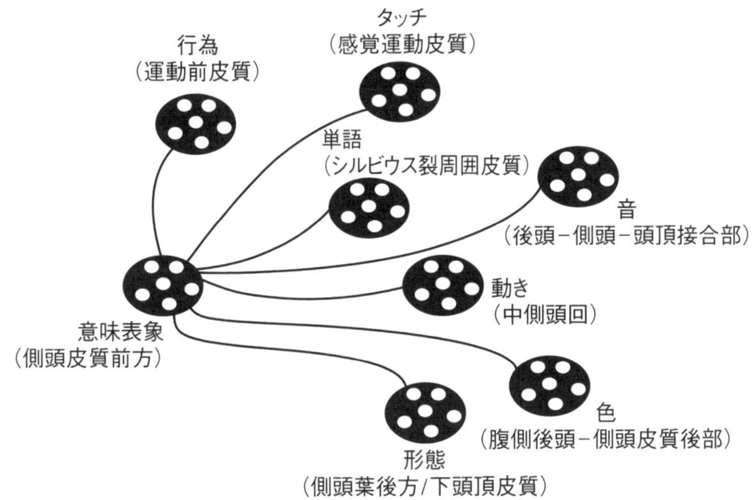

タッチ
（感覚運動皮質）
行為
（運動前皮質）
単語
（シルビウス裂周囲皮質）
音
（後頭－側頭－頭頂接合部）
動き
（中側頭回）
意味表象
（側頭皮質前方）
色
（腹側後頭－側頭皮質後部）
形態
（側頭葉後方/下頭頂皮質）

図1.8　意味記憶の計算モデル：
Timothy RogersとKaralyn Pattersonの許可を得て再現

っとも劇的な意味記憶障害は意味性認知症（前頭側頭型認知症の異型）の患者にみられ、それは側頭極と側頭葉下方の限局性の萎縮と関連している。

事物の異なったカテゴリーについての知識は、個別に、高度に系統だった方法で貯蔵されるようである。いわゆるカテゴリー特異的な意味記憶障害、たとえば人工物よりもむしろ生物についての知識に影響を及ぼすような障害を持った患者が多く報告されている。より細かい障害、たとえば果物と野菜は含まれ、動物は含まれないといった障害のある患者も報告されている。生物や自然物についての知識が失われることは側頭葉損傷（典型的には単純ヘルペス脳炎後）と関連しているが、よりまれではあるが逆の状況（人工物についての障害された知識）は前頭頭頂領域の損傷と関連があるようである。

関心を集めているもう一つの領域は人物に関する知識の領域である。この知識を基盤にして我々はTony Blairの写真を見て名前を言うことができるし、彼の名前を言われたり、彼の声を聞いたりすると情報にアクセスでき、名前と顔を一致させることができるのである。一般的な意味知識と対照的に右の側頭葉前方が重要な役割を果たしているようである。人物に関する知識の喪失は、より一般的な意味記憶障害と関連する場合はアルツハイマー病でみら

れるが、右側頭葉の進行性萎縮のある患者には比較的純粋な症候群として認められる。それは意味性認知症のスペクトラムの一部を形成している。

1）意味記憶の障害
1. 選択的障害（つまり、他の認知能力は比較的保たれている）
・意味性認知症（前頭側頭型認知症の側頭葉型）
・単純ヘルペス脳炎（たいてい健忘と併発する）
・重い頭部外傷
・脳血管病変（たとえば、側頭葉出血）
2. より広汎な障害を受ける認知症性疾患の一部として
・アルツハイマー病
・血管性認知症

意味記憶の検査
さらに詳しくは補遺を参照。
1. 一般的知識と語彙の検査（たとえば、WAISの下位検査である知識、類似性、語彙）
2. カテゴリー語列挙（つまり、たとえば動物や果物といった特定の意味カテゴリーから典型例を産出）
3. 対座法による物品呼称、それは正常な知覚能力と単語想起能力に依存している（たとえば、Boston Naming Test、Graded Naming Test）。
4. 語と絵の照合：言われた物品の名前に対する反応で絵を指す。
5. 語彙知識のテスト（たとえば、「バナナは何色？」「カナリアは羽を持っている？」など）
6. たとえば、絵と絵の照合のような意味知識の非言語的検査（Pyramids and Palm Trees Test）
7. 人物に関する課題で有名人の写真の命名、名前に対する情報を与えること、顔と名前の照合、絵と絵の連合課題を含む。

2）意味記憶テストバッテリー
　Cambridgeで我々は、同じ64アイテム（半分は生物、半分は人工物）に基づくテストバッテリーを開発してきた。そのテストは以下の下位検査を含んでいる。つまり、カテゴリー語列挙、絵の呼称、語と絵の照合、絵と絵の連

合（The Camel and Cactus Test）、絵と語の分類、復唱と単語から定義の産出である（すべての記述については補遺 p.243）。

6. 潜在記憶

　エピソード記憶と意味記憶は両方とも意識的なアクセスを使える。我々は個人的に経験した出来事と世界についての知識の蓄えの両方について思索をめぐらせることができる。しかしながら、意識的なアクセスなしに起こる学習の形式もある。そのような記憶は「潜在」あるいは「手続き」記憶と呼ばれてきた。楽器の演奏や、車の運転の学習行為について考えてみよう。我々は、これらの課題に含まれる運動技能を徐々に獲得していくが、十分にその手順を説明することができないし、熟達度は実際に演奏したり、運転したりして検査するしかない。もう一つの潜在学習の形式はプライミングという用語で通っている。プライミングにおいて、たとえ被験者が最初の暴露を意識的に想起しなくてもテスト刺激の暴露によってその後の成績が良くなる。たとえば、語幹の補完テストにおいて、被験者は最初単語のリストを見せられ（たとえば、TRACE、BREEZE、METERなど）、そのあとリストを想起するよう求められ、最後に各語の最初の3文字が呈示され（TRA、BRE、METなど）、頭に浮かんだ最初の単語で各語幹の補完をするよう求められる。健忘症患者は最後の課題で成績が良いが、その前に見た単語の記憶はまったくない。非言語的プライミングテストである断片化した絵の同定において、被験者は同じ物品の断片化の度合いを徐々に下げた絵を次々と見せられ、その物品と認識できれば、できるだけ早く言うよう求められる。健常被験者は絵を再び見せられた時、物品をより早く（つまり、より細かく断片化された絵から）同定する。健忘症患者は同じ効果を示すが、以前に見たことを否定する。
　潜在記憶は辺縁系あるいは側頭新皮質のどちらにも依存していないようにみえる。重篤な健忘症（たとえば、コルサコフ症候群）の患者でさえ、潜在記憶は保たれている。プライミングは皮質領域に依存しているようであり、小脳もまたいくつかの古典的に条件づけられた反応に重要であるかもしれないが、大脳基底核は運動学習のための重要な領域であると最新の証拠では指摘されている。
　質問によって、顕在記憶の重篤な障害がある患者で実用的な技能が保たれることがわかることはあっても、通常、ベッドサイドで潜在記憶を検査することはできない。潜在記憶をここに含めた理由は、読者にこの重要で急速に

発展している神経心理学的研究領域について知ってもらうためである。

Ⅳ 高次の認知機能、人格と行動

　前頭葉はヒトの新皮質（ヒト以外の霊長類では10％であることと比較して）の3分の1以上を占め、人格と行動だけでなく、より高次の認知機能の多くの側面を統合するのに間違いなく重要である。前頭前野の損傷によって長期の、しばしば壊滅的な障害がもたらされる。それにもかかわらず、これらの認知領域を正確に定義するのが難しいことはよく知られている。さらに、満足できるベッドサイドでの評価方法は実際には存在しない。いわゆる「前頭葉課題」として伝統的に記述されている神経心理学的なテストでさえ、粗雑なもので、前頭葉機能不全の行動における多くの側面を捉えることはできない。ここで情報提供者からの病歴聴取と臨床的な観察はとくに重要である。

1. 前頭葉に起因すると考えられる認知機能
［適応行動］
◆抽象的な概念能力
◆セット転換/心的柔軟性
◆抑制コントロール
◆問題解決と方略の形成
◆プランニング
◆自己モニタリング
◆行動開始
◆行動の順序付け
◆意思決定
◆時間的順序の判断
◆人格、特に動因、動機付け、抑制
◆心の理論を含む社会的行動
◆感情
◆動機付け

　臨床的な目的のために、これらのさまざまな能力を、前頭前野皮質の解剖学的な細分割に相当する下記のような2つの主なテーマで考えることができる。

1. 背側前頭前野皮質と関連した遂行機能
2. 眼窩内側領域と関連した社会的認知、抑制コントロールと情動

2. 遂行機能

　効果的に生活するために、行動は適切で、修正可能であり、やる気があり、干渉や破壊的な衝動的反応のないものでなければならない。もし適切に反応するとすれば、環境における変化を監視し、可能なら予測する必要がある。前頭葉損傷のある患者は変化を予測できず、プランニング能力の低下を示し、誤りから学習しない。プランニングはとくに重要な遂行機能であるが、それは、たとえば家事をやりくりする、きちんと仕事をするといった多くの複雑な行動は、目標を定めるだけでなく、行動を計画し、順序付けることを必要とするからである。前頭葉損傷のある患者はとくに自主学習と目標設定が難しい。彼らは外から動機付けられた課題を正常に遂行するが、自ら動機付ける学習はとても難しい。不適切な刺激による干渉に対する著しい脆弱性がある結果、注意が散漫となり、不要な反応が侵入してくることになる。保続傾向も示す。強迫的な反復運動がみられる患者では、観察されるとき、運動課題（第5章 p.139 に記載した Luria Three-step Test のような一連の手の動きの学習）で保続が観察される。保続傾向は運動と関係のない認知検査においてもみられて、正反応と誤反応を執拗に繰り返す。一つの課題から他の課題へとシフトすることもできないし、「刺激に縛られた」行動と言われる特異な心的粘着性もある。上記の認知機能の多くは効果的な問題解決にとって必要であり、それゆえ、前頭葉損傷の結果、問題解決や概念推論、類推などに重篤な障害がもたらされるのは当然のことである。

　方略の形成と転換の古典的なテストは、ウィスコンシンカード分類検査（Wisconsin Card Sroting Test：WCST）である。それは仮説の吟味、転換、融通性といった要素を必要とする。WCST は、コンピュータ化された CANTAB の中のより洗練されたセットの転換課題の基礎となっている。複雑な前頭葉の遂行能力はレーヴン色彩マトリックス検査や Cattell's test of G のような流動性（結晶性に対して）知能の検査によっても評価できる。問題解決に関するほかの一般的な検査はロンドン塔 tower of London（元々はハノイの塔）課題であり、CANTAB の一部としていくぶん修正された形でも使える。

　語列挙課題によって、認知方略を開始し監視する能力の欠如を検査できる。Supermarket fluency test において、患者はスーパーで買えるリスト項目につい

て尋ねられる。カテゴリー語列挙テストにおいては、限られた時間の中で、たいていは一分であるが、与えられたカテゴリー（たとえば、動物、果物、野菜など）からできるだけ多くの例を列挙するよう求められる。文字の語列挙テストでは、被検者はある文字（たとえば、F、A、S）で始まる語をできるだけ多く産出するよう求められる。前頭葉損傷患者は典型例の産出に重篤な低下を示し、探索の方略に障害がみられ、同じ項目を繰り返す傾向を示す（テストの詳細については第5章 p.136参照）。

前頭葉は、長期記憶痕跡の貯蔵とは関わらないが、とくに時間的順序判断が必要とされる場合、記憶取り出しのある側面にとって重要である（本章 p.18参照）。

作業記憶の一つの構成要素である中央実行系もまた前頭葉に非常に依存している（本章 p.9参照）。それゆえ、前頭葉機能不全の患者は短期（作業）記憶（たとえば、数字の逆唱）といった単純なテストにも障害がみられることがある。数唱と手を使った追跡を同時に行うような、作業記憶に負荷をかける二重課題遂行テストでは非常に著しい障害を示す。

3. 社会的認知、抑制コントロールと情動

内側眼窩前頭葉に損傷のある患者は人格や行動に大きな変化が生じる。しかし、上で述べた遂行機能のすべてのテストは正常にやり遂げられることもある。この解離はPhineas Gageの有名な例で示される。この症例は、鉄の突き棒（tamping iron）が前頭葉眼窩面を貫通し頭蓋骨の上をつきぬける事故の後から、社会的認知に重大な変化が生じたのである。彼は以前、信頼でき、精神的に安定し、よく働き、誠実な労働者であったが、無気力で、責任感がなく、優柔不断で、冷淡で、衝動的になった。このような症例は今日でも交通事故や眼窩髄膜腫の手術に伴ってみられ、神経内科診療においてこのような症状は前頭側頭型認知症（ピック病としても知られる）の一部としての進行性の前頭葉変性と関連してしばしばみられる。

これらの変化の理解は過去20年でかなり進んできた。眼窩皮質は扁桃体、側頭極、島皮質と相互連絡がある。これらの構造はともに情動の判断、反応性に含まれる重要な回路を構成している。Antonio Damasioとその同僚らによって主張された、ある重要な仮説は、眼窩皮質はいわゆる体性マーカー somatic markerを含み、そのマーカーは多様な感覚体験によって呼び起こされ、正常な成熟した人間の相互関係にとって必要な内的感情を生みだすというも

のである。この回路の構成要素に損傷のある患者は顔の表情や声から情動を知覚することに障害が生じることもある。その一方で、情動を知覚できても、これらの知覚と関連して適切に情動と結び付けられなくなるために後天的な精神病質の状態になる者もいる。

　もう一つ理論的に進められていることは、時に mentalizing ability〔相手の心を推測する能力〕とも呼ばれるが、**心の理論 theory of mind** の概念の発達である。この概念は他者の心的状態を正しく認識できない自閉症やアスペルガー症候群の人における観察から生じたものである。脳機能画像研究から、心の理論の能力と関連する領域が前頭葉の眼窩・内側皮質と上側頭溝に見出されている。共感とユーモアの認識が失われることは心の理論が破壊されていることを反映していると考えられ、前頭葉に病変のある患者に共通している。自閉症の人と眼窩内側前頭葉損傷のある患者とは、強迫性障害と似た、型どおりの儀式的行動が出現するという点で酷似している。前頭側頭型認知症の患者は買いだめや収集といった反復的で複雑なパターンの儀式的行動にふける。

　これらの行動はまた、行き過ぎたドーパミン作動系の治療を受けたパーキンソン病の患者にみられることもあり、この場合は反復常同行動 punding behaviour と呼ばれる。

　食べ物の好みの変化、主に甘いものを好むようになることや、満腹度の変化も前頭側頭型認知症の主な特徴であり、これもまた眼窩前頭皮質、扁桃体、島の味覚領を含む回路の障害を反映している。

　他の眼窩前頭損傷の顕著な特徴は抑制コントロールが失われることである。これは外的刺激にすぐに、そしてたいてい不適切に反応する傾向をもたらす。怒りっぽさや乱暴な言葉がよく見られる。

　内側前頭葉損傷の後でしばしば障害されるもう一つの認知機能の側面は動機付けである。無気力は一般的にみられる特徴であり、そのもっとも顕著な形では無動無言症の無為の状態になる。これはまれではあるが、前大脳動脈閉塞あるいは脳外科的な介入の後で起こる。無気力のそれほど重篤でない状態はアルツハイマー病、前頭側頭型認知症、パーキンソン症候群、とくに進行性核上性麻痺には非常に一般的である。

4. 前頭葉
1) 応用解剖学
前頭葉を5つの主な領域に細分化できる（図1.9参照）。
1. 運動領域（一次運動野）：中心前回を占める。
2. 補足運動野：運動野のすぐ前方にあり、運動に関する活動を調整し、計画するのに役立つ。
3. 前頭眼野：対側方向における随意あるいは不随意的眼球運動を介在し、空間的注意にとっても重要である。
4. ブローカ野：優位側、たいていは左半球の下前頭回に位置する。
5. 前頭前皮質は同様に3つに細分化される：背外側、眼窩、内側の3つであり、上で述べたようにそれぞれ別の機能を持っている。

知的機能の最高責任者としての役割を保つため、前頭前野は実際、他のすべての従属的な皮質、皮質下構造と豊富に連絡を持つ。前頭前野は辺縁系だけでなく、すべての単一様式の連合野（視覚、聴覚、触覚、嗅覚）と他の多様式の連合野（たとえば、頭頂葉後方や腹側側頭葉）からの入力を受ける。主要な求心性投射は視床の背内側核と基底核から生じる。これは基底核の障害と関連した皮質下認知症症候群（たとえば、ハンチントン舞踏病、進行性核上性麻痺、パーキンソン病）や視床病変によってよく生じる、「前頭葉性の」あるいは遂行機能異常の障害の説明となる。

眼窩正中前頭皮質は上で述べたように側頭極と扁桃体に豊富に相互連絡している。

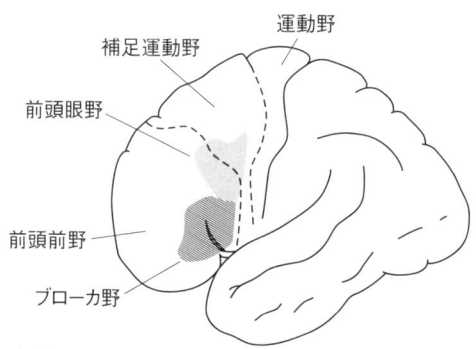

図 1.9
背外側前頭皮質における機能的領域

2) 前頭葉機能の障害
［変性］
◆前頭側頭型認知症（ピック病）
◆進行したアルツハイマー病
［血管性］
◆両側前大脳動脈梗塞
◆くも膜下出血の後（前交通動脈瘤）
［構造的］
◆閉鎖性頭部外傷（眼窩、前頭、側頭葉がもっとも頻繁に損傷される）
◆腫瘍（蝶型神経膠腫と前頭下髄膜腫）
◆外科的切除
◆前頭白質切開術
［大脳基底核障害から求心路遮断］
例として含まれるのは、
◆ハンチントン病
◆パーキンソン病
◆進行性核上麻痺（Steele–Richardson–Olzewski症候群）
◆ウィルソン病
◆血管性：多発性梗塞とびまん性皮質下白質菲薄化認知症において前頭の特徴は主な構成要素である
◆多発性硬化症と白質ジストロフィー

前頭葉機能の検査
さらなる詳細については第4章と補遺参照。
◆語列挙（カテゴリーと文字（語頭音）に基づくテスト）
◆類似と配列（たとえば、WAISの下位検査の類似性、絵画配列やレーヴン色彩マトリックス検査）
◆問題解決［たとえば、ロンドン（あるいはハノイ）の塔テスト、そのテストでは被検者は色づけられた円板を3つの柱の上に動かし、定められた移動回数で目標図にすることが要求される。］
◆ことわざの解釈
◆Cognitive Estimate Test
◆Trail Making Test

- セット転換（たとえば、ウィスコンシンカード分類検査とCANTABのID-EDテスト）
- 系列運動（たとえば、Alternating Hand Movements Test、Luria Three-step Test）
- Iowa Gambling testといった意思決定テスト

第2章 せん妄と認知症

　散在性の神経基盤を持つ3つの主たる認知領域—注意、記憶、そして遂行機能—について検討してきたが、ここでせん妄と認知症について簡潔に記載しておくのが良いだろう。せん妄と認知症はほとんど例外なく、これらの認知領域のうち一つもしくはそれ以上を障害する。せん妄もしくは認知症のどちらか、あるいは両方を有する患者の病態は、行動神経学や老年精神医学においてもっともよくみられる病態である。

I せん妄

　せん妄 delirium は急性発症する一過性の器質性精神病症候群であり、顕著な注意の異常、全般的認知機能の障害、知覚の障害、増大かつ/または減弱した精神運動活動、混乱した睡眠覚醒周期、顕著な症状変動の傾向により特徴付けられるものとして定義される（**表2.1** 参照）。

表2.1　せん妄（急性錯乱状態）の特徴

1. 外的刺激に対し注意を維持し、新たな刺激に対して適切に注意を転換する能力の減少
2. 散漫、見当違い、もしくは支離滅裂な発話によって示される、混乱した思考
3. 記憶障害：新規の〔記憶〕素材に対する乏しい記銘と保持
4. 誤認、錯覚、幻覚を引き起こす、知覚のゆがみ
5. 増大または減弱した精神運動活動
6. 混乱した睡眠覚醒周期
7. 時間、そしてしばしば場所の見当識障害
8. 気分の変動、たとえば不安、うつ、不安定性
9. 症状が変動し、夜間に悪化する傾向

この定義中のいくつかの要素についてはさらなる解説を要する。せん妄は一定の中心的な特徴的症候からなる症候群ではあるが、その臨床的な表現は広く変化し得るものである。その特徴は、患者により、またしばしばひとりの患者においても24時間の中で変化する。発症は常に急性もしくは亜急性であり、数時間から数日のうちに、しばしば夜間に生ずる。全体の持続時間が数週間を越えることはまずない。予後は明らかにその病因に依存し、根底にある原因が改善されれば完全な回復が期待できる。主に障害される認知の側面は、散在性の大脳基盤を持つもの―注意、記憶、そして高次の遂行機能（たとえば、計画、問題解決、抽象化、順序立て、など）である。より局在化された認知機能、たとえば言語や行為といったものの障害が見られる場合もあるが、散在性の機能の障害が常に優勢である。意識の混濁は以下に述べる理由により、現在のせん妄の定義には含めない。

1. 注意と記憶

　注意の障害はもっとも際立ち、常に見られる異常である。患者は外的刺激に対し注意を払い持続することができず、また適切に注意を転換させることも困難である。注意散漫に見え、容易に会話の筋道から外れてしまう。したがって持続的な集中と素材の操作を要するような検査、たとえば7の連続引き算 serial 7's、一年の月名あるいは一週間の曜日名の逆順での暗唱、数唱で顕著な障害を示す。注意の持続に関する別の良い検査として、ある特定の文字（たとえば、ふ・あ・に、など）から始まる単語、あるいは特定の意味カテゴリ（たとえば、動物・果物、など）に属する単語を生成する能力を見るというのがある。注意が障害された患者では単語を多く生成できず、保続的な反応をしがちで前のカテゴリに戻ってしまったりする。

　時間の見当識障害は罹病期間のどこかでほぼ必ず存在する。時間経過の認識の障害はよく見られる。場所に対する見当識障害、さらには人に対する見当識障害が知覚および認知の組織化の増悪に伴って起こる。

　記憶の障害はほとんど注意の減損に伴う二次的なものである。到来する感覚刺激に対して向けられる注意は乏しく、不完全にしか記銘しない。〔ACE-Rの〕「名前と住所」の即時の復唱は特徴的に障害され、単純な刺激が正しく復唱されるにも数度の刺激呈示が必要となる。作話的反応が見られることもある。注意の集中が持続できていれば逆向性の記憶はかなり保たれている。せん妄から回復する際、通常は罹病期間について強い健忘性の空白を生ずる。ただ

し症状の変動が認められていた場合には断片的な記憶が残っている場合もある。

2. 思考

せん妄では、思考過程の組織化および思考内容は例外なく障害される。軽症の症例であっても、複雑なアイデアを考案し、思考の論理的な連続性を維持することが困難である。病歴を聴取しているときに、患者の思考の本質が混乱し、非論理的で、支離滅裂となっているのが明らかとなる。問題を解決し計画を立案するため、思考を選択しその構造と流れを保持する能力は顕著に減弱する。概念の形成は障害され、具象的な思考のみに偏りがちになる。これらの障害はベッドサイドにおいては、ことわざの解釈、類似性の判断、単語の定義の口述、意味カテゴリからの語流暢性検査を見ることで明らかとなる。

思考の内容は患者の関心、願望、そして思いつきに支配され得る。患者の思考はしばしば、夢幻的な様相を呈する。妄想 delusion（すなわち、患者の文化的および教育的背景からすると不適当と考えられる誤った信念）がしばしば認められる。これらはたいてい一時的で、綿密さを欠く、首尾一貫しない信念である。被害妄想的な内容のものがもっとも多い。患者はたとえば、自分が看護師や医師により殺される、あるいは身近な家族がすでに殺されてしまったといった内容を信じていることがある。妄想、錯覚、幻覚はしばしば同時に出現する。

3. 知覚の障害

ここでの知覚とは、周辺環境と自己身体からの情報を抽出し、意味のある形に統合する能力のことを言う。感覚情報の知覚には注意の過程が決定的な役割を果たし、せん妄において見られる知覚の障害の多くはおそらく全般的な注意障害が基盤となっている。視覚および聴覚がもっともよく障害される。視覚の障害は小視症 micropsia、大視症 macropsia、もしくは形態や位置のゆがみ、断片化、動揺視、自己像幻視 autoscopy（身体の外から自分自身を見ているという知覚）といった症状に至る。音声は強調されたり、ひずんだりする。身体イメージも影響を受け、大きさや形態、位置の変化が知覚される。奇妙な重複現象も生じ得る―たとえば、まったく同一の病棟が2つあり、そのひとつから他方に引越しをさせられていると信じていることがある。離人感、

非現実感はきわめてよく認められる。

錯覚 illusion —外的刺激の誤った知覚—は頻繁に起こり、とくに視覚様式でもっともよく起こる。患者は壁の斑点を昆虫と誤ったり、ベッドカバーの模様を蛇と誤ったりする。錯覚は妄想と混じり合い、病棟内の音は被害的な考えに組み込まれていく。家族や医療スタッフは誤って認識され得る。

幻覚 hallucination もまたよく見られる。幻視はもっとも特徴的であり、単純な形態や模様から、完全に形作られた物体、動物、神話的もしくは幽霊のような幻影、連続的な光景まで複雑さは多岐にわたる。それらはしばしば鮮やかな色彩を有しており、見えているものの位置や大きさ、数が変化する。見えているものはひどくゆがんでいて、たとえば小人幻覚 Lilliputian hallucination ではごく小さな人々や物体が出現する。幻聴と幻視の組み合わせもよくある。幻触は、這う、絡む、もしくは焼灼するような感覚の形をとる。寄生虫や性的干渉の妄想がそのような感覚に伴うことがある。幻臭もまた記載されている。一般的に幻覚は、せん妄の過覚醒型（下記参照）を呈する患者に出現する。アルコールや鎮静・催眠剤による禁断では明瞭な幻覚を生み出す傾向がとくに強い。

4. 睡眠覚醒周期

正常な概日性の睡眠覚醒周期 sleep-wake cycle の破綻はせん妄と密接に結びついた特徴であり、せん妄発症の原因の中核をなすとまで考えるものもいる。不眠はよく見られ、夜間の錯乱の増悪を伴う。他には、日中の眠気、鮮明なイメージを伴った夢想状態、夢と現実を区別する能力の破綻も特徴として挙げられる。

日中に検査された脳波は不安定で、覚醒状態からの変調と、浅睡眠・急速眼球運動 rapid eye movement（REM）睡眠・深睡眠を示す。夜間の脳波記録では正常な順番の睡眠段階の進行が認められなくなる。正常な睡眠覚醒周期の維持は網様賦活系（第1章 p.4 参照）を構成する神経伝達システムの複雑な相互作用に依存している。

5. 精神運動行動、情動、気分

せん妄においては全般的な精神運動活動の障害がほとんどいつも存在している。2つの対照的な様式が区別されるが、その2つの間を変遷することもまれではない。

過覚醒 hyperalert 型では、患者は不穏で、易興奮的であり、警戒的である。あらゆる刺激に対し迅速に、しばしば過度に反応を示す。発話は冗舌で強迫的である。叫び、笑い、泣くこともよくある。身体活動性は増加し、手探りしたり摘み取ったりなど、無目的な行動をしばしば繰り返す。患者はベッドから抜け出そうとし、抑制を試みると暴力的な反応を呈することがよくある。頻脈、発汗、瞳孔散大といった自律神経の過度な興奮が観察されることもある。鮮明な幻覚はこの型の患者においてよく認められる傾向がある。

　低覚醒 hypoalert 型の患者は、対照的に静かでじっとしている。刺激されないといつのまにか眠ってしまい、精神運動活動の低下を示す。発話は通常まばらでゆっくりとなり、質問への回答は型通りで、しばしばつじつまが合わない。外見上の様相にかかわらず妄想と幻覚を体験していることがあるが、それらの頻度は過覚醒型に比べると少ない。

　情動の障害は頻繁に存在し、多幸的なものから抑うつ的なものまで変化に富む。無為と無関心を伴った当惑状態がおそらくもっともよく見られる。不安定性もよく認められ、患者は突然にびくびくしたり、怒ったり、攻撃的になったりする。

6. 意識混濁

　この用語は伝統的にせん妄の記述の中に含まれてきたが現在の定義からは消えた。意識の定義として広く受け入れられたものはなく、「混濁」はさらに曖昧な用語である。意識は、狭義にはある覚醒レベルが保たれ広く外的刺激に応答することを意味すると考えられる。せん妄の患者はうとうとしていて刺激に対する応答が減退していることもあろうが、しばしば完全に覚醒しており、むしろ過覚醒でさえあることもある。より広い意味で意識とは、複雑で適切な思考に従事し、注意を固定し持続し転換させ、時間の経過を判断する能力を表現するために用いられている。意識がこの意味で使用される限りにおいて、その障害もしくは混濁とは、せん妄症状の中核を成す認知と注意の障害という組み合わせを述べている隠喩にすぎない。

7. せん妄の原因

　さまざまな要因がせん妄を引き起こし得る（**表 2.2** 参照）。

表2.2　せん妄（急性錯乱状態）の原因

1. 代謝性脳症
   - 酸塩基もしくは電解質の不均衡
   - 低血糖
   - 低酸素症もしくは高炭酸ガス血症
   - 肝もしくは腎不全
   - ウェルニッケ脳症および他のビタミンB欠乏症
   - 内分泌疾患、たとえばクッシング病、アジソン病
   - ポルフィリン症

2. 薬物および毒物による中毒
   - 広範囲の薬物、その中には抗コリン薬、催眠・鎮静薬、抗パーキンソン病薬、抗てんかん薬、ジゴキシンなどを含む
   - アルコール、違法薬物、吸入剤
   - 産業毒

3. 禁断症状、とくにアルコールおよび催眠・鎮静薬によるもの

4. 頭蓋内（髄膜炎、脳炎）および全身性の感染症

5. 多巣性およびびまん性の脳疾患
   - 無酸素症、脂肪塞栓症
   - 血管炎
   - 脳血管疾患
   - 頭蓋内圧亢進、水頭症

6. 頭部外傷

7. てんかん、発作後状態および非痙攣性てんかん重積を含む

8. 局所脳病変、とくに脳幹もしくは右半球の病変

8. 疫学および予測因子

　せん妄は入院患者、とくに老年病の環境においてはきわめてよく見られ、およそ10〜20％の割合で出現する。術後患者においてはその割合はより高くなる。いくつかの予測因子がわかっている。
- ◆年齢
- ◆認知症やその他の神経疾患（たとえばパーキンソン病や多発性硬化症）を背景に有する
- ◆視覚および/もしくは聴覚の障害
- ◆もともと投薬治療が行われていた

9. 病因論

せん妄を起こす病因は多様であるが、最終的には共通の経路に集約される。すなわち、上行性網様賦活系もしくは第1章で述べられたような注意の中核に破綻を来たしている。

II 認知症

「認知症 dementia」は、伝統的には、知的機能が後天性に全般に障害される症候群を指し、通常は進行性で、また意識清明な状態で起こるとされてきた。意識混濁はせん妄の最たる特徴と考えられていたが、上で述べたように定義上の問題のためこの用語はより最近の基準からは外された。せん妄を定義付ける特徴は今や注意能力の障害と思考の混乱であり、それらは認知症では見られない。形容詞としての「後天性」は、生下時もしくは幼少時からの知的な障害（知的ハンディキャップ〔発達障害〕）から認知症を区別するために含まれている。近年の概念上の主たる展開は「知的機能が全般に障害される」が指す意味の洗練にあり、その結果今日では認知症疾患がより早期により優れた正確性をもって診断され得るようになった。全般的もしくはびまん性の高次脳機能の喪失は認知症患者の最終的な行く末ではあるが、（すべてではないにしても）多くの症例がより限定された認知障害で発症する。現在の定義— Diagnostic and Statistical Manual of Mental Disorders（DSM-IV）で使用されるような—はより特異的であり、以下を要件としている。

1. 以下の認知領域のうち2つもしくはそれ以上の障害を呈し、その障害は仕事、社会的機能、もしくは社会関係を損なうに十分なものである。
   ・記憶、これはほとんど常に障害される
   ・言語
   ・抽象的思考と判断
   ・行為
   ・視空間もしくは知覚の機能
   ・人格
   ・社会的品行
2. せん妄の特徴を欠く。
3. 大うつ病や統合失調症などの非器質性精神疾患を除外する。

1. 認知症の原因
　表2.3には、認知症の主たる原因を挙げている。この中には治療できる可能性のある原因も含まれる。

2. 皮質性認知症と皮質下性認知症
　最近提唱され、理論的かつ実践的に有用であると判明した原発性変性疾患の分類として、主に大脳皮質が障害される群と、主たる病理学的変化が皮質

表2.3　認知症の原因

よく見られる原因
◆アルツハイマー病
◆血管性認知症
◆前頭側頭型認知症（ピック病）
◆レビー小体型認知症
◆ハンチントン病
治療できる可能性のある原因
◆うつ病性仮性認知症
◆良性腫瘍、とくに前頭葉下髄膜腫
◆正常圧水頭症
◆硬膜下血腫
◆欠乏状態：ビタミンB1、B12、B6欠乏症
◆内分泌疾患：甲状腺機能低下症、クッシング病、アジソン病
◆感染：AIDS認知症、梅毒、Whipple病
◆アルコール性認知症
◆ウィルソン病
◆橋本脳症
◆辺縁系脳炎［傍腫瘍性（抗Hu）もしくはVGKC抗体関連自己免疫性］
◆炎症性疾患：サルコイドーシス、多発性硬化症、血管炎
その他のまれな、もしくは治療不可能な原因
◆変性疾患：進行性核上性麻痺（Steele-Richardson-Olszewski症候群）、多系統萎縮症（MSA）、皮質基底核変性症（CBD）
◆クロイツフェルト・ヤコブ病：孤発性、変異型、医原性、家族性
◆進行性多巣性白質脳症（PML）
◆亜急性硬化性全脳炎（SSPE）
◆白質ジストロフィー
◆CADASIL
◆ミトコンドリア脳筋症

下構造に起こる群とに分けるという分類がある。前者における認知障害の理由は自明である。皮質下性認知症では、皮質、とくに前頭前野に対する皮質下構造の正常な調整機能の喪失により主たる変化が出現すると考えられている。皮質下性認知症という用語はもともと進行性核上性麻痺（Progressive supranuclear palsy：PSP）とハンチントン病 Huntington's disease で見られた認知障害に対し用いられたものであるが、後には基底核や白質の疾患という範疇にも用いられるようになった（**表 2.4** 参照）。

アルツハイマー病（Alzheimer's disease：AD）は皮質性認知症の原型といえる例であり、記憶、言語、そして視空間機能の障害が優勢となる（**表 2.5** 参照）。注意および前頭葉性遂行機能は病初期には比較的よく保たれる。認知過程の鈍化（思考緩慢）、人格変化、気分障害などの皮質下性認知症を特徴付け

表 2.4　皮質性および皮質下性認知症

皮質性認知症	皮質下性認知症
アルツハイマー病	進行性核上性麻痺 　（Steele–Richardson–Olszewski症候群）
クロイツフェルト・ヤコブ病	ハンチントン病
パーキンソン病	ウィルソン病
前頭側頭型認知症	正常圧水頭症
	白質疾患（白質ジストロフィーおよび多発性硬化症）
	AIDS脳症

表 2.5　皮質性および皮質下性認知症の特徴のまとめ

機能	皮質性認知症 （例 アルツハイマー病）	皮質下性認知症 （例 ハンチントン病）
覚醒	正常	顕著な「鈍化」（思考緩慢）
注意	初期には保たれる	障害される
エピソード記憶	重篤な健忘	記銘の乏しさによる忘れやすさ 再生に比べ良好な再認
前頭葉性「遂行」	後期まで正常な機能	発症時より通常障害される
人格	保たれる	無感動、不活発
言語	失語性の特徴	発話量の減少と構音障害のほかは正常
行為	障害される	正常
視空間および知覚能力	障害される	障害される

るものは疾患の後期になるまで目立たない．エピソード記憶の顕著な障害が実際上は常にADの最初に目立つ特徴である．その健忘は記銘の障害と，あらゆる新規の〔記憶〕素材のきわめて速やかな忘却とを反映している．再生および再認はいずれも重度に障害される．遠隔記憶もまた障害され，時間的勾配を有し，人生の早期の記憶ほど比較的保たれやすい．言語の領域においては，失語は経過のかなり早期に出現する．言語の語義的要素の破綻を反映し，音韻体系や統語は比較的保たれる．自発話での喚語困難，正式なテストでの呼称障害，および意味カテゴリ（たとえば，動物もしくは果物）からの語流暢性検査における単語生成の障害は通常早期の所見である．より進行したADの像は超皮質性感覚性失語になぞらえられている（第3章p.75参照）．

皮質下性認知症では，ハンチントン病やPSPにより例示されるとおり，注意の統制と前頭葉性の「遂行」機能の障害が優勢となる（表2.5参照）．患者は特徴的に「鈍化」（思考緩慢bradyphrenia）し，情報の想起の顕著な障害を示す．自発話は減少し，質問に対する回答は遅く単純になる．気分，人格，社会的品行の変化は非常によく見られる．患者はしばしば不活発で，無為，無関心である．記憶は障害されるが，これは主に注意が減少し新規素材の記銘が乏しくなった結果であり，ADに特徴的に見られるような重篤な健忘は病初期には見られない．再認は通常自発的再生に比べかなり良好である．皮質下性認知症の患者においては認知障害の程度を過大評価しやすく，粘り強くかつ激励して検査することで成績はたいてい改善する．失語，失行，失認といった局所の皮質性機能障害の特徴を少なくとも病初期には欠いていることが特徴的である．しかし視空間および知覚の異常はかなりよく認められる．

必ずしもすべての認知症がこの二分法にきっちりと収まるというわけではないということを指摘しておく必要がある．たとえば血管性認知症では基底核における多発ラクナ病変やびまん性の白質病変のため皮質下性の特徴が優勢であるが，しばしば局所の皮質性損傷の証拠も存在する．

最近同定された，皮質および皮質下の特徴を呈するもう一つの疾患としてレビー小体型認知症（dementia with Lewy bodies：DLB）がある．パーキンソン病の最たる病理学的特徴は黒質におけるレビー小体の存在であるが，DLBにおいてはこの封入体が皮質の各所に認められる．患者は皮質下性の障害の特徴を有するさまざまな症状（とくには乏しい遂行能力と注意）と，頭頂後頭領域に関連した皮質性の機能障害の特徴を呈する．

前頭側頭型認知症もまた，人格および社会的品行の変化と古典的な皮質性

の特徴を伴った行動障害型の患者として問題を呈する。

3. アルツハイマー病

　1906年にAlois Alzheimerが、Auguste Dという51歳の女性の症例を報告した。彼女は重度の健忘と、失語、幻覚を有していて、死後の病理解剖では嗜銀性プラークおよび神経原線維変化を認めた。その後50年間、この病理は初老期認知症の原因としてまれなものであると考えられていたが、晩期発症の認知症症例の大多数もまたこれと同一の病理を原因としていることが徐々に明らかとなった。その病理の広がりは年齢とともに顕著に増し、5歳毎に倍増する。初老期と老年期認知症の区別として一般的に確かに根拠付けられたものはないが、若年発症の患者の一部は遺伝子変異を有し明確に区別される。変異遺伝子でもっとも一般的なものはPresenilin 1（PS1）遺伝子であるが、ときおりAmyloid Precursor Protein（APP）遺伝子であることもある。PS1変異の中には痙性対麻痺と関連しているものもある。家族性ADに他の臨床的な特徴が存在するか否かについては議論がある。一般的に若年発症の症例はより迅速に進行する。なお早期発症の症例の中でも遺伝子変異を有しているとわかるのはごく少数のみであることに注意しなければならない。ただし遺伝子変異を有する割合は早期発症の認知症の家族歴を濃厚に有する患者においては顕著に増加する。

　ADを確定する特徴は依然として神経病理に委ねられている。その病理はpaired helical filaments（PHFs）から成る神経細胞内の神経原線維変化とアミロイド基質を有する神経細胞外プラークから成る。PHFsは症状の発生により重要であると考えられており、初期には傍海馬領域（とりわけ嗅内皮質）に出現して、それから狭義の海馬や後部連合皮質へと広がる。BraakとBraakにより提唱された病理変化のステージング（図2.1参照）はADで見られる認知障害の進展に関する我々の理解の基礎となっている。

　生前に診断を確立する決定的な方法はないことから一般的な慣習として「アルツハイマー型認知症（dementia of Alzheimer's type：DAT）」という用語が用いられてきた。しかしながら（NINCDS-ADRDAのような）厳密な研究的基準を用いることにより症例の少なくとも80％において正確な診断をすることが可能となる。ADは知的機能の「全般的」喪失で始まることはなく、引き続く各ステージを通じて一般的に予測し得る流れに沿って進行していく。

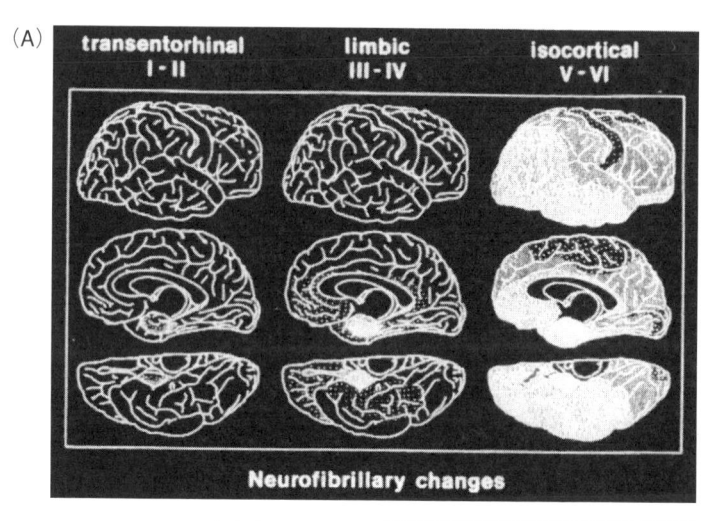

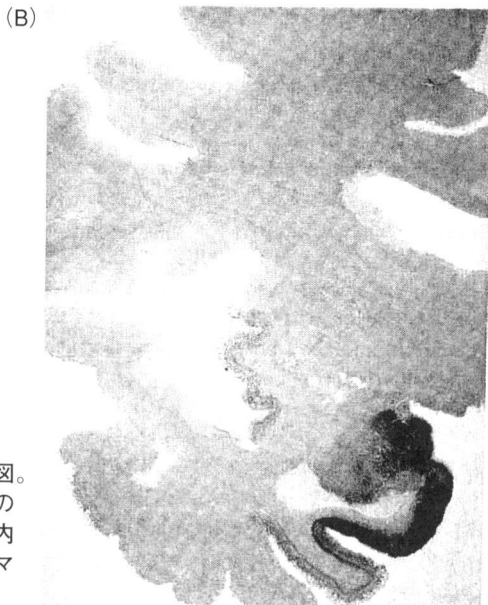

(A) transentorhinal I-II　limbic III-IV　isocortical V-VI

Neurofibrillary changes

図2.1
(A) BraakとBraakのステージ：神経原線維変化の分布の模式図。
(B) 脳スライス：側頭葉を通る脳の薄片。銀染性を呈しており、内側側頭葉におけるアルツハイマー病理の密度を示唆する。

1) ステージ①：軽度認知障害

　発症時よりエピソード記憶の障害はほぼ例外なく存在し、その特徴は他の

原因による健忘症候群で見られるものと類似している（第1章p.16参照）。前向性健忘は新規の〔記憶〕素材に対する乏しい記銘と速やかな忘却によるものである。想起もまた乏しく、キューを与えるか再認を見るテストにおいては若干の改善がある。健忘は通常全般的であり、言語性および非言語性（顔、形態など）の〔記憶〕素材の両者が障害されるが、患者によってはより選択的な障害も見られる。連合学習の検査、たとえばCANTABバッテリーの対連合学習 Paired Associate Learning（PAL）テストのようなものはとくに感度が高い。逆向性健忘は時間勾配のパターンを有し、時間的により遠い記憶ほど保たれやすい。数唱で測られるような短期（作動）記憶は一般に正常である。このステージにおいて見当識はたいてい良好である。言語は略式の評価においては通常は正常であるが、意味カテゴリからの語流暢性検査（たとえば動物、果物などからの語列挙）では単語生成が乏しいことがある。なお意味カテゴリからの語流暢性検査（障害されている）と、語頭音からの語流暢性検査（保たれている）との成績の乖離はADもしくは意味性認知症を強く示唆する。視空間機能は良好である。患者は単純な遂行検査では正常に振る舞うが、より複雑な課題では障害が明らかとなる。時間を測定される課題（たとえば、Trail Making TestパートBや、digit-symbol substitution）における速度の低下は一部の例で早期から存在する。社会関係や人格は良好に保たれ、したがってしばしば健忘による問題の重篤さが覆い隠されてしまう。無為と易刺激性はもっともよく見られる行動神経学的症候で、多くの例で認められる。多くの患者は気分の低下を示すが、それは心理学的な反応とも神経化学システムの障害とも解釈し得る。

　患者は通常 Mini-Mental State Examination（MMSE）のカットオフを超える点数を取り、日常生活上の基本的な活動を正常にこなし続けている。したがって彼らは古典的な意味で「認知症である」と見なすことができない。狭義の認知症の前駆症状たるこの健忘状態を有する患者に対していくつかの異なった名前が適用されてきたが、もっとも一般に受け入れられているのが**軽度認知障害**（mild cognitive impairment：MCI）である。MCI患者の予後は使用した診断基準が研究により異なるためさまざまであるが、明らかな認知症に移行する割合として年に10～20％程度という数値が一般に合意されている。そのような患者のすべてが最終的に認知症に移行するかどうかはいまだに議論のあるところであるが、大多数は確実に5年の経過のうちに認知症になる。我々は認知症に移行するまで8年間かかった患者を経験している。現在の

MCIの研究的診断基準は**表 2.6** に示すとおりである。

2) ステージ②：軽度〜中等度認知症

　記憶能力が増悪し注意が障害されると顕著な時間的見当識障害が出現し、新しい情報をほとんど保持することができなくなる。遠隔記憶は障害され、短期（作動）記憶の障害が認められる。易転導性、注意の乏しさと、前頭葉性遂行機能の問題は普遍的に存在する。意味記憶の破綻は、語彙の減少、喚語困難、自発話での意味性錯語、非常に乏しい呼称能力、意味カテゴリ語流暢性検査での単語生成の減少、そして一般的知識の喪失につながる。統語上複雑な文の理解や、音韻操作課題においても困難を生ずるようになる。視空間能力の障害は容易に明らかとなる。家族は日々の活動に支障をきたすような全般的な鈍化もしくは老化を訴える。無為、気分障害、易刺激性と興奮、妄想そしてときに幻覚などの神経精神医学的症状が徐々に目立つようになる。社会関係はそれでも部分的に保たれており、患者は（表面的には）相応に健常であるように見える。しかし社会的に保たれているように見える裏で、実際には空っぽの貝殻のようになっている。

3) ステージ③：進行期認知症

　あらゆる知的機能の領域での顕著な全般的喪失—健忘、失語、失認などが見られる。人格の崩壊も進行する。失禁、社会的品行の障害、そして攻撃的行動はよく見られる。介護依存が増加し、最終的に死に至る。

4) 非典型的アルツハイマー病

　患者の大多数はエピソード記憶の喪失をもっとも優勢な障害として呈する

表 2.6　軽度認知障害の診断基準

1. 情報提供者により裏付けられる、記憶が乏しいという訴え
2. エピソード記憶が障害されているという他覚的な証拠、一般には物語再生や単語リスト学習といった標準検査において健常者平均を標準偏差の1.5倍を超えて下回る
3. 一般的（記憶以外の）認知能力が広く保たれている
4. 日常生活における正常な活動
5. DSM-IVの認知症診断基準に達しない

が、一方で2つの主たる異型が明らかに存在する。進行性失語と進行性視空間障害である。前者、すなわち言語型の患者は意味性認知症もしくは進行性非流暢性失語の患者に似ているが、言語症候群はそれほど純粋ではなく、視覚性記憶の軽微な障害や視空間能力障害がたいてい存在している。失語患者においてエピソード記憶を評価するのはきわめて困難であることには注意しなければならない。したがって抽象的形態の再生、顔の再認や空間的学習といった非言語性の課題を頼りにしなければならない。

視覚型のAD患者は不慣れな環境において道迷いをし、対象へ手を持っていき把握することに問題を生じ、無視を含む種々の複雑な視覚症状を呈するほか、検査上ではバリント症候群 Bálint's syndrome の特徴（第3章 p.100 参照）を示す。そのような患者の磁気共鳴画像（MRI）は、頭頂後頭の萎縮が明らかに認められ、これが後部皮質萎縮 posterior cortical atrophy という名前の採用につながった。記憶、言語、および病識はしばしば非常によく保たれている。疾患が進行するにつれ患者は機能的に盲となる。失行もまたよく見られる。後部皮質萎縮を大脳皮質基底核変性症（corticobasal degeneration：CBD）やDLBと鑑別することは非常に困難なときがある。

5）アルツハイマー病の神経画像

ADが疑われる患者における画像検査のもっとも重要な役割は、治療できる可能性のある他の疾患（下記参照）を除外することである。コンピュータ断層撮影（CT）では病初期には一般に特徴的所見がない。標準的な臨床的MRIでも正常とされて見逃されることがあり得る。冠状断による研究的MRIは海馬の萎縮を病初期から描出するが、これらの変化は軽微なものであり体積計測が行われない限り発見されにくい。機能画像検査［単光子放射コンピュータ断層撮影（SPECT）もしくは陽電子放射断層撮影（PET）］は、後部帯状回および/もしくは両側頭頂〜側頭の代謝低下という、より明白な変化を示す。

4. 前頭側頭型認知症（ピック病）

Arnold Pick は Alois Alzheimer と同時代の人物である。彼は、少なくとも初期には前頭葉もしくは側頭葉に限られた局所的萎縮に伴って、進行性の流暢性失語と人格の崩壊を示す患者がいることを20世紀初頭において認識していた。これは現在では前頭側頭型認知症（FTD）あるいは前頭側頭葉変性症（FTLD）と呼ばれている。ADで見られるものとは明瞭に区別される特徴的な

病理学的変化—銀染色陽性（嗜銀性）の封入体でピック球として知られている—がその後同定されたが、これらの組織学的変化が存在するのは少数の症例であることも後になってわかった。

　ここ10年の間にFTDの病理および発症機序に関する知識は爆発的に増加した。現在では3つの主たる病理学的な亜型が認識されている。

1. タウ陽性の症例。このカテゴリには古典的なピック病の症例が含まれ、その病理はタウ陽性の神経細胞内ピック球と、膨化し無染色性を呈する神経細胞（ピック細胞）を有する。さらにこの表題の下にはピック球を欠くもののびまん性のタウ陽性染色を示すというタウ陽性病理の患者も含まれ、17番染色体のタウ蛋白遺伝子に変異を有する遺伝性症例の大多数はこのカテゴリに入る。また大脳皮質基底核変性症（CBD）の患者も同様にこのカテゴリに入り、膨化し無染色性を呈する神経細胞とタウ陽性の星状膠細胞内の神経原線維変化を有する。嗜銀グレイン病の患者も同様で、びまん性の、小さい、斑点状のタウ陽性封入体が海馬や視床下部に認められることを特徴とする。

2. ユビキチン陽性、タウ陰性の症例。これらの封入体は当初、運動ニューロン病（motor neuron disease：MND）を背景として同定され、引き続いてMNDと合併したFTDの患者において同定された。より近年になりMNDのないFTDの患者が典型的には歯状回において同じ封入体を有していることがわかった。最近の研究では、この型の患者はタウ陽性型と同程度に存在していることが示唆されている。〔最近、この封入体の主成分はリン酸化したTAR-DNA binding protein of 43 kDa（TDP-43）であることが判明した。〕

3. 最後に、タウ陰性かつユビキチン陰性の症例が、まれながらも存在する。これらの患者はまったく同じ萎縮および細胞脱落の分布を有するが、免疫組織学上で識別され得るいかなる封入体も有さない。

　若年発症の認知症症例の大部分が専門家のクリニックで診察されるとFTDであるとわかる。イギリスにおける2つの最近の疫学調査は、65歳未満ではFTDがADとほぼ同程度に存在していることを示している。認知症・パーキンソン病・運動ニューロン病の患者を血縁者に持つという広い基準を用いた場合、3分の1近くの患者において家族歴が陽性となる。1親等の親族1人以上が発症している確立された家系の患者はよりまれである。これらの（タウ陽性封入体病理を有する）患者のうちの一部は17番染色体のタウ蛋白遺伝子

の変異を有していることが知られている。またきわめて最近、2つ目の重要な遺伝子変異がユビキチン陽性封入体を有する家系において発見され、これもまた17番染色体上にあるプログラニュリン遺伝子に関連していた。

　FTD、MNDとCBDには重なりのあることが徐々に認識されつつある。FTD患者の約10％は臨床的に明らかなMNDを発症し、そのほとんどは球麻痺型である。これらの患者では通常、FTDは急速に進行し、顕著な行動上の変化と失語そしてときに精神病的症状を呈する。そして12ヵ月以内にMNDの特徴が明らかとなる。反対にMND患者がFTDを発症することもまた、わずかながらも一定の割合で存在する。

　CBDはもともと非対称性のパーキンソニズムと重度の肢節運動失行、他人の肢現象、転倒とミオクローヌスで特徴付けられたが、現在では（すべてではないにしても）多くのCBD症例が認知障害を生ずることが明らかとなっている。その特徴は喚語および音韻操作の顕著な障害を有する進行性非流暢性失語に前頭葉性の遂行障害を伴っているというものであり、頭頂および背外側前頭前皮質の病変を反映している。視空間性の障害もまたCBDではよく見られ、他のFTD症候群とは異なる。

　FTD症候群、MNDおよびCBDの関係を、図2.2に示した。

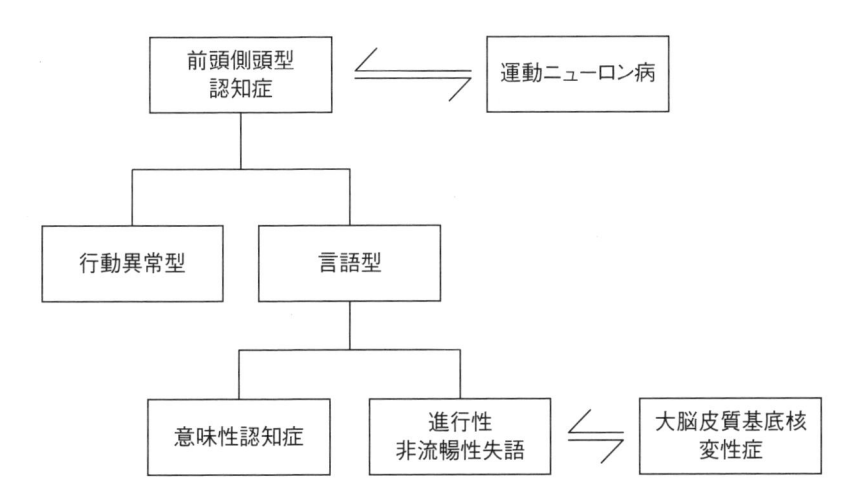

図2.2　前頭側頭型認知症、運動ニューロン病および大脳皮質基底核変性症の関係

1）行動障害（前頭）型

前頭側頭型認知症の中でもっともよく見られる型であり、人格と社会的品行における変化を呈する（**表2.7** 参照）。患者は無頓着となり、主体性、動機付け、判断および先見に欠け、個人的責任を無視し、結果として家事や金銭の管理ができなくなる。受診は仕事上で降格や解雇を受けてから、あるいは夫婦の不仲が増してからになることが多い。患者は通常これらの変化に無自覚である。よく見られる初期症状は社会慣習の理解の欠如と礼節の低下である。社会的な無作法は徐々により目立つようになる。共感能力が障害され、他人の感情に対して無関心となることはきわめてよく見られる。

患者は通常、身体衛生に構わなくなり、服を着替え洗濯をするのに促しが必要となる。飲食における変化はきわめてよく見られる。過食し、とくに甘いものを渇望するため、家族が食べ物の消費を管理しなければならなくなる。食べ物の好き嫌いがよく見られ、甘く、味付けの濃い食べ物をとくに好む。過剰に見境なく食べるため肥満となる。性行動の変化はよく見られ、性衝動の喪失という形をとることがあれば、反対に過剰な性的亢進を示す患者もいる。患者は過活動で、不穏で、注意散漫かつ脱抑制的となる。また一方で、無為、惰性、自発性の喪失を示すこともある。しばしば患者は環境状況に依存して次から次へと行動を変える。

柔軟性を次第に失っていき、日々固定され決まりきった活動をするようになることがきわめてよく見られる。活動はしばしば顕著に定式化された性質を呈する。患者は時刻ばかり気にするようになり、毎日正確に決まった時刻に特定の活動を行うようになる。毎日正確に同じ時刻に、決まった同一の道

表2.7　前頭側頭型認知症の主要な行動特徴

1. 社会的意識と自己洞察の喪失
2. 脱抑制と衝動性
3. 無為、不活発および自発性欠如
4. 心的硬直と非柔軟性
5. 自己衛生の無視およびセルフケアの障害
6. 紋切り型行動および習慣的行為
7. 食習慣および食嗜好の変化
8. 共感能力および他者の心理を理解する能力の喪失

順で歩きまわることが見られる。同じ語句もしくは文をしきりに繰り返して言う患者もいる。

　患者が一見正常に見え，MMSEのような標準的なスクリーニングの認知検査で良好な成績を示すことがあるため，明確な診断を下すのがきわめて難しいことがある。前頭葉性遂行検査でも障害を明らかにできないことがあるが，それはFTDの病理が眼窩内側前頭皮質を冒しているのに対し，遂行機能検査は背外側前頭前皮質領域により依存しているためである。近年考案された意思決定および複雑な計画を評価する検査は，より感度が高い可能性がある。いわゆる「心の理論」（第1章 p.27参照）および情動認識を評価するために作られた課題は顕著な障害を明らかにするが，現時点ではまだ研究レベルの手法である。

　CTおよびMRIはしばしば正常であるが，体積計測の手法を用いると早期でも眼窩内側面の選択的な萎縮が示される（図2.3参照）。機能的脳画像，すなわちSPECTもしくはPETが利用可能ならば，多くの場合より高感度に前頭葉の代謝低下が示される。

2）意味性認知症

　この型のFTDのもっともよく見られる特徴は，「単語に関する記憶の喪失」と語彙の減少である。失名辞は主要な，きわめて初期の特徴であり，自発話および対面検査のいずれでも出現する。「もの」のような言葉の使用がよく見られ，意味的に関連した単語の置き換え，あるいは迂遠な表現が出現することがある。患者はしばしば，たとえば「特殊な環境」のようなかなり複雑な単語もしくは語句を繰り返し常同的に使用することがある。「今日は病院にどのようにして来ましたか？」のような質問では文脈からの手がかりが明らかなので，理解の障害は日常会話の中ではしばしば覆い隠されてしまうことがある。しかしながら，単一の単語の理解は書かれたもの話されたものにかかわらず障害される。単語に伴う意味が喪失していても親密さの感覚は残存していることがある。たとえば，「趣味」という単語の意味を問われた際，患者はしばしば「趣味，趣味…えぇと，その言葉の意味は知っているはずだけれど，思い出せません」といった答え方をする。これと対照的に統語および音韻操作は非常に良く保たれている。単語の意味を定義することの困難さは，初期には親密度の比較的低い，たとえば「調和harmony，窃盗theft，いも虫caterpillar，ペンギンpenguin，アコーディオンaccordion」のような言葉に出

現する。意味性認知症の患者は、ADとは対照的に、過去数年間に起きた個人的な体験の自伝的記憶は良好で、見当識や注意も良好に保たれる。

意味カテゴリからの語流暢性検査は意味性の障害を探知する感度の高い方法であり、名前を言うことのできる動物の数が減少する。鳥や犬の品種の名前を言うように問われるとさらに顕著となる。復唱は正常であり、患者は複数音節の単語、たとえば「hippopotamus」や「encyclopaedia」のようなものを復唱することができる。意味性認知症には通常、表層性失読 surface dyslexia および表層性失書 surface dysgraphia〔日本語では類音的錯読、類音的錯書が該当〕が見られる（第3章 p.79 参照）。

意味的知識の破綻は言語性検査を行うことによって容易に示されるが、連合知識に関する非言語性検査（たとえば、Pyramids and Palm Trees Test）あるいは音と絵のマッチングや物体の色付けといった課題でも疾患のきわめて初期の段階で障害が明らかになる。中心的な意味的知識の基礎が破綻しているという事実により、大多数の専門家はこのような患者を記載するに当たって進行性流暢性失語ではなく意味性認知症という用語を使うようになった。

エピソード記憶は保たれていて、視空間注意および遂行能力もたいてい初期には保たれていることは上述したADの典型的な特徴と明らかに対照的である。

意味性認知症の患者の多くは行動面において前頭型のFTDに見られるのと

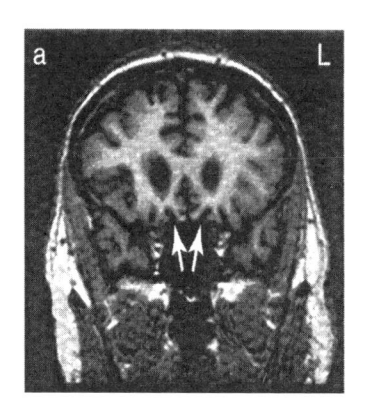

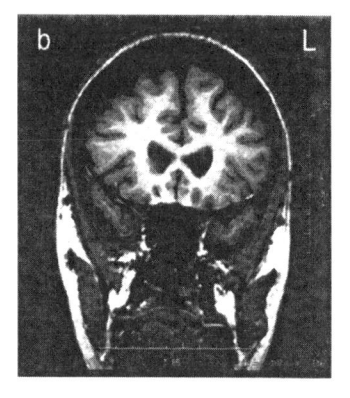

図2.3 初期の行動障害型前頭側頭型認知症患者における眼窩前頭皮質の選択的萎縮

類似した変化を経ることが徐々に明らかとなっている。ジグソーパズルや単語探しパズルのような儀式化された強迫的な興味、食嗜好の変化、共感能力の喪失と情動的冷淡はとくによく見られる。疾患が進行するに従い、患者は両側の側頭葉前部が損傷された結果としてクリューヴァー・ビューシー症候群 Klüver–Bucy syndrome を呈するようになる。この症候群の特徴として、非食品を食べようとしたり、あらゆる物体を口に入れようとしたりする傾向（口唇傾向）と、性行動の顕著な変化が挙げられる。

　意味性認知症の患者の構造的脳画像（MRI）は、側頭葉の極および下面の萎縮を示す。海馬傍回および紡錘状回は、通常顕著な非対称性—右側に比べ左側が悪い—を伴ってもっとも強く障害され、その非対称性はときに非常に強い（図 2.4 参照）。初期にこれらの変化を同定するには冠状断像が必要であり、CT は側頭葉の撮像角度の問題のため正常に見えてしまうこともある。

　ここ 10 年余りの間に右側に優勢な萎縮という非常にまれな型の症例報告が増えた。これらの患者は進行性の相貌失認という形を呈するが、右後頭側頭の血管障害後に見られるような様式（相貌）特異的な形ではなく、入力の様式（相貌、名前、声）にかかわらず人々を認識し同定する能力が障害される。より典型的な左側に優勢の意味性認知症の症例に見られるのと同様に、親密度の高い有名人（Tony Blair、David Beckham）や家族より先に、親密度の低い人々（Sean Connery、Gary Lineker）が「失われる」という、親密度効果が存在する。人格の変化もまた、冷淡および無関心の進展とともに顕著となる。そのような症例では奇妙な妄想もまた報告されている。

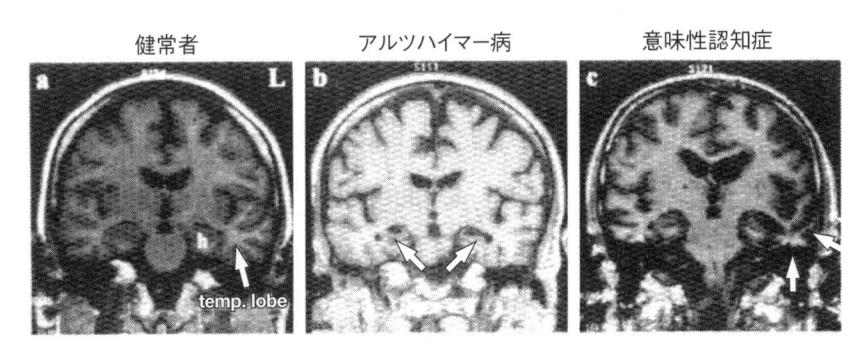

図 2.4　アルツハイマー病、意味性認知症の冠状断 MRI
　　　　（年齢を合わせた健常者との比較）

3）進行性非流暢性失語

　意味性認知症とは対照的に、強い発話の障害があり、音韻操作と文法の誤りを伴う。発話はつっかえ、歪んでいて、語産生の速度が典型的に遅くなる。言語症候群は下前頭回および島回の損傷によるブローカ失語と類似している。語義の理解は良好であり、患者は Pyramids and Palm Trees Test のような概念的な連合課題では正常な成績を示す。失名辞は意味性認知症に比べると軽度であるが、意味性認知症と同様に、語頭音および意味カテゴリのいずれの語流暢性も顕著に低下している。統語理解の検査においては障害が見られる。複数音節の単語や語句の復唱は非常に困難だが、意味は保持していて、意味性認知症とは正反対の病態を示す。

　意味性認知症と同様に、エピソード記憶および視空間機能は良好に保たれる。しかしながら、遂行障害はきわめてよく見られる。行動変化は初期には比較的まれのようである。疾患が進展するに従い、口唇、口部顔面、あるいは肢節の失行がよく出現するので、進行性非流暢性失語と CBD との重なりが次第に認識されてきている。

　進行性非流暢性失語の画像研究では左大脳半球の萎縮がとくに島回前方を主として認められる。これらの変化は MRI では、たとえ良い品質の冠状断像であっても、容易に見逃されてしまう。機能的スキャン［SPECT もしくは fluorodeoxyglucose（FDG）-PET］は左前頭野を含むより広い領域の代謝低下を示す。

5. 血管性認知症

　この用語は以前の「多発梗塞性認知症」という名前に代わって使用されるようになった。これは脳血管疾患に関連して認知障害を呈する患者の中で、ごく一部のみしか古典的な多発梗塞病変（multi-infarct disease：MID）を有していないという事実に対する認識が広まったことによる。MID は、典型的には、頭蓋外動脈からの血栓塞栓症、もしくは脳内の小血管病によるラクナ梗塞に引き続いて生じる。血管病の危険因子、とくに高血圧症があって、多くの患者では他のアテローム性血管病の徴候（狭心症、間欠性跛行、頸動脈雑音など）がある。階段状の進行を呈することがあり、増悪期とより長い安定期を伴う。認知的には基底核および視床領域での小血管病変（ラクナ）の集中による注意障害と前頭葉性の特徴が目立つが、皮質性機能障害の特徴もまた頻繁に認められる。検査成績の変動および夜間の錯乱はきわめてよく見

られる。情動的不安定性、仮性球麻痺、歩行障害および失禁は、特徴的である。

　血管性認知症の患者の大多数は典型的な MID を示さず、それどころか緩徐進行性の機能低下を示して、慢性血管病の危険因子を有しせん妄の時期を伴ったりする AD の患者とほとんど識別困難である。MRI は深部の穿通性血管の閉塞による、脳室周囲領域や深部白質に分布するびまん性かつしばしば癒合性の白質変化 leukoaraiosis を示す。AD と対照的に、エピソード記憶の障害はさほど強くなく、再認よりも再生が障害されやすい。患者は緩慢になり、心的柔軟性、セット転換や反応抑制を要する遂行機能検査課題（ウィスコンシンカード分類検査のような）で著しい障害を示す。視空間および知覚能力の障害が顕著になることもある。大多数は無為で自己洞察も乏しい。

　血管性認知症と診断した場合は背景にある病因を検索するべきである。心原性塞栓、血栓塞栓性アテローム硬化性大血管病、血管炎、血栓形成傾向、特別なものでは抗リン脂質抗体症候群、遺伝性疾患の家族歴を有する若年の患者においては cerebral autosomal dominant arteriopathy with subcortical infarcts and leucoencephalopathy（CADASIL）やミトコンドリア脳筋症が挙げられる。

6. ハンチントン病

　この遺伝性疾患は常染色体優性の様式で遺伝し、新規の突然変異で生じる確率はないに等しい。第3染色体のハンチントン遺伝子に CAG リピート数が過剰となったことによる変異を有する。変異のサイズが発症年齢を決定する。すべてではないが、ほとんどの症例が、すでに判明している家族歴を背景として発症する。明らかに de novo〔新規発症〕の症例においては、精神疾患、自殺、認知症、あるいは運動疾患の家族歴のような手がかりを家族数人に質問して探す必要がある。

　ハンチントン病は精神、神経心理、および神経症状を呈する。発症年齢のピークは40代にあるが70歳まで遅れることもあり得る。うつ症状はよく見られるが、被害妄想を伴った統合失調症様の状態もまた起こり得る。社会病質な行動の発現を伴った緩徐進行性の人格変化がきわめて特徴的である。自殺がたびたび死亡原因となる。神経心理学的な病像は一種の皮質下性認知症であり、注意および前頭葉機能の検査において顕著な障害を呈する。患者は注意障害のために忘れっぽくなるが、顕著な健忘は呈さない。言語は経過の末期まで保たれる。視空間の障害もかなり一貫して起こる。

運動障害のもっとも初期の徴候は四肢が落ち着かずじっとしていられないというものであるが、患者はそれに慣れて外見上うまく隠してしまうことがある。そのうちに舞踏病が顔面や手足に明らかとなってくる。歩行は不安定でよろめくようになる。歩行中に特徴的な指をはじくような動きが見られることがある。

7. レビー小体型認知症

パーキンソン病（PD）の患者では黒質に限局したレビー小体（αシヌクレインおよびユビキチン陽性の封入体）があり、その結果ドパミン作動の枯渇を呈している。DLBではこの封入体がより広範囲に広がり黒質のみならず皮質領域にも及んでいる。現在ではDLBは老年期において血管性認知症と同程度存在すると考えられるようになり、こと神経変性疾患に限るとADに次いで多い。臨床的特徴はパーキンソン病とADの混成と考えることができる。振戦を伴わないパーキンソニズムを初めに呈する患者もいれば、進行性の認知障害を顕著な特徴として呈し、遅れて筋強剛および/もしくは思考緩慢を呈する患者もいる。明らかなせん妄の時期を伴う自発的な症状変動は特徴的であり、また他からの刺激によらない人、顔、もしくは動物でしばしば構成される幻視も同様に特徴的である。鮮明な夢を見たり、夢を「実際に行動に表す」ことまでしてしまったりするという病歴は、いわゆるREM行動性睡眠障害と呼ばれるもので、これもまたよく認められるものであるし、他の症候に数年間ほど先立って出現することもある。転倒を繰り返し呈する患者もいる。気分障害はよく見られ、少量の抗精神病薬に激しく過敏で、悪性症候群（昏睡、カタトニア、高体温、異化亢進と腎不全）を呈することもある。

認知面では、健忘はADのものと比べるとさほど重度ではないが、注意と視空間/知覚能力はより強く障害されることが多い。MRIでADと区別することは困難だが、SPECTだと後頭葉で不釣り合いに重度な血流低下が見られることがある。

8. 進行性核上性麻痺

かつては非常にまれなパーキンソン症候群として捉えられていたが、PSP（もしくはSteele-Richardson-Olszewski症候群）は比較的よく見られる疾患で、しばしば顕著な前頭葉性遂行機能障害および/もしくは無為を呈することが今ではよく知られている。発話の減少が明らかな言語の障害なしに見られ

る（いわゆる力動性失語 dynamic aphasia）ことが特徴的で、しばしば発話のピッチや明瞭度が変化する。後期には明らかな球症状が出現する。転倒と姿勢不安定性は初期からの運動の特徴である。体幹の筋強剛と垂直性注視麻痺は特徴的である。サッケード（急速）眼球運動を開始することができず、後期には追視が乏しくなるが、頭位眼反射（患者に1点を見つめているよう指示した上で、頭を動かすことにより明らかとなる）は完全に保たれているため、「核上性」注視麻痺の用語が使用されるようになった。認知症は古典的には皮質下性であり、かなり急速な進行を示す。

9. 仮性認知症

　この用語は2つのかなり異なった臨床症候群、すなわちヒステリー性仮性認知症 hysterical pseudodementia とうつ病性仮性認知症 depressive pseudodementia とを記載するために用いられている。後者はより一般的であり、疑いなくもっとも重要な治療可能な記憶障害の原因である。

　ヒステリー性仮性認知症の患者は多くの場合かなり突然に記憶および知的な機能の障害を発症する。患者は通常、〔自らの病状について〕無頓着に見える。器質的な健忘疾患と異なり、記憶の障害はしばしばきわめて個人的かつ人生の早期の出来事についてより強い。自己同一性の喪失も見られることがある。記憶は検査下でとくに際立って悪く、最近の出来事についてくだけた会話をしている中ではそれほどでもない。たいてい特定可能な沈うつな出来事（たとえば死別、夫婦間の問題、もしくは犯罪など）や、過去の精神疾患歴がある。患者はいわゆる**ガンザー症候群 Ganser's syndrome** の特徴を呈することもあり、その中核症状は「いい加減な回答」をするというものである。たとえば、「牛には何本の足がある？」と問われると彼らは「3本」と答え、「2＋2はいくら？」に対しては「5」と答える。古典的な質問の一つとして、「オレンジの色は何色？」というのもある。他のヒステリー性転換状態と同様に背景に器質性疾患が存在している場合があり、それが意識下であれ無意識下であれひどく誇張され増悪している。

　うつ病性仮性認知症は概して初老期に多い病態である。患者は記憶や集中ができないと訴え、明らかなうつを否定する。診断のきっかけは、うつの生物学的特徴、とくには睡眠障害、低活力、精神運動遅滞、悲観的かつくよくよした思考、そして活動や趣味に対する興味の欠如である。記憶障害の発症はたいてい比較的急性もしくは亜急性である。既往歴もしくは家族歴に感情

障害があることは重要なマーカーとなり得る。ベッドサイドの認知検査では、注意が障害され、記憶と遂行課題の成績がちぐはぐとなり、しばしば一貫しない。通常、数唱および〔ACE-Rの〕「名前と住所」の記銘が乏しくなるが、繰り返して行うことでそれらは改善し、ADに見られるような情報の速やかな忘却は認められない。記憶および他の認知検査に対する応答は、「わからない」というのが頻発する。発話はしばしばゆっくりでまばらであるが、錯語的な誤りは見られない。呼称では「わからない」という反応がその他のタイプの誤りより多く出現する。しかし、真の認知症と仮性認知症とを単純な認知検査で区別することは症例によっては不可能な場合もある。もし上述の症状もしくは徴候のいずれかが存在した場合、精神科医の意見および正式な神経心理学的評価を求めるべきである。

10. 急速進行性認知症

比較的急速に発症し進行した経過を認める患者では典型的な緩徐進行性の認知症患者とは鑑別疾患が異なる。そのような患者では表2.8に挙げられている原因を除外するため、集中的な検査が必要となる。

表2.8 急速進行性認知症疾患の原因

炎症性	脳血管炎
	多発性硬化症
	サルコイドーシス
腫瘍性	原発性中枢神経系腫瘍
	脳転移
	傍腫瘍性（辺縁系脳炎）
栄養性	チアミン欠乏（ウェルニッケ・コルサコフ症候群）
感染性	脳膿瘍
	ヘルペス性脳炎
	進行性多巣性白質脳症
	HIV
	亜急性硬化性全脳炎
	Whipple病
プリオン	クロイツフェルト・ヤコブ病
血管性	多発梗塞（例 心内膜炎に続発した塞栓）
	CADASIL

11. 認知症の画像検査

画像検査の目的は、以下のようなものである。
- ◆ 治療できる可能性のある認知症の原因を発見する
- ◆ 脳血管性病変を発見し評価する
- ◆ 神経変性疾患、とくに AD の早期診断を、萎縮を定量することで向上させる
- ◆ 神経画像的特徴により鑑別できる、まれな治療困難な疾患を同定する（例として、白質ジストロフィー、CADASIL、変異型クロイツフェルト・ヤコブ病、辺縁系脳炎など）

　CT が導入されてから多くの研究が行われ、治療できる可能性のある原因と構造的な原因（腫瘍、硬膜下および正常圧水頭症）を発見することを主たる目的とした画像検査の施行基準の構築が試みられた。もっとも有力な基準の概要を表 2.9 に示す。これらの特徴の「いずれか」を有する患者には画像検査を行うべきである。老年精神科や老人科の現場では 1～8％の患者が治療できる可能性のある原因を有していると言われ、それらのうちの約 80％がこの基準を厳格に適用することによって発見されるだろう。臨床家の多くはこの数字を受け入れがたいほど低い発見率だと考え、認知症患者すべてに CT もしくは MRI 検査を施行することに賛同するのではないだろうか。

表 2.9　資源が限られている場合の、認知症患者に対する画像検査の推奨基準

1. 最近の発症
2. 65 歳未満
3. 症状変動
4. 局在性の症状もしくは徴候
5. 頭痛の病歴
6. うっ血乳頭もしくは視野欠損
7. 悪性疾患もしくは頭部外傷の病歴
8. てんかん発作
9. 脳卒中もしくは一過性脳虚血発作の病歴
10. 失禁
11. 失調性歩行もしくは歩行失行

12. 若年発症認知症

70歳を超えた患者では、全症例の少なくとも80％の原因がAD、DLB、血管性認知症の3疾患で占められる。その一方で治療できる可能性のある疾患が原因となるものはせいぜい5％である。60歳未満においては状況はきわめて異なる。ADはやはりもっともよく見られる単独の原因（30～40％）であり、前頭側頭型認知症が近い率でこれに次ぐ。血管性認知症とハンチントン病もまた比較的よく見られる。しかしこれらの後に、**表2.3**にあるその他の原因による例が、全体の3分の1を占めて残っている。そのうちのいくつかは治療可能であるものの、多くは遺伝的に決定されているものである。原則は、稀少疾患が早期発症例のかなり大きな部分を占めているということ、患者が若年であるほど稀少疾患を見つけることになる可能性が高いということである。

表2.10 せん妄と認知症の鑑別診断

特徴	せん妄	認知症
発症	急性、しばしば夜間に発症	緩徐進行性
経過	症状変動、日中に清明期あり 夜間に増悪	1日の経過を通じて安定
期間	数時間から数週間	数ヵ月から数年
意識	減損	清明
覚醒	異常に低い、もしくは高い	通常は正常
注意	障害され、易転導性を生じる 1日の経過を通じて変動する	比較的障害されない DLBおよび血管性認知症では障害される
見当識	通常、時間について障害される 馴染みのない場所および人を誤る傾向	後期には障害される
短期(作動)記憶	常に障害される	初期には正常
エピソード記憶	障害される	障害される
思考	混乱し、妄想的	貧困化
知覚	錯覚と幻覚 よく認められ、通常は視覚性	〔異常は〕初期には欠くが、後期には多い DLBでは多い
発話	支離滅裂、どもり、鈍いもしくは速い	喚語困難
睡眠覚醒周期	常に混乱する	たいてい正常

DLB：レビー小体型認知症

60歳未満、ことによると70歳未満の患者にはすべて詳細な探索が必要である。

Ⅲ せん妄と認知症との鑑別診断

せん妄と認知症との鑑別診断に用いられる特徴については、**表2.10**を参照のこと。

第3章
認知機能の局在

　いわゆる'劣位半球'に関連した機能よりも、優位半球に属する機能のほうが、より明確な側性化を示す。これはとくに話しことばに関してよくあてはまる。言語はヒトの認知機能の非常に重要な一要素であり、しばしば失語症は、局所脳損傷およびびまん性の脳変性のいずれにおいても悪化する。このことから本章では正常な言語機能と異常な言語機能の議論に多くの紙面を割き、次いで、計算の障害（失計算）と高次の運動制御の障害（失行）に関して簡単に述べることにする。

　本章後半では、たとえば無視や着衣失行・構成失行および複雑な視知覚障害（失認）といった右半球が障害された場合の機能について扱う。

　認知機能の局在は以下のように、まとめることができる。

A. 優位半球
・話しことばの実質的側面（音韻、統語、意味）
・読字と書字
・計算
・行為（高次の運動制御）

B. 非優位半球
・空間的方向性注意
・複雑な視知覚機能
・構成能力
・言語のプロソディー的要素（トーン、メロディ、イントネーション）
・情動処理（第1章参照）

I 言語

本章の全体的な概要は以下のとおりである。
- 失語症と無言症の定義と、その原因
- 優位半球の解剖に一致した側面と、非優位半球の役割
- 易しい神経言語学：音韻、統語、意味の簡潔なまとめに加え、読字と書字の二重経路仮説
- 失語症候群の分類の原則
- 一般的な失語症候群に関する記載：ブローカ失語、ウェルニッケ失語、超皮質性運動性失語、超皮質性感覚性失語、失名辞失語
- 読字の障害：失読症
- 書字の障害：失書症

II 失語症

　失語症 aphasia は脳損傷によって引き起こされる言語機能の喪失または障害と定義される。言語と発話の2つは別々に障害される可能性があることから、言語と発話は分けて考えるべきである。発話は口頭伝達における筋肉の協調運動やその際の神経制御に用いられる用語であり、言語は互いに意思疎通を行うために個々人が用いる複雑な記号信号システムのことである。読み書きによるコミュニケーションが存在することから、言語は明らかに話しことばだけのシステムではない。そして、読みや書きの機能は独立に崩壊することがあり、それぞれ失読と失書を生じる*註)。言語障害は手話を用いる先天聾においても起こる。
　構音過程の障害は、球麻痺や小脳、基底核の障害といった末梢の発話メカニズムを含むさまざまな病因により起こる。構音障害 dysarthria は、よく急性期の左前方病変に伴って起こるが、急性期の右病変でも起こることがある。つまり構音障害と失語症は共起することもあるが、たいていは一方のみが認められる。無言症は発話表出面の完全な喪失である。これはときどき精神疾

---

*註) aphasia と dysphasia という用語は同じ意味で用いられるが、理論的に（厳密に）いえば aphasia は言語機能の喪失を意味し、dysphasia は言語の障害に言及するものである。同様のことが、alexia と dyslexia、agraphia と dysgraphia についてもあてはまる。

患の患者（カタトニア catatonia やヒステリー hysteria）にもみられることがあるが、通常はいったん獲得した重篤な言語の障害または構音の障害を意味する。

1. 失語症の原因
［局所病変］
・通常は中大脳動脈領域の梗塞または出血による脳卒中
・脳実質内（神経膠腫、転移性など）または脳実質外（髄膜腫など）の腫瘍
・外傷
・膿瘍
・他の占拠性病変、結核腫など
［認知症〔びまん性病変〕］
・アルツハイマー病
・前頭側頭葉変性症（ピック病）（第2章 p.45 参照）、意味性認知症、進行性非流暢性失語。しかしながら認知症が古典的失語症候群を引き起こすことはまれであることに留意しておくべきである。

2. 無言症 mutism の原因
［脳卒中］
・急性期の全失語（中大脳動脈の脳卒中）：理解、読字、書字の重篤な障害を伴う
・急性期のブローカ失語：理解は比較的良好で、書字が影響を受けない場合もある
［構音の障害：言語と書字は正常］
・球麻痺（下位運動ニューロン）
・仮性球麻痺（上位運動ニューロン）
［精神障害］
・緊張病性昏迷
・統合失調症
・重症抑うつ症
・ヒステリー性失声症
・選択緘黙症

3. 言語優位半球

　大半のヒトでは左半球が言語機能を優位に支配している。したがって右手で字を書く人が右半球損傷で失語症を起こすことはきわめてまれで、これが生じた場合、'交叉性失語 crossed aphasia' と言われる。機能的優位性には解剖学的対応があり、側頭葉の上方、側頭平面は一貫して左側が大きい。左利きの場合はより複雑であり、左半球が優位であるのは通常だいたい 50～60％であると言われている。実際に書字の際の使用手が極端に右に偏っていない人たちの多くは両手がほぼ同じように使える。そのような場合、言語機能は2つの半球間でより均等に分配されている。

4. 応用解剖学

　左半球内で言語理解および表出に関してもっとも重要な領域は、側頭葉の上後方（ウェルニッケ領域）である。この領域の損傷では一貫して口頭言語や文字言語の理解に著しい問題が生じ、正しい言語表出の組み立てにおいて音韻性や意味性の発話の誤りが起こる。もう一つの重要な言語野は下前頭回（ブローカ領域）と近接する島の前方である。ここの病巣は口ごもった非流暢で歪んだ言語表出が起こり、それは文法構造の単純化または文法的な誤りを伴う。一方、聴理解や文字言語の理解はおおむね保たれている。島は音韻的組み立ての鍵になる部位と考えられており、この領域に限局した損傷では音節の連なりを復唱することが非常に困難となり、いわゆる構音失行が生じる。下前頭回および上側頭回の領域は弓状束によって結ばれている。古典的に伝導失語はこの領域の損傷で生じるとされているが、縁上回またはその周辺領域の損傷による結果であることがもっとも多い（図 3.1）。

　古くは後天的脳損傷患者における損傷研究や、電気生理学的研究、最近では健常被験者における PET や fMRI を用いた機能的賦活研究に基づいて形成された非常に重要な概念の一つは、ウェルニッケ野が様式を問わない意味や知識のシステムと様式特異的な言語領域との間の経路として働いているということである。ウェルニッケ野が損傷された患者では物を適切に使用したり絵の照合テストを行ったりする能力が保たれていることから、世の中の物事に関する知識が失われていないことは明らかである。たとえばフォークや聴診器が与えられたときに、それが何であるかはわかるが、恣意的な音素群"フォー"と"ク"をその物に当てはめる能力を失っているのである。これは意味性認知症（semantic dementia：SD）の患者でみられる様式を超えた〔意味

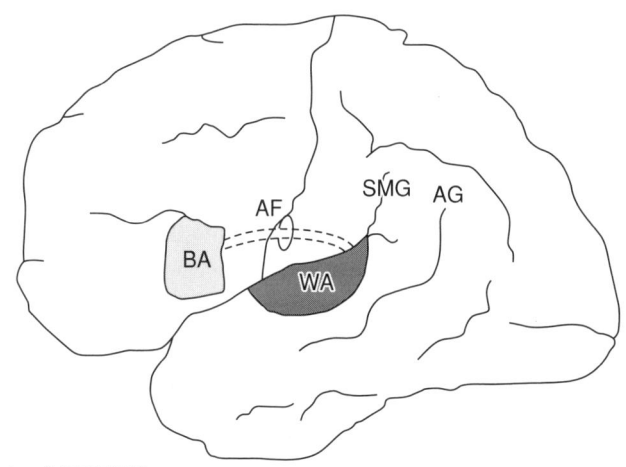

図3.1 主要言語野
ブローカ野（Broca's Area：BA）、ウェルニッケ野（Wernicke's Area：WA）、弓状束（arcuate fasciculus：AF）、縁上回（supramarginal gyrus：SMG）、角回（angular gyrus：AG）

知識の〕喪失とは対照的である（第2章p.49参照）。

　書字能力ともっとも関係する領域はウェルニッケ野の後方に伸び、側頭葉、頭頂葉、後頭葉の接合部に位置する角回である。角回領域を含む損傷は失書、失計算、左右弁別障害および手指失認と呼ばれる特異な身体認知の障害からなるゲルストマン症候群を起こす。

5. 非優位半球と言語

　言語のすべての面が半球特異性を示すわけではないので、言語の側性化に関する上記の記載にはいくらかの限界がある（表3.1）。右半球は答える際に発語器官を動かすことはできないものの、右利きの人においても、簡単な単語、とくに名詞の理解に対して相当な能力を持っていることが離断脳患者の実験的研究（すなわち難治性てんかんに対する脳梁離断から得た研究成果など）で明らかになっている。全失語の原因となる壊滅的な左半球損傷の後でも幾分回復することは非優位半球の限定的能力で説明できるかもしれない。言語の表出および理解に関する右半球の非言語的側面における役割にも注目すべきである。音韻、統語、意味といった言語学的要素は言語の中核的意味

表3.1 非言語機能の定義とその神経基盤

言語機能	定義	神経基盤
音韻	適切に並べられた言語音（音素）の産出と理解	左上側頭回～島の前方
意味	語に意味を割り当て、言語学的に適切な個々の語を産出	側頭葉前方および下方（表象）とウェルニッケ野（マッピング）
統語	代名詞、前置詞、時制等を用いて文となるよう一連の語を組み立てる	ブローカ野
プロソディー	(i) イントネーション、強弱、抑揚などによる調整 (ii) 情動的表出	左半球前方 基底核 右半球

を伝えるが（以下参照）、加えて態度や感情を表現する微調整もいる。それはプロソディーと呼ばれ、発話を強めたり活き活きとさせるメロディー、ポーズ、イントネーション、ストレス、アクセントを指している。重度のプロソディー障害は左半球前方の損傷で起こる。言語の、情動や感情に関わる要素を伝えたり解釈したりする能力のより軽度な障害は通常は右半球損傷で起こる。いわゆる情動的プロソディー障害である。このことは非優位半球の他の非言語的な機能の側性化との関連で興味深い。たとえば右半球損傷患者は顔を含む情動判断課題で低下を示すことがある。

6. 易しい神経言語学

真の失語というのは言語の言語学的要素の崩壊によって生じる。これら言語学的要素は音韻、意味（またはレキシコン）、統語に分けることができる。

1）音韻 phonology

音韻という用語はヒトの言語の音形〔音声・音韻構造〕に対して用いられる。話しことばの最小単位は音素でアルファベットの書字システムでは1文字で表される音とほぼ同じであり、たとえばkissのkという文字やshouldのshという文字で表される音である。それぞれの言語は決まった数の音素から成り、ほぼ無限の数の語を生み出すように組み合わせられる。ゆえに、それらは言語の基本単位と考えられうる。患者は次々と音素を組み立てていく能力に障害があり実在語に近い誤り（sisterがsitter、snailがstale等）や、新造語

となる場合（pencil が fencil、suit が poot、orange が boringe 等）などがあるが、結果として音韻性（字性）錯語となるような誤りを起こす。（bear と pear や、fit と bit を聞き分けるのに必要な）音素分析は明らかに言語理解のために重要である。音素産出と音素分析の両方の能力は上側頭回領域にある。中大脳動脈領域梗塞による失語症患者の大半は音韻処理に何らかの障害がある。

2）意味 semantics
　〔ここでいう〕意味とは語の指示的意味〔辞書的な意味〕のことである。叔母、伯父、姉妹などの正確な意味や、カナリアは小さな黄色い鳥のことであるということを知っているということは任意の音形を内在する概念表象へ変換するという能力を我々が有していることによる。この過程には2通りの崩壊がありうる。（ウェルニッケ失語のような）変換過程の問題、または（SDのような）表象そのものの喪失である。語の貯蔵庫はよく '心的辞書 mental lexicon' と呼ばれる。しかし意味というのは語形の単なる貯蔵庫にとどまらず、この世界の知識を網羅している。このことは意味記憶の節で詳しく取り扱う（第1章 p.19 参照）。意味システム内の崩壊は語の指示的意味の理解を誤る結果となる。つまり呼称や自発話で（リンゴがオレンジ、兄弟が姉妹となる）錯語や（麒麟が動物となるなど）上位概念への置換が出現する。語彙目録にある正しい語へアクセスできないと典型的にはまとまりのない断片的な発話または（アスパラガスを指でつまんで食べる緑の細い野菜と言うといった）迂言を伴う喚語困難を引き起こす。理解は耳にした語に対していかに正確に意味をあてることができるかによる。この過程の崩壊で語の理解の障害がおこる。優位半球の側頭葉は語彙-意味 lexico-semantic 過程において中心的役割を果たしている。近年の神経画像研究は、上側頭葉領域（ウェルニッケ野）、側頭底面（ブロードマン 20 野と 35 野）および角回（37 野）が主要な調整領域であるウェルニッケ野とともに複雑なネットワークを形成していることを指摘している。

3）統語 syntax
　節や句を形作るために語は厳格な文法規則に従って複雑な方法で線状につながる。冠詞、前置詞、代名詞、副詞、動詞の活用語尾といった言語の実質語でない部分の正しい用法は統語と呼ばれる。統語的表現の減少または喪失である失文法はブローカ型の失語症患者でみられる。これら統語的要素の

誤用を含む文の産出は錯文法と呼ばれ、ウェルニッケ失語の特徴である。言語の主に統語的側面で起こる理解障害は認知症および下前頭葉損傷の患者でも出現しうる。

　音韻、統語、意味といった言語の要素はそれぞれ独立に損傷されうる。さらにその障害は入力、出力、またはその双方に関係することがある。これらの過程の根底にある神経回路は解剖学的に並列および重複して働くので、局所損傷では必ず複合的な障害を起こす。多くの神経言語学者は2人の失語症患者がまったく同じということはありえないと言うだろう。しかし臨床家にとってはありがたいことに臨床症候群として識別可能な症状が少なくとも損傷の急性期を脱した頃にはみられる。(ブローカ失語、ウェルニッケ失語、伝導失語といった) 失語症候群の古典的記述は脳損傷の慢性状態に基づいたものであるという点を強調しておきたい。急性期の脳卒中患者にこの分類をあてはめることはしばしば困難であり、大部分は全失語か非典型的で分類不能な失語である。同様に、アルツハイマー病（Alzheimer's disease：AD）や前頭側頭型認知症のような進行性の脳変性疾患による言語障害の患者も古典的失語症候群は呈さない。これらの理由により言語障害の分析は上述した言語学的要素という観点から考えるのがもっとも良い。

7. 読字および書字の理論

　同じような言語学的分析を、読字および書字の障害にもあてはめることができる。書字の場合、音韻が正書法（または綴り）となる。この点に関して、英語の正書法の規則は多くの特有の例外があり複雑であるということを思い起こすことが重要である。英語の発音規則を知っていることで多くの語 (hint、glint；gave、brave；case、base などの) や、〔音韻的に〕有りそうな非単語 (neg、glem、gorth など) を正しく読み綴ることができるが、綴りと音の対応が不規則な語 (たとえば pint；have；island；yacht など) は読めない。そのような不規則な語または〔音韻的〕例外語は綴りと音の規則の適用によって正しく読まれたり綴られたりというよりも、むしろ音韻と正書法について語特異的な知識に直接アクセスすることによって発音されたり書かれたりするはずである。後天的失読患者から得られた知見から読字と書字に関する2つの並列システムがあることが議論されてきた。〔2つの並列システムのうち〕一つは読字と書字に関して音によるルートを活用し、もう一つはより直接的

な意味ルートを使う（図3.2）。これらのシステムは独立に障害され、以下に述べるような違うタイプの失読と失書を起こす。認知の計算論的相互作用モデルに基づく考え方もある。いわゆるトライアングルモデルで、意味、音韻、正書法の3つの中核的過程が相互作用するということを提案している（図3.3）。このシステムは、その言語における字と音との対応に基づいて、意味の助けを必要とせずに、規則語を正しく読む能力を素早く学習する。（英語の読みと綴りを学んでいる子どもなら誰でもわかるように）不規則語ではより困難をきたす。つまりこれら独特の語と音の対応をそのシステムでは学習しなければならない。英語では非常によく出現して早々に習得される不規則語（have、once）もあれば、低頻度で習得に時間のかかるものもある（mauve、gist、epitome）。後者の不規則語の場合、意味の支えが非常に重要である。というのも、意味が崩壊した患者は低頻度不規則語の発音も綴りも困難となるからである（これは表層性失読といわれる）。

8. 失語症候群の分類

障害の根底にある言語学的過程が異なっていても、すべての失語症患者は事実上言語表出に関して困難を示すので、私は誤解を招く恐れがあると考え

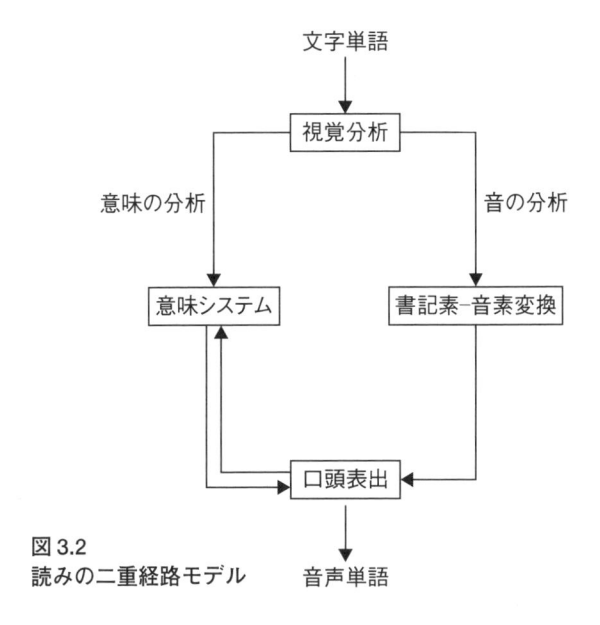

図3.2
読みの二重経路モデル

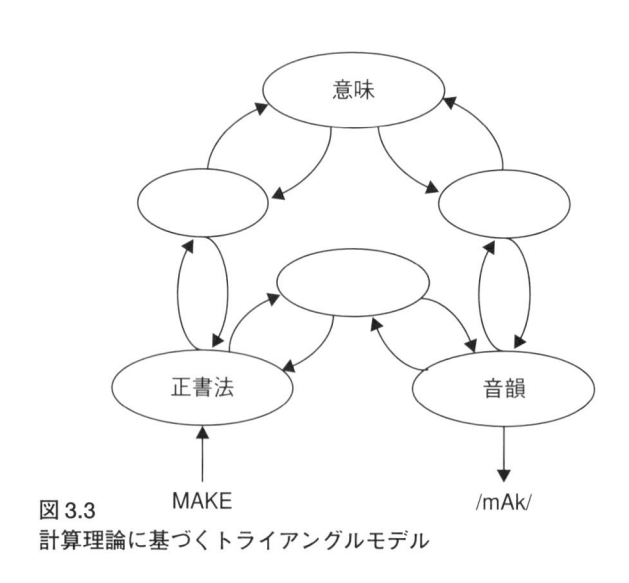

図3.3
計算理論に基づくトライアングルモデル

て、表出性失語および受容性失語という用語を避けてきた。左前方病変の患者は努力性の表出や歪んだ発話といった言語の出力面の障害がある。後方病変の患者は音韻性や意味性の錯語を伴った流暢な言語表出を示す。いずれの患者群とも'表出'に問題がある。

全体的な臨床診断および臨床—解剖の相互関係を目的として、以下に示す言語の4つの側面を検討すべきである（**表3.2**）。

1）流暢性 fluency

この側面は失語症候群をシルビウス裂の前方と後方の損傷に関連した症候群に分ける。非流暢な発話とはゆっくりで努力性の表出であり、発話におけるリズムやメロディーの異常、構音の悪さ、句の長さの短縮、およびしばしば実質語（とくに名詞といくつかの動詞）の優先的使用を伴う。非流暢な発話は常にシルビウス裂より前方の損傷に関係する。対照的に、流暢な発話では正常な速さで表出され、発話におけるリズムやメロディは保たれ、構音は良好で、句の長さも適切である。流暢性失語ではシルビウス裂後方、ウェルニッケ野または側頭底面領域に病変がある。

表3.2 4指標による失語群の分類

失語タイプ	流暢性	復唱	理解	呼称
全失語	非流暢	×	×	×
ブローカ失語	非流暢	×	○	×
超皮質性運動失語	非流暢	○	○	×
ウェルニッケ失語	流暢	×	×	×
超皮質性感覚失語	流暢	○	×	×
伝導失語	流暢	×	○	×
健忘失語	流暢	○	○	×

2) 復唱 repetition

　復唱が障害される場合、病巣は傍シルビウス領域またはいわゆる言語領域である。言語領域は中大脳動脈領域にあり、シルビウス裂の上下の脳回の堤を含み、これは前方にブローカ野と島皮質、後方にウェルニッケ野、さらにそれらの間を結ぶ弓状束を含む。自発話に比べて復唱が比較的良く保たれる場合の病巣は、これら主要な言語野が保たれていて、シルビウス裂周辺領域の外側の皮質や皮質下に病巣があるときである。復唱が保たれるという症候群は超皮質性と呼ばれ、超皮質性運動失語または超皮質性感覚失語などがある。

3) 理解 comprehension

　事実上、すべての失語症患者は統語理解の検査で、程度の差はあれ理解障害を示す。しかしながら臨床場面では、話しことばの理解に明らかな障害があるもの（常に側頭葉損傷と関連する）と理解が保たれているものに容易に分けられるはずである。

4) 呼称 naming

　実物品または描かれた物の名前を言う能力はすべての失語症患者である程度は障害されている。しかしながら以下に述べるように、誤りのタイプやヒントへの応答はさまざまである。

9. 一般的な失語症候群：ブローカ失語、ウェルニッケ失語、伝導失語、超皮質性失語、健忘失語

　一般的な失語症候群それぞれについて、自発話の特徴、呼称・復唱・理解の検査成績や書字と読字、さらに解剖学的局在について述べていく。

1）ブローカ失語 Broca's aphasia

　典型的な例では、発話に非流暢と失文法という2つの重要な特徴があるが、乖離することもありえる。〔発話の1つ目の特徴として〕通常は語の開始と音素の選択に障害がある。そのためゆっくりで努力性のぎこちない発話となり、歪んで頻繁に言い直しを伴う（音韻性錯語）。語や文の復唱を試みたときも同じ特徴を示す。自発話における2つ目の特徴は失文法である。それは文法構造の単純化で、（前置詞、冠詞などの）機能語の著しい減少を伴う。もっとも重度な例が電文体発話であるが、それは症例のごく一部にしか存在しないことに留意すべきである。ブローカ失語患者の大半では〔機能語の〕完全な脱落というよりも統語的複雑さの減少や単純化のみを示す。

　物品呼称は障害されるが、音韻的手がかり（語頭音）を与えられるとしばしば答えたり、多くの選択肢の中から正しい名前を選ぶことができる。聴覚的理解は通常の会話では概して保たれているが、（「ペンを触った後に本に触ってください」といった）統語的に複雑な文を用いて調べた場合は障害されていることが多い。ブローカ失語患者の書字は口頭言語を反映し、誤った綴りや文字の脱落、保続、失文法文によって特徴づけられる。音読も障害されている。単一語の読みにおいて深層性失読の症状が現れることがあり、そのような患者では高頻度に（伯父を姉妹、カナリアを兎といった）意味的誤りを生じたり、少数の機能語やなじみのない音韻的にもっともらしい非単語（chog、lave、gorth）を読むことができなかったりする。

　〔解剖学的局在〕ブローカ失語という用語は解剖学的というよりも叙述的なものとなってきている。神経画像研究は、純粋にブローカ野（下前頭回）に限局した病巣では発話表面で一時的に障害を起こすが、他のブローカ失語の特徴が生じないということを示してきた。ブローカ失語は中大脳動脈前枝の灌流領域に一致したより広範な前頭-頭頂葉領域の損傷後に起こる。さらに典型的なブローカ失語は、急性の脳卒中患者にはめったにみられず、発症から時間を経て全失語から生じてくる。構音失行 speech apraxia として知られるブ

ローカ失語の1型は島前方の損傷との関連で考えられている。そのような患者では、発話表出面の崩壊があり、多音節語（たとえばcaterpillar）や一連なりの音節（pa…ta…ka）を復唱することが非常に難しく、多くの接近行為がみられる。非流暢性進行性失語患者の中には構音失行の典型的特徴を示す者もいる。

2) ウェルニッケ失語 Wernicke's aphasia

　自発話は流暢であり錯語がみられる。急性期では発話はしばしば多くの音韻性と意味性の錯語やそれらの組合せから成り、時に新造語がみられる。ブローカ失語とは対照的に発話時の努力はほとんどなく構音障害もない。実際に多くの症例で発話の表出速度が上昇し加速する傾向がある。メロディとイントネーションは保たれている。ゆえに検者に馴染みのない言語を話す患者のウェルニッケ失語を見抜くことは不可能であろう。文法構造は比較的保たれるが、発話では情報を伝える名詞と動詞が欠けている（「ええ、そう言うべきだと」「つまり」「私はredaxです」「toxicatなし」「言いたいのは...」「わかりますか」等々）。しばしば統語的に誤った語尾変化が出現する。それは錯文法とよばれる。患者は普通これらのコミュニケーション上の問題に気付かない。呼称は重度に障害されている。しばしば音韻性または意味性の誤りを生じるが、音韻的手がかりは手助けとならず、通常は検者が選択肢を提供しても正しい名称を選ぶことができない。

　聴覚的理解は常に障害されている。重度の症例では（たとえば「鍵を指してください」など）並べた日常物品への口頭命令による指示が不可能である。しかし簡単な身体部位に関する指示は保たれていることが多い。言語学的には、音素弁別、および弁別した一連の音素を内的意味表象へと割り振ることが困難である。

　書かれた文章の理解は、通常、聴覚的理解と同程度である。しかしながら、優れた読字能力をもつ患者もおり、ひょっとすると上側頭葉のより前方が比較的保たれていることに関係しているかもしれない。書字では、字形は崩れていないが、わずかな名詞と動詞を含んだ失語的でまとまりのない反復的な文章となる。

[解剖学的局在] ブローカ失語とは異なって、ウェルニッケ失語はウェルニッケ野の損傷とかなりよい対応がある。流暢で錯語および錯文法を含む発話と

重度の聴覚的理解障害という十分な症状をもつ右利き患者はほとんどと言っていいほど左大脳半球の上側頭葉後方の損傷がある。理解障害の程度と回復に関する予後はウェルニッケ野の損傷の程度による。

3）伝導失語 conduction aphasia

　ブローカ野とウェルニッケ野をつなぐ主要な伝導束（弓状束）損傷後〔の失語〕を伝導失語と呼び、流暢だが錯語のある発話を特徴とする。その錯語の大半は音韻性である（たとえば、sister を sitter、pencil を fencil）。ウェルニッケ失語とは対照的に言われたことおよび書かれたものに対する理解ははるかに良く、復唱の異常が強い。一般的に患者は句を繰り返す試みの中で一連の音素的に近いものを産生し、それは接近現象と呼ばれる（roy artcry … royit artil … royot artimery など）。数唱が極端に低下している。豊富な音素性の錯語のために失名辞となるのが常である。音読は復唱の出来と同等である。しかし黙読時の理解は良く保たれることが多い。

［解剖学的局在］従来、伝導失語の病変部位は縁上回とされてきた。すなわちシルビウス裂後端の上部および周辺にある脳回とそれに近接する白質線維束であり、結果として前頭葉の言語野から側頭葉の言語野を離断する。多くの症例がシルビウス裂周辺の損傷を含んでいるものの、この古典的局在に対する多くの例外も報告されている。伝導失語はウェルニッケ失語の回復過程でもっともよく出現する。急性期の症状として伝導失語の症状が現れたときは完全回復に対する予後がきわめて良い。

4）超皮質性失語

　初期の失語症学者らは、理解していない言葉を繰り返す能力が保たれている失語症患者がいるということに気付き、意味を回避して、いわゆる聴覚言語野と言語性運動中枢を直接つなぐ超皮質性経路の存在を仮定した。超皮質性という用語は理論的な支えがなくなったにも関わらず存続しており、現在は純粋に叙述的な意味で使用される。超皮質性失語の共通特徴は復唱が保たれていることと、環シルビウス裂言語野の周辺かそれを越えたところの皮質または深部白質に損傷があることである。

[超皮質性運動性失語]

　超皮質性運動性失語（transcortical motor aphasia：TMA）はブローカ失語と多くの点で共通している。自発的な言語表出は非常にまばらで、構音障害はあるが、錯語的誤りは少ない。対照的に文の復唱は非常に良く保たれ、口頭言語および書字言語の理解はかなり良い。書字は口頭表出に並行する。TMAの責任病巣は優位半球の前頭葉でブローカ野の前方と上方に位置する。前大脳動脈梗塞でみられる典型的な失語型であり初期の無言状態に続いて起こることがある。これらの例でもっとも重要な病巣は前頭葉の傍矢状領域の上内側縁の中の補足運動野にある。TMAは前頭側頭葉変性症患者でもみられることがある（第2章p.45）。

[超皮質性感覚性失語]

　超皮質性感覚性失語（transcortical sensory aphasia：TSA）はウェルニッケ失語に似ており、言語表出は流暢だが、意味性の錯語的誤りが混入する。理解は音と意味を結ぶレベルで強く障害される。しかしながら音韻処理は保たれており語や長文の復唱は可能であるが、言葉から意味を引き出すことができない。読字と書字はウェルニッケ失語と同様である。病巣は頭頂-側頭接合部の境界領域にあると言われ、主要な言語野は保たれているが、脳の後方領域とそれら言語野が遮断されている。TSAと同種の言語症状は進行したADや、SDとして知られている側頭葉優位型の前頭側頭葉変性症患者でも出現する。SDにおける流暢性失語は、より一般的な様式によらない知識喪失の単なる一つの現れにすぎない。（第2章p.49）。

5) 失名辞失語（健忘失語）anomic aphasia

　事物の物品呼称課題での喚語困難は事実上すべての失語症患者にある。文途中の不意の中断や迂言または錯語的置換を生み出す自由会話時の語探索も広くみられることである。呼称の問題が他のどんな言語障害よりも重いときのみ健忘失語という用語が用いられる。これはよくみられる症状群である。多いのは、他の失語タイプの一つから回復して引き続き残った場合であり、またAD初期の特徴的な言語異常である。優位半球にあるどのような場所の占拠性病変でも健忘失語を生じることがある。

　したがって呼称障害は失語において局在を示す徴候としてほとんど役に立たない。しかし純粋失名辞失語の急性発症は左側頭—頭頂領域の損傷を示唆

する。損傷が角回にまで広がったときには、失読と失書が現れることがある。

[カテゴリー特異的呼称障害]

これは特定カテゴリーにおける呼称障害につけられた用語である。このうち多く報告されているタイプが色名呼称障害 colour anomia である。患者は色名呼称や、言われた色を指すことに限局した障害を有する（本章p.99）。カテゴリー特異的呼称障害の他の例は、生物または非生物の呼称に関連している。後者の例では、障害されたカテゴリー内の物に関する一般的な知識の喪失があり、定義を答えること、意味的特徴に関する質問に答えること、絵画指示検査における理解も障害されている。これらの障害は単なる呼称の域を越えていて、より適切に言えば意味記憶の障害と考えられる（第1章p.19）。単純ヘルペス脳炎で側頭葉損傷を被った患者はとくにカテゴリー特異的な意味記憶障害になりやすいように思われる。

呼称の過程は通常の状況下では一見すると単純で自動的にもみえるが、視知覚、意味、レキシコン、音韻、構音といった、いずれも障害される可能性のある、一連の複雑な過程から成っていることは注目に値する。視知覚や意味処理の問題は視覚失認の項目でさらに取り扱う（本章p.93）。

言語検査（詳細は補遺参照）

1. 自発話は複雑な絵の説明によって引き出すことができる（たとえば、第7章で説明されるビーチの情景やボストン失語症診断検査で有名な'クッキー泥棒〔の絵〕'）
2. 親密度で分類された線画の呼称（たとえば、Boston Naming Test や Graded Naming Test）
3. 徐々に文法的に複雑になる口頭命令の理解（たとえば、トークンテストや Test for the Reception of Grammar）
4. 単語と絵の照合による語理解検査（たとえば、ピーボディ絵画語彙検査や Cambridge Semantic Battery の一部である単語と絵の照合検査）
5. ボストン失語症診断検査、WAB失語症検査、Psycholinguistic Assessment of Language Processing in Aphasia（PALPA）のような失語症検査はすべて言語能力の系統的および詳細な評価であるが、多大な時間を必要とし、神経心理学の臨床現場で日常的には用いられない。

III 読みの障害—失読

読みの障害 dyslexia はおおまかに2つのカテゴリーに分けることができる。(i) 書かれたものを解読する際により視覚的な要素に問題のある末梢性失読と、(ii) 語から意味を引き出すときに含まれる通常の言語学的処理に破綻がある中枢性失読である（**表3.3**）。

1. 末梢性失読 peripheral dyslexia
1）失書を伴わない失読 alexia without agraphia（純粋失読 pure alexia）

純粋失読の理論的解釈は現在ではさらなる議論の余地があるが、このまれな症候群は皮質間の離断という概念を確立するには重要であった。大半の症例で書かれたものを理解することがまったくできない。それとは対照的に患

表3.3 失読のタイプとその局在

失読のタイプ	局在
末梢性失読 口頭および書字による綴りは保たれ、綴りを言われた語を同定することができる	
1. 失書を伴わない失読 ・逐次読み	左内側後頭葉
2. 無視性失読 ・語の左側や語頭の読みの誤り	右半球損傷
中枢性（言語学的）失読 言語学に基づく〔分類〕、常に口頭による綴りに影響する	
1. 表層性失読 ・語全体（語彙）の読みの崩壊 ・不規則綴り語の読みが困難 ・音韻的にもっともらしい誤り	左側頭頭頂領域とSD
2. 深層性失読 ・音に基づいた（音韻的）読みの喪失 ・意味的な誤り ・機能語および抽象語の読みが困難 ・非単語の読みが不可	広範な左半球損傷
3. 音韻性失読 ・非単語の読みが困難	

者は綴りを読み上げられた語はわかる。書くことは保たれているが自分の書いたものを読むことができない。口頭言語も正常である。多くの場合時間とともに個々の文字を読む能力は回復する。その場合、患者は語の綴りを読み上げて、聴覚的に理解する、つまり逐次読みという方法をとる。そのために語長効果が出る。つまり健常者とは異なり、逐次読みをする患者はより長い語の読みが非常にゆっくりとなる。この症候群は通常右同名半盲とともに生じる。（色覚が保たれた）色名呼称の障害または色知覚の障害（色覚異常 achromatopsia）を合併することがある（本章 p.99）。この複合症状は、左後大脳動脈の閉塞によるしばしば脳梁膨大部も含む左後頭葉内側面の梗塞で起こる（図 3.4）。失書を伴わない失読の機序に関する古典的な考え方は以下のようである。右の半盲により患者は右視野で読むことができない。語は左視野で捉えられ右半球に投射される。しかしながら脳梁膨大の病巣が右から左への視覚情報の伝達を妨げる。言語野は保たれているが、入ってきた視覚情報から離断されている。個々の文字を同定するために採った方略は、はじめ右

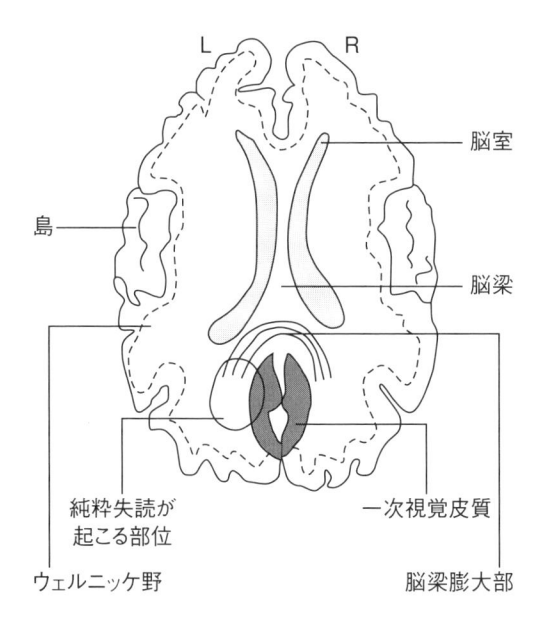

図 3.4　失書を伴わない失読
病変によって同側および対側の視覚野から（脳梁膨大部を経由して）左側の言語野へ、情報の流れが妨げられる。

半球で起こると考えられ、それから左半球で発音にアクセスすることを可能にする。だが近年この離断という考え方は疑問視されつつあり、梗塞がいわゆる視覚性語形領域 word form area を損傷して一つ一つの文字ではなく語全体を処理する能力を障害するためではないかと議論されている。

2）無視性失読 neglect dyslexia

ふつう右頭頂葉損傷に合併する無視性失読では語の左半分を読み誤る（たとえば、ISLAND を LAND、BEACH を PEACH というように読む）。この症候群については、半側無視の項でさらに議論する（本章 p.87）。左半球損傷によって起こる、つまり語の右半分に影響を及ぼす無視性失読はきわめてまれであり、気付き難いものである。

2. 中枢性（言語学的）失読 central dyslexia

ほとんどの失語症患者は音読や読解で何らかの障害がある。実際に言語障害のもっとも鋭敏な指標の一つであり、急性期の失語症候群から回復した患者の多くはもはや読書の楽しみがなくしてしまったと自覚するようになる。失語症候群において音読は常に他の口頭言語の能力と並行する。ブローカ失語ではとくに文法形態素（of や at などの機能語や -ed のような動詞の語尾変化）の音読が困難となり、努力性で言いよどみが多い音読となって多くの誤りをきたす。複雑な文章の理解は通常よくない。中等度または重度のウェルニッケ失語患者の大半に重い失読があり、多くの錯読がみられる。びまん性脳損傷患者や病初期の AD 患者では読みは比較的保たれている。発音が規則的ではない語を正確に発音する能力は教育歴にかなり依存するので、不規則語読みの検査（National Adult Reading Test：NART）は病前の知的能力を予測するために広く用いられている。言語学的〔中枢性〕失読症のうち主要な2つのタイプ〔表層性失読と深層性失読〕は単一語の読みで区別することができる。

1）表層性失読 surface dyslexia

このタイプの失読では語全体（語彙）の表象が破綻していて、読みは文字と音との対応（いわゆる書記素-音素変換システム）に依存している。この"表層"の特徴〔書記素-音素変換システム〕を用いると、音と綴りの間に規則的な対応がある語の読みではほとんど問題を示さない。しかし英語において音と綴りの典型的なパタンから逸脱した、いわゆる不規則語〔音韻的例外

語〕と言われる語（Pint、Island、Mauveなど）を読もうとすると誤りが生じる。もっともよくある誤りは（PintでMintと同じ韻を踏む〔パイントではなくピントと読む〕といった）規則化の誤りを起こすことである。通常、著しい頻度効果がある。つまり低頻度の不規則語を読む能力がもっとも影響を受ける。この症状は左側頭-頭頂部後方領域の梗塞でも生じ、SDや意味システムに障害のある患者においてはほぼ普遍的に存在する。先の理論〔トライアングルモデル〕は、本章p.69で記載したように、表層性失読を説明するために提案された。

2）深層性失読 deep dyslexia

この非常にまれな症状は書かれたものを音韻に変換できないという特徴がある。つまりこの障害の患者はもっぱら意味を介して読むことを必要とする。彼らは、Neg、Grem、Gorthといったように〔音韻的には音読可能な〕もっともらしい非単語を読むことがまったくできない。深層性失読を考えさせる重要な症状は意味性の誤りである。語を音読しようとしたとき、患者は目標語に関して（音ではなく）意味に拠った反応をする（たとえば、カナリアをオウム、チューリップをクロッカス、姉妹を叔父のように読む）。視覚的誤り（たとえば、swordをword、scandalをsandalsなど）もよく起こす。通常、機能語（is、of、and、theなど）を読むときに大きな困難を呈し、具体語に比べ抽象語の読みが比較的悪い。深層性失読の患者の大半は広範な左半球損傷を有している。深層性失読の特徴が、残存する左半球の機能不全によるものなのか、右半球が読もうとした結果生じたのか意見が分かれている。分離脳患者における右半球の読みの特徴が多くの点で深層性失読の特徴と似ていることは、後者の見解を支持している。

3）音韻性失読 phonological dyslexia

音韻性失読は主に非単語を読む能力が冒されているというまれな失読の一型である。

読みの検査（詳細は第5章を参照）

1. 文章の読み
2. 綴りと音の対応が規則的な単語と不規則な単語（NART）、さらに〔音韻的には音読可能な〕もっともらしい非単語の読み

3. 文字の識別同定

Ⅳ 書きの障害—失書

　言語学的に正しく適格な語の生成、つまりよどみなく書くことは運動制御、視空間および運動覚の機能さらに言語システムの記号的側面、これらの統合による。したがって書字能力が脆弱であることや、非常に多様なタイプの脳機能障害で失書dysgraphiaが起こることは驚くにあたらない。脳変性疾患の患者では失書は失読よりも顕著である。失書は大脳基底核変性症の初期の特筆すべき特徴である。書字障害は主に3つに分類することができる（表3.4）。

1. 失行性失書 dyspraxic dysgraphia
　運動制御の問題によって書字要素の滑らかな自動的産出に障害があるなら

表3.4　失書のタイプとその局在

失書のタイプ	局在
失行性失書 口頭による綴りは保たれているが写字は障害されている	優位半球の頭頂葉または前頭葉
無視性失書 左側の大きな余白または語頭の綴りの誤り、他の無視現象あり	右半球損傷
中枢性（言語学的）失書 口頭での綴りを書くことが侵されている	
1. 表層性（語彙性）失書 　　・綴りに関する語彙ルートの崩壊 　　・不規則語の綴りが困難 　　・音韻的にもっともらしい誤り	左側頭頭頂領域およびSD
2. 深層性失書 　　・綴りに関する音韻ルートの崩壊 　　・意味性の誤り 　　・非単語の綴りができない 　　・抽象語よりも具体語の綴りのほうが良好	広範な左半球損傷
3. 音韻性失書 　　・上に同じだが、意味性の誤りはない	不明

ば、その書字障害は失行性のものであるといわれる。文字は逆転したり反転することもあり、しばしば判読し難いものとなる。写字も異常を示す。綴りを口頭で言うことは保たれている。失行性失書は優位半球の頭頂葉損傷でもっともよく起こり、通常は観念運動失行の特徴がみられる。優位半球の前頭葉損傷で時に純粋失行性失書が起こることもある。

2. 空間性または無視性の失書 spatial or neglect dysgraphia

この書字障害は通常は非優位半球損傷で起こる。他の視空間や視知覚の異常（空間無視、描画障害など）を常に伴っていることや、左側の余白が大きいこと、各語の初め数文字を脱落または書き誤る傾向（BRUSH を RUSH、JOY を DOY など）など、書かれたものの特徴によって、他の失書から容易に区別することができる。

3. 中枢性（言語学的）失書 central dysgraphia

たいてい口頭言語の障害または失読とともに起こる。障害の様相は失語と並行する傾向にある。優位半球前方の損傷では、綴りの誤り、脱落、転置、保続を伴う形態の崩れた、ゆっくりとした努力性の書字がみられる。失文法が見られることもある。ウェルニッケ失語の患者では、書字能力の運動面は保たれていることが多いが、錯書があったり、喚語障害を示す。綴ることや書くことの困難さは大脳基底核変性症の初期によくみられる特徴のひとつである。

中枢性の失読と並行して言語学的失書の主要な2つのタイプ〔表層性失書と深層性失書〕が認められる。

1）表層性（語彙性）失書 surface dysgraphia

語彙（意味）システムでは既知の綴りに関する内的記憶貯蔵庫を参照することで語全体の想起を行う。このシステムは綴りの親密度は高いが正書法的には不規則な語（たとえば choir、pint、island、naive）や同音異義語（同じ発音で異なる綴りの語、たとえば ate-eight）を書くときに重要である。このシステムの損傷は語彙性失書を生じ、不規則語の綴りに特有の問題や音韻的にもっともらしい誤り（menace を menis、cough を coff など）の出現を特徴とする。この症状は左側頭頭頂領域のさまざまな場所の損傷患者で記載されてきた。また、進行した AD や意味システムの壊れた SD といった患者でもかな

り一貫して認められる（第2章 p.49）。

2）深層性失書 deep dysgraphia
　他方、音韻的な綴りのシステムでは音-文字（音素-書記素）規則を使う。このシステムの崩壊は音韻性失書を起こし、親密度の低い語や非単語（たとえば vib、chog、lave など）の綴りができなくなる。
　深層性失書は、意味システムへの付加的損傷とともに、音に基づく綴りルートのより重い障害の結果起こる。深層性失読と同様に意味性の誤りを起こし（叔母を姉、太陽を空）、また抽象語よりも具体語の綴りが良好に保たれているという意味で、強い品詞効果がある。この症候群の患者の大半には、広範な左半球損傷がある。

3）音韻性失書 phonological dysgraphia
　言語学的失書を伴う患者の大半では、口頭で綴りを言うことと書いて綴ることが同程度に障害される。一般に、綴りを言うことができるのに書字が障害されているときは失行や無視性失書が示唆される。

書字能力の検査（詳細は第5章参照）
1. 文の自発書字
2. 規則語、綴りと音の対応が不規則な語、〔音韻的に〕もっともらしい非単語の書字
3. 語と文字の写字

V 計算障害の症候群

1. 失算 acalculia、失演算 anarithmetria、空間性失算 spatial dyscalculia
　失算は数字を正確に理解したり書いたりする能力の障害を言い、失語症患者で通常みられる。しかし数字と言葉の能力に解離がみられる珍しい例の報告もある。左半球の角回領域は基本的な計算能力に重要であると考えられている。別の障害である**失演算**は数の操作を実行する能力の障害を特徴とする。この障害をもつ患者は個々の数字を正確に認識したり複写したりすることができ、それらの値も知っているが、（加算や減算などの）演算を行うことがで

きない。この障害は認知症の患者とくに AD で比較的よくみられる。3番目は筆算が困難になる、いわゆる**空間性失算**である。桁を揃えることや桁の繰り上がりが困難になる空間性失算は右半球損傷に合併し、常に他の無視現象を伴っている。

2. ゲルストマン症候群 Gerstmann's syndrome

このまれな複合症状はその責任病巣の局在から角回症候群とも言われる。その特徴は、

1. 中枢性（言語学的）タイプの失書
2. 失算：数字の読み書き計算が困難
3. 左右失見当：命じられた正しいほうの手（や他の身体部位）を指すことに障害があることで示される。
4. 手指失認：この用語は手指呼称障害に始まり、その名前を言われたときに動かしたり指し示したりできないといったことにまでおよぶ障害に適用される。これのさらに軽微な指標として検者によって触られた指を定位することが困難というものがある。

これらの特徴は単独または他と合併して現れるので、臨床現場でのこの症候群の有用性にはやや問題がある。

VI 行為の障害—失行

失行 apraxia では、運動・感覚系および協調運動が保たれ、理解も良好で、十分に協力的であるにもかかわらず、複雑な運動行為を行うことができない。失行という用語は運動を基準とした障害にのみ適用されるべきである。さまざまな関係のない障害が同じ用語を用いているが（着衣失行、構成失行、発語失行）、この節〔失行の項目〕では表題により忠実に〔運動失行以外は〕とりあつかわないこととする。運動失行に関する主要な4つのタイプがある（**表 3.5**）。

1. 肢節運動失行 limb kinetic apraxia

このタイプの失行がある患者は、細かな運動課題を行うために必要な巧緻運動の組織化と手指運動の協調性に障害がある。とくに無意味な手の位置の

表 3.5　失行のタイプとその局在

失行のタイプ	局在
1. 肢節運動失行	基底核、補足運動野
2. 観念運動失行	左頭頂葉
3. 観念失行または概念失行	左側頭葉
4. 口部顔面失行	左前頭葉下部

真似が苦手で、意味ある動作（敬礼、バイバイ）の真似は可能で、概して実物品は完璧に使うことができる。この様相の失行は、基底核や補足運動野（SMA）病変の患者で観察される。この失行は大脳皮質基底核変性症の初期に特徴的で顕著であるが、病気の進行につれて他の失行がみられることもある。

2. 観念運動失行 ideomotor apraxia

　この障害は主に失語に合併するが、明らかな言語障害がなくともみられる。患者は命じられた運動行為をすることができなくなるが、通常は同じ行為を自発的には行うことができる。無意味なジェスチャー（身ぶり）および有意味なジェスチャー（バイバイ、手招きなど）に含まれる〔運動行為の〕選択、順序、空間定位、動きが困難となり、（歯ブラシや櫛などの）日用品または道具を使用する真似を実演することが困難である。模倣では成績が改善し、実物品を使うと大幅に改善する。

　右利き患者において観念運動失行は左半球損傷に関係する。重要な領域は下頭頂小葉と前頭前野である。そのような損傷では（皮質に蓄えられている運動パタンである）運動エングラムが崩壊しているかもしれないし、複雑な運動行為を開始するために必要な情報の流れが途絶えているのかもしれない。脳梁前方病変では、命令に従って一方の手（通常は右手）は正常に振る舞うのに、もう一方の手（通常は左手）は行為を遂行できない。

3. 観念失行または概念失行 ideational or conceptual apraxia

　観念失行という用語は、一連の個々の要素は十分にできるにもかかわらず、タバコの葉をパイプに詰めて火を点けるとか、お茶を淹れるのような一連の複雑で調和した動きを行うことができないことに用いられ観念運動失行で起こったこととは大きく異なる。これは非常にまれな障害のようであり、前頭

葉の機能低下により関連しているかもしれない。この用語は（たとえば、歯ブラシなどの）物品の使用を真似できないことや、さらには基本的な概念的知識の喪失のために実物品の使用ができないことを記載するためにも用いられてきた。そのためによりふさわしい用語として**概念失行**がある。物品使用の知識が意味記憶の別領域をなすかどうかの問題は議論のあるところである。SDからの知見は共通の統合された意味システムを示唆するが、明らかに独立して概念失行を起こした患者の報告もある。このタイプの失行はSDや進行したAD患者でみられる。後者では言語理解および注意の低下などの影響から失行の関与を見極めることは困難である。

4. 口部顔面失行 orobuccal（oral）apraxia

　口部顔面失行の患者は、口頭命令に従って顔、唇、舌、頰、喉頭、咽頭に関してすでに獲得し熟練した動きをすることが困難である。たとえば、マッチを吹き消したり、ストローを吸ったり、投げキスをするふりをしてくださいとしたときに、彼らは誤った動きをする。この障害を引き起こす責任病巣は下前頭回領域と島である。つまり口部顔面失行は通常ブローカ失語とともに生じる。ブローカ失語の発話表出の障害のいくらかは発語失行の結果かもしれない（つまり、運動プログラミングが障害されて二次的に調音や発音が困難となる）。口部顔面失行は、前頭側頭型認知症や進行性非流暢性失語（progressive non-fluent aphasia：PNFA）および大脳基底核変性症の患者でもみられる。

Ⅶ 右半球に特化した機能の障害

　右利きの人の右半球損傷による障害は、それに対応するような優位半球の損傷で生じる障害よりも検出するのが困難である。しばしば障害は軽微であり患者や周囲の者によって気付かれないままである（**表3.6**）。失語や失行が通常は容易にわかることから、認知障害があると疑われるすべての患者に対して、これらの障害に関する注意深い評価が間違いなく重要である。

　本節で記載した機能のすべては相対的に右半球に側性化しているにすぎないことにも注意しなければならない。空間能力と視知覚能力はいずれも両側にあるが、言語非優位半球がこれらの面についてより特化しているというこ

表3.6　右半球損傷で起こる障害

1. 無視現象*
   - 自己身体の無視
     - 片麻痺の否認（病態失認）
     - 障害への無関心（疾病無関心）
     - 身繕い、髭剃りなどにおける無視
   - 運動および感覚無視
     - 運動減少症
     - 視覚、聴覚、触覚無視
     - 2点同時刺激による感覚消去
   - 外空間に対する無視
     - 半側空間無視（絵画、二等分、視覚探索）
     - 無視性失読、無視性失書
2. 着衣失行*
3. 構成障害*
4. 複雑な視空間の障害*
   - 物体認知（統覚型視覚失認、連合型視覚失認、視覚性失語）
5. 顔処理の障害
   - 相貌失認
6. 色知覚の障害
   - 色覚異常、色彩失認、色名呼称障害
7. バリント症候群
8. 地誌的見当識障害
9. 言語のプロソディー的要素
   例）メロディーとイントネーション、とくに情動的要素（本章p.66参照）
10. 注意のコントロールの一部としての覚醒（第1章参照）

*註）これらの機能はそれほど強い側性化はないが、右半球損傷でその障害がより多くまたより重度となる。

とである。本章で記載した障害は右半球損傷でより重症化し長期化するものであるが、実質的にいずれも多かれ少なかれ左半球損傷でも認められうる。

1. 無視現象 neglect phenomena

　ヒトにおいて空間的な方向性注意については右半球が左半球よりも重要であることを示す多くの証拠がある。'注意' という用語は神経心理学では多くの異なる現象にもかなり広く用いられている。注意/集中の文脈で使われる全般的な意味の注意から身体や身体外の空間へ方向づけられた注意を区別するために、限定的に「空間的な方向性 spatially directed（注意）」という語を用

いる。この点については第1章で考察している。空間的な方向性注意の障害は半側（空間）無視を起こす。

　無視という用語は複雑な行動異常を記述するのに用いられてきた。自己身体と外空間とに対する注意の無視は分けることができるが、最重症例では両方ある。

1）自己身体の無視 personal neglect
　そのもっとも極端な例では患者はまるで半身（通常左側）が存在しなくなっているかのように振る舞う。片麻痺があり障害を否定するときは**病態失認 anosognosia**と呼ばれる。自分の左腕が別の誰かのものだと訴えて半身の存在さえ否定することもある。さらによくあるのは神経学的問題があることは認めるがそれに対して無頓着である患者である。これは**疾病無関心 anosodiaphoria**と呼ばれている。無視のある患者は病初期では病巣と対側にある視覚、触覚、聴覚の刺激を無視することがある。そのうち刺激に気付くことができるようになるが、両側同時に刺激されると（病巣と）対側にある刺激に答えない現象がみられ、**2点同時刺激による消去現象 extinction to double simultaneous stimulation**と呼ばれる。これは視覚および触覚の感覚様式で非常によくみられる。重度の身体無視患者は右側のみ髭を剃り、身支度、着衣を行い、皿の右半分の食べ物だけを食べることさえする。病巣と反対側へ頭や目を動かせなかったり、対側の上下肢の無動症 motor akinesia がみられることもある。

2）運動無視および感覚無視 motor and sensory neglect
　運動または企図性の無視は、筋力低下、感覚脱失または注意の低下によって説明できない反応の不全をいう。手足（または上下肢）を動かせない場合（手足のアキネジア limb akinesia）や、動きがかなり遅延したり、強力な励ましの後にやっと動かす場合がある（**運動減少症 hypokinesia**）。動かすことができるような企図性無視の患者は、動作が小さくなることが多い。また姿勢運動の維持ができないこともあり、運動維持困難として知られる。運動無視の患者は、病巣と対側の手足を動かすことができるが、それを動かすように求められると動かせない（または遅延する）ことがある。手足のアキネジア、運動減少症、測定減少症、運動維持困難は四肢、目、頭を含む一部またはすべての身体部位を冒し得る。運動無視の患者は病巣と同側空間へ向かって動

く傾向があるというような意図的なバイアスを有していることもある。

　同様のタイプの現象は感覚領域にもみられることがある。感覚性無視は、認識（アウェアネス）の欠損の選択的な障害のことを言い、それは障害されている側の空間に与えられたすべての刺激に用いることもあるし、患者の身体に与えられた刺激に限定することもある（自己身体の無視）。無視によって冒される感覚様式は多岐にわたる。感覚無視のサブタイプとして、視覚、聴覚、触覚の各様式に対するものがある。認識の欠損は、異常な注意の偏りを伴う。いったん同側に注意が向かうと患者は注意を外して反対側に移動することが困難になる。同側に競合する刺激があるときにのみ、認識の欠損や注意の偏りが起こる場合、その障害は**消去現象 extinction** として知られる。感覚無視を伴う多くの患者は回復し個々の対側刺激を判別できるようになるが、もっとも典型的な例では視覚または触覚領域の消去現象が持続する。

3）外空間に対する無視 extrapersonal neglect

　これは通常、さまざまな長さの線分二等分課題や線分抹消課題、描画や模写を患者にさせることによって検査する。時計や家のような絵を模写するよう命じられたときに、患者は概して左側を描き落とす。線分二等分課題では、真ん中より右に中点の印を置く。長い線分を用いるとより顕著になる。ページ一面にわたる妨害刺激の中にある文字や星を消去するような課題はとくに無視検出に鋭敏な方法である。書字に際しては左側に大きな余白を残したり、時に語のはじめを落とす（無視性失書）。読字に際しては、行の始めや、語の最初の文字を読み飛ばすことがある（無視性失読）。

　やや軽い症例では外から無視の徴候がまったくみられないことも多く、描画や消去課題による特定の検査を通してのみ障害が検出される。

2. 応用解剖学と無視の原因

　無視は左右いずれの半球でも急性期に非常によくみられるが通常は長続きしない。持続する重度の半側無視は右下頭頂小葉（ブロードマン29と30）損傷でもっともよくみられ、それほど重度ではないが右の前頭前野背外側損傷後でもみられる。サルでは、その相同領域は高次感覚連合野、視床核、辺縁系の一部（とくに帯状回）からの入力を受ける。出力は主に前頭眼野、線条体、上丘に向かう。つまり下頭頂小葉は、感覚経験、動機付けの反応、視覚探索のメカニズムを統合するための中枢と考えられる。広く分布しているに

もかかわらず、これらの広範な脳領域（頭頂葉、前頭前野、帯状回、視床、網様体系）は相互連絡によってすべてが緊密につながっている。これらのどれか一つの損傷であっても空間的な方向性注意の機構を障害し、無視現象を起こしうる。急性期の前頭葉損傷は通常、視覚および身体の無視現象をもたらし、結果として頭と目の同側への偏倚を起こす。視床、基底核、帯状回の損傷も半側無視を引き起こす可能性がある。無視は脳卒中で非常によくみられるものだが、腫瘍や時には神経変性疾患の患者でもみられる。

3. 無視のメカニズム

身体外に半側無視のある多くの患者は半盲があるので無視を視野欠損のせいだと考えたくなる。しかしながら無視は視野が保たれている患者でもみられるし、完全な半盲の患者の多くは盲視野に（注意を）向けたり追随することができ、さらに描画や消去課題で無視現象を示さない。

1）〔無視現象を説明するモデル〕注意のモデル

右半球損傷後の無視出現を説明するために提唱された一般的なモデルの一つは、以下のとおりである。左半球が感覚世界の対側（右）半分への注意の持続という機構をもつのに対して、右半球は両側空間へ注意を向ける神経学的機構をもつ。つまり左半球損傷では保たれている右半球が右側に注意を向けることを引き受けるので実際の障害は出ない。一方、右半球損傷では保たれている（左）半球が同側への注意の機構を欠いているので、左半側空間無視が引き起こされることとなる（図 3.5）。身体無視の現象を説明するために、頭頂葉がこれらと同じ非対称性のある身体表象を含むのだとする提案がなされている。注意モデルの詳細な説明では、空間性注意は（注意を）向け、外し、転換するという3つの基礎的な過程から成るとしている。右頭頂葉損傷患者は右方への刺激から注意を外すことの選択的障害があると考えられ、結果として左方へ注意を向けたり転換したりすることができない。最近の研究では、無視患者にみられる空間的ワーキングメモリーにおける障害も強調されている。抹消課題では以前にたどった対象の軌跡を保つことができず、同じ空間的位置を何度も何度も繰り返したどることにつながる。

2）〔無視現象を説明するモデル〕表象モデル

〔イタリア北部の都市〕ミラノで行われた有名な実験である。無視の患者が

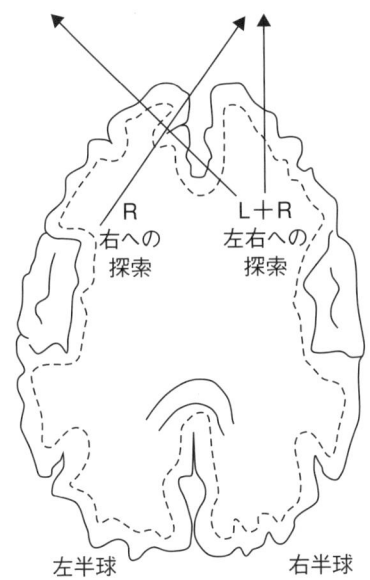

図3.5
右側損傷のみで視覚の半側無視を起こすという方向性注意の半球側性化モデル

　広場を見渡せる大聖堂の階段に立った場合を想像して大聖堂広場を描くことを求められた。彼らは広場の右半分の特徴を正確に描いたが、左半分の詳細は省略されていた。次いで、その広場の逆端、大聖堂の正面に立っているところを想像するよう言われると、彼らは（先ほど省略していた）彼らの右の特徴はすべて記述したが、（先ほど描かれていた）左の特徴を無視した。この心像の無視はその後多くの無視の患者で報告されている。馴染みのある道を歩いているところを想像させ、わきにある建物すべてを述べるよう言うことによってベッドサイドで検査可能である。表象理論は適切な反対側の表象を形作ることができないことが無視という臨床的な現象の根底にあることを示唆している。右半球は感覚的経験の直接的反映である空間に関する心的地図の構成に関与していると仮定される。
　現在、無視の患者でみられる種々の現象を説明する全体的で十分な単一の仮説はない。注意モデルと表象モデルのいずれも部分的に正しいのであろう。

半側無視に対する検査（詳細は第5章および補遺参照）
1. 口頭命令に対して表象〔記憶〕から描写する（たとえば、自転車や馬など）
2. 左右対称的な絵の模写をする（たとえば、2つの花頭をもつヒナギク、時計の文字盤など）
3. 患者が多くのさまざまな長さの線分の中点に印をつけるという線分二等分
4. 文字または星の消去―これらの検査において、不規則に配置された文字、星、またはその両方で覆い尽くされた紙1枚を与え、（たとえば、小さな星など）標的となるアイテムの消去を求める。
5. BIT行動無視検査は視空間性無視の重症度を検出、測定するための標準化されたバッテリーである。

4. 着衣失行 dressing apraxia

　着衣の障害は右半球限局性損傷やより広汎な脳損傷後にかなり一般的にみられる。'失行'という用語はこれが運動障害ではないことから適当ではない。むしろこの障害は視空間メカニズムの障害による衣服に関する身体部位の位置関係にある。限局性病変のとき、病巣は通常、右の後頭‐頭頂領域にあり、右半球損傷による他の徴候が必ずある。進行した認知症患者や急性錯乱状態（せん妄）の患者でも同じ障害がみられることがある。

5. 構成障害 constructional apraxia

　視覚呈示された見本を描いたり積木を並べたりしてコピーするという能力の障害は、構成失行と呼ばれてきた。着衣失行と同様にこれは運動障害にほとんど関係しない。
　立方体や星というような二次元の形を十分に模写できることは、正常な視力、描画の要素を知覚分析する能力、さらに視覚運動能力の協調を必要とする。課題の複雑さを考えると、この障害が右または左のいずれの大脳損傷でも起こりうることは驚くにあたらない。しかしながら、構成失行は右半球損傷患者、とくに頭頂葉を含む場合によく起こり重篤となる。質的な違いもある。左〔半球〕損傷では模写が過剰に単純化する。右半球の場合は空間配置において、いわゆる構成要素の'爆発'を伴った、全体的な配置換えを生じる。構成障害はAD、とくに視覚優位型患者でみられ、また大脳基底核変性症患者でも重篤なものが生じる。

構成能力の検査（詳細は第5章および補遺参照）
1. （立方体のような）3次元またはMini-Mental State Examinationの重なり合った五角形の模写および時計描画検査（ACE-R参照、第7章）
2. Rey-Osterriethの複雑図形の模写
3. ウェクスラー成人知能検査の積木課題

6. 複雑な視知覚能力 complex visuo-perceptual abilities
　左右両半球が視覚分析過程に関係するとされるが、右半球の側性化を示す証拠がある。右半球損傷患者は以下のようなものを含むさまざまな視知覚課題でより重い障害を示す。
1. '見慣れぬ視点' 課題：見慣れた視点から撮られた日常物品と（同物品の）見慣れない視点から撮られたものを照合する、または見慣れぬ視点から撮られた物を識別することを要求する。
2. 重なり合う線画または、部分的に見難くした画像や断片的画像からアイテムを同定することを求める課題
3. 線分の方向判断：一つの見本線分と並んだ多数の線分とを照合することを求める。
4. さまざまな角度や異なる照明状態で撮られた顔に関して、分析と照合を求める課題

　このタイプの異常を検出するための標準化された検査バッテリーとしては、the Visual Object and Space Perception Battery（VOSP、補遺参照）があるが、日常的にベッドサイドで使うには向いていない。
　知覚処理における些細な障害はベッドサイドで検出することは不可能である。だが重度の視知覚処理の障害はさまざまな視覚失認の形で現れる可能性があり、臨床的に見分けられるはずである。

7. 視覚性物体失認 visual object agnosia
　'失認' という用語は大まかに言うと '認知不可' と訳すことができる。視覚失認は全般的知能低下や失語、さらに基本的な感覚機能の低下に拠らない認知の障害ということを意味する。視覚性物体失認の患者は物は見えるが、それが何であるか認知できない。失認は、視覚、触覚、聴覚で起こり得る。失認はある特定の感覚様式内で、色、物、顔のような種類別の刺激に関して起こり得る。しばしば患者は、一種類以上（の刺激）に対する失認や、時に

は複数の感覚様式にわたる失認を呈する。視覚性物体失認や顔の失認がもっともよくみられるので、これらに関して集中して記載した。

物体認知の障害に関して2つの主なタイプがある。一つは物体の分析に関する初期の知覚段階を含む。もう一つは意味が視知覚に帰されるような過程に崩壊がある場合である（**図3.6**）。

これらの障害は19世紀末のLissauerの仕事以降、'統覚型〔失認〕' および '連合型失認' と呼ばれるようになった（**表3.7**）。

1）統覚型視覚失認 apperceptive visual agnosia

このタイプの視覚失認の患者は、視力、単純な形や輪郭の弁別、色知覚と

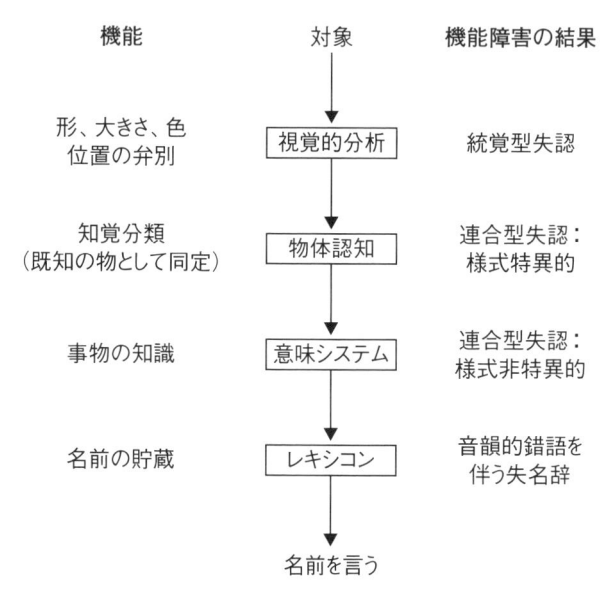

機能	対象	機能障害の結果
形、大きさ、色位置の弁別	視覚的分析	統覚型失認
知覚分類（既知の物として同定）	物体認知	連合型失認：様式特異的
事物の知識	意味システム	連合型失認：様式非特異的
名前の貯蔵	レキシコン	音韻的錯語を伴う失名辞
	名前を言う	

図3.6 物体認知、理解、呼称の認知モデル

表3.7 統覚型失認と連合型失認の特徴的相違

	基本的視覚処理	高次知覚分析	呼称と同定	意味知識
統覚型失認	○	×	×	○
連合型失認	○	○	×	×/○

註）意味知識が保たれている場合もあるが、多くは広範な物の知識の喪失を示す。

いったような要素的な視覚能力は保たれているが、物の同定や呼称を含むやや複雑な課題で誤る。典型的には、形を模写することや並べた同じ2つの物を弁別することができない。

　視野は保たれている。しかし多くの患者では視野計測で左半盲から著しい視野狭窄に至る欠損がある。視覚的に呈示された物を同定することができないにもかかわらず、患者はその同定できない物の知識を十分に持っていて、触覚により、または口頭説明が与えられれば、それらの名前を言うことができる。たとえば、もし時計を呈示したとき統覚型失認の患者はそれ自体を〔視覚的に〕同定することはできないが、もしそれを持たせたなら名前を正確に言える。「腕に巻き、時間を告げるために用いられる」という物の名を尋ねたなら、難なく'腕時計'という語を引き出してくる。統覚型視覚失認の責任病巣は通常かなり広範な両側後頭-頭頂葉の後方領域を含む。興味深いことに、一酸化炭素中毒は特別に病因として重要であると思われる。両側の後方の分水嶺領域における脳卒中、貫通性頭部損傷および水銀中毒の患者でもみられる。

2）連合型視覚失認 associative visual agnosia

　この用語は一見したところ高次知覚過程が正常にもかかわらず、視覚的に呈示された物を認識することができない患者に対して大雑把に用いられてきた。古典的症例では障害は視覚の感覚様式に限定されている一方で、他の例ではその障害はより広く複数の感覚様式であるとしている（現代の用語法では、これは意味知識の損失として言及される）視覚性失語という特異的障害は時にこのカテゴリーに含まれる。

i）古典的（感覚様式特異的）連合型失認

　これはきわめてまれである。患者は視覚呈示された物の名前を言ったり、同定したりすることが困難となる。高次知覚過程が保たれていることは認知できない物を正常に模写することにより、またある刺激ペアを同じものか違うものか照合することができることで示すことができる。この障害の従来の解釈では視覚様式から貯蔵された意味知識へのアクセスの一部に機能的損傷があり、情報の流れが途切れる結果なるとされている（**図 3.6** 参照）。さらに近年、高次の知覚過程が完全に正常というわけではないと指摘されている。つまり、患者は常に写真や線画よりも実物品の認知のほうが良く、呼称の誤

りは事実上常に視覚的なものである。病変部位は多岐にわたる。どの患者でも後方4分の1の損傷があり、その多くは両側である。しかし左一側の側頭-頭頂後方損傷例の記載もある。

ii) 感覚様式を超えた連合型失認

連合型失認の患者の多くは全般的な意味記憶障害がある。ゆえに物体認知における障害は視覚呈示に限らない。これらの患者は、（たとえば、触る、口頭説明などの）感覚様式でも物品を同定することに困難を示し、加えて、広義のカテゴリー情報よりむしろ微細な（属性的な）情報が冒されるような言語的知識の損失を示す。つまり、彼らはある絵を動物と識別することはできるが、どのタイプの動物なのか特定できない。同様に数ある選択肢の中から、動物の名前として'虎'という語を識別するであろうが、その大きさや生息地、獰猛性などについて尋ねられたときに誤る。多くの患者で意味知識の喪失はカテゴリー特異的であると記載されてきており、たとえば人工物ではなく生物を冒す、またはその逆などがある。そのような障害は意味記憶の節（第2章 p.49）でさらに十分に検討する。

意味記憶に障害のある患者の損傷部位は常に左側頭葉前方を含む。全般的な意味記憶の一定程度の喪失は、結果として連合型失認の形となり、やや進行した AD 患者および SD 患者でより顕著にみられる。興味深いことに、生物に関する知識というカテゴリー特異的な喪失を示す患者は単純ヘルペス脳炎であることが非常に多い。

3) 視覚性失語 optic aphasia

この非常にまれな症候群は 1889 年に Freund によって記載され、視覚呈示した物品を呼称したり口頭で説明したりするときに障害を示す。視覚失認で認められたものとは対照的に、視覚性失語の患者はその名前にアクセスすることができないにもかかわらず使用法を正確なパントマイムによって実演するというように視覚的に物品を認識することができる。その障害は感覚様式特異的であり、触覚呈示による呼称や記述に対する呼称（'弾いて演奏する多くの弦のある大きな三角の楽器'を何と言いますか）は保たれている。さまざまな解釈がこの奇妙な症候群を説明するために提案されてきた。ある有力な説明は視覚的意味知識の貯蔵庫と言語的意味知識の貯蔵庫の間の離断を仮定している。物品提示は正常な視覚的知識を賦活し、しかし言語的意味はこの

ルートを介しては判定できない。一方で、言語的な説明が与えられれば名前へのアクセスに困難はない。大半の症例で損傷部位が左後頭葉内側であることから、右側の視野欠損、色覚異常とともに/もしくは失書を伴っている。

視覚失認の検出と分類のための検査（詳細は第5章参照）
1. 絵や実物品を用いた物品呼称（視覚失認患者は視覚的意味的な誤りを起こす）
2. 物品の説明や使用のパントマイム
3. 線画の模写
4. 記述に対する呼称（たとえば、腕に巻いて時の経過を告げる物を何と言いますか？など）
5. 呼称できない物についての意味的情報を提供する能力（たとえば、何々に関して知っていることを教えてください）
6. 触覚性呼称

　Cambridge Semantic Batteryは、（自然物と人工物が半々の）いくつかのカテゴリーからなる64個の刺激対象から構成され、それらの意味知識への入出力を調べるためにデザインされた下位検査をもっている（補遺参照）。

8. 相貌失認 prosopagnosia
　この用語は見慣れた顔を識別することができないことをいう。患者はどの顔も馴染みがなく認識できないと述べる一方で、親しい人を見分けるために、声や歩き方、特徴的な服装といった手がかりを使うことができる。

　現代の認知過程モデルに従えば、顔の識別は知覚の段階から認識の段階へと進み、顔は見慣れたものとしてカテゴリー化され、適切な名前を言うことができる以前に見知った顔の蓄積された表象と対照されることになる（図3.7）。

　相貌失認の患者は（顎ひげや鼻など）顔の要素を同定し述べることができること、同じ顔や異なる顔を含む選択肢で顔を照合すること、さらに表情を認識することができるので、障害は〔顔の〕認知処理の範疇化の段階にある。多くの患者で、課題の遂行には時間がかかり努力を要するが、光の当たり具合が異なる顔や別角度からの顔の照合が要求される複雑な視覚性照合課題を遂行する能力は保たれている。また認識できない人に関する知識も保たれている。たとえばサッチャー首相の写真を認識できないが、名前が与えられれ

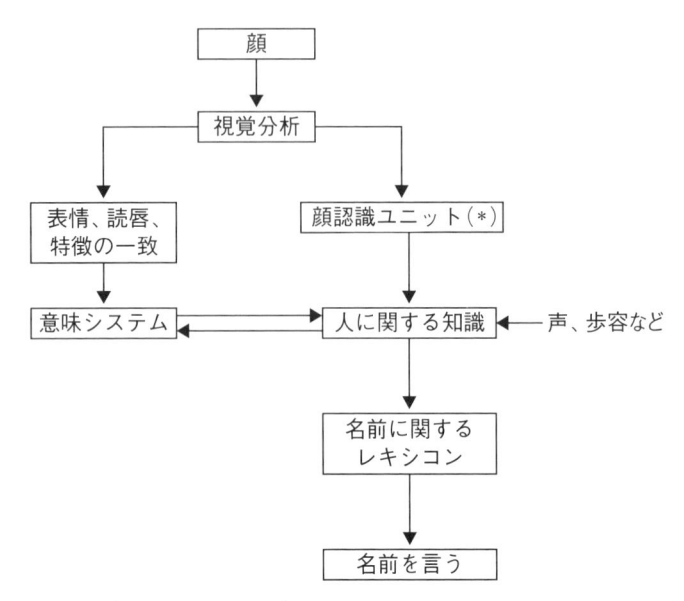

```
                    ┌──────┐
                    │  顔  │
                    └──┬───┘
                       ▼
                 ┌──────────┐
                 │ 視覚分析 │
                 └─┬──────┬─┘
        ┌──────────┘      └──────────┐
        ▼                             ▼
  ┌──────────┐                ┌──────────────┐
  │表情、読唇、│                │顔認識ユニット(*)│
  │特徴の一致 │                └──────┬───────┘
  └────┬─────┘                       │
       ▼                              ▼
  ┌──────────┐   ───►    ┌──────────────┐  ◄── 声、歩容など
  │意味システム│   ◄───    │ 人に関する知識│
  └──────────┘            └──────┬───────┘
                                  ▼
                          ┌──────────────┐
                          │  名前に関する │
                          │  レキシコン  │
                          └──────┬───────┘
                                  ▼
                          ┌──────────────┐
                          │  名前を言う  │
                          └──────────────┘
```

図3.7　顔認識の認知モデル
顔認識ユニットは既知の顔の記憶貯蔵庫として機能する。
このレベル（*）の損傷が相貌失認を引き起こす。

ば事実に基づく適切な情報を表現することができる。驚くにはあたらないが、相貌失認は常に新規の顔を学習することが障害されている。

　障害がどの程度顔処理に選択的であるのかという疑問に関しては論争中である。すべてではないが大半の症例は花のタイプや犬の種類、車の型式などの詳細な識別に問題があり、そのことから一部の専門家は相貌失認が多くの紛らわしいものを含むカテゴリー内でアイテムを識別する際の障害であるという推測をしている。

　相貌失認は両側の下後頭-側頭損傷ともっともよく関係するとされるが、純粋に右半球損傷でもときどき報告されている。通常、視野欠損があり、多くの患者は色覚異常や純粋失読のような症状を伴っている。

　SDと相同をなすような右側頭葉前方の萎縮で、一種の相貌失認が起こる。患者は顔の認識や人の名前が徐々に困難になると言う。脳卒中後の相貌失認とは異なり、その障害は複数の感覚様式にわたる。つまり人を顔から識別することが困難になることに加え、その名前に対応した情報を引き出すことも

困難になる（彼らは、ロナルド・レーガンの写真から名前を挙げることができず、'元俳優のアメリカ大統領'と言うことも、さらにその名前に応じた情報も言うことができない）。それ以外の相違点は、障害が親密度に依存することである。家族、友人、非常に有名な人は少なくとも病初期にはまだ認識できる。

顔処理の〔相貌に関する〕検査（詳細は第5章参照）
1. 見慣れた有名人の写真に対する名前と説明
2. （別角度や光の当たり具合が異なったものを含む）顔写真の照合
3. 顔から表情を識別

VIII 色覚異常・色彩失認・色名呼称障害

色覚異常 achromatopsia は色同士を識別する能力に欠損があることによって特徴づけられる後天的な色知覚の障害である。物や形態認知に対する他の障害と独立して起こることがある。通常以下のような症状を示す。すべてが色あせて見えるとか、白黒テレビのようだなどと訴える。部分的または全視野に影響を及ぼす。主な病巣の中心は後頭側頭領域内側面である。純粋失読（失書を伴わない失読、本章p.78）と右半側視野の色覚異常は左後大脳動脈領域の梗塞後にしばしば生じる。

それに対して、**色彩失認 colour agnosia** の患者は色同士の知覚や区別はできるが、（たとえば'バナナは何色ですか？'などの）色情報に関する想起が求められる課題で障害を示す。色の知覚と知識が保たれていて、色の呼称に特異的な障害は**色名呼称障害 colour anomia** の名の下でも報告されてきた。後者の症状も失読や右の半盲と関係している可能性があり、視覚情報から左半球言語中枢が離断していることが原因とされる。

色処理の〔色に関する〕検査
1. 色の弁別（色の識別と同じ色のマッチング）
2. 色の呼称（色のついた物や色見本を見せられたときに正しい色の名前を言う）
3. 色の知識（たとえば'バナナの色は？'など）

1. バリント症候群 Bálint's syndrome

この古典的症候群は3つの要素からなる。(i) 視覚性注視麻痺 psychic paralysis of gaze、これは視対象に対し随意的に眼球を運動させることができないことをいい (ii) 視覚失調 optic ataxia とは視対象に手を伸ばしてつかんだり指したりすることができないことで、視覚性定位障害とも言われる (iii) 視覚性注意障害は一時に一つの刺激しか意識上に知覚されない障害であり、注意して見ていた刺激でさえ〔別の刺激がくると〕自然と注意から外れてしまう。この最後の特徴は'同時失認 simultanagnosia'と呼ばれる。

患者は重度の視覚的不自由を訴え、機能上は盲目のようにみえるかもしれない。複雑な絵や複数のアイテムに直面したときに、一時に一つの小さな領域にしか注意を払うことができないようであり、結果として部分を全体に統合することができない。一度に見ることに極度の制限があるにもかかわらず、粗雑な刺激で検査された時に視野が十分であることがある。患者は自分に対する物体の相対的な位置をこころに描くことに重篤な障害を示し、その障害は自己中心的失見当と呼ばれる。このパターンの障害をもつ患者の最近の研究は、もともとの記載にはなかったものであるが、一貫して地誌的失見当を示している。空間ナビゲーションに顕著な困難を示す。

脳の責任病巣は通常両側、頭頂後頭領域上方を含み、そこの損傷により一次視覚野から頭頂連合野への空間情報の流れが中断される。両側脳腫瘍や進行性多巣性白質脳症およびミトコンドリア異常といった白質障害でも結果として同様の症候群をきたすことがあるが、分水嶺梗塞を起こす脳血管疾患や持続性低血圧が通常の原因である。外来診療でもっともありふれた原因はADの亜型であるいわゆる後部皮質萎縮 posterior cortical atrophy である（第2章 p.45）。

2. 地誌的見当識障害 topographical disorientation

以前から馴染みのある環境において迷わないことや、意識的に努力しなくとも素早く新しい道を学ぶことといった複雑な能力についての理解に大きな進展があった。道を見出す能力の欠損は地誌的見当識障害として知られる（表3.8）。非優位半球の頭頂葉、帯状回後方、舌状回および海馬傍回のすべてが関係し、地理的ネットワークとみなされている。

以下2つの間には重大な差異がある。一方は環境における物と地誌的目印の間の空間的関係性を知り学ぶことであり、それに対してもう一方は見慣れた

表 3.8 地誌的失見当

自己中心的失見当	自己相対的な物の位置を思い浮かべることができないバリント症候群の徴候に共起	両側頭頂葉後方
街並失認	（建物など）目立つ周辺刺激を認識できない連合型失認の一型	舌状回 （後頭底面）
前向性の空間的失見当	周辺の新規の地図や表象を作ることができない	右海馬傍回 （海馬傍回場所領域）

地誌的目印を再認することの問題である。健忘症の時と同様に、前向性（つまり、新しい環境を学ぶ能力）の障害と、かつて知っていた環境の空間的配置を思い起こすことの問題も別の重要な側面である。

　（一般的に両側の）頭頂葉後方の病巣は、自己中心的定位として知られる自身と相対的な物の配置との表象を作ることに大きな困難をもたらす。これは主として（上述の）バリント症候群を構成するものと関連し、何もできない状態となる。この症状の亜型は見慣れた建物や物の写真がどの位置で撮られたのかを判断する能力が冒され、右後大脳動脈梗塞との関連で記載されている。

　ある環境に関する新たな心的地図を獲得する能力は、海馬傍回後方、海馬傍回場所領域（parahippocampal place area：PPA）として知られる領域に拠っている。右 PPA 損傷患者は新しい道順を覚えることはまず無理であり、新規の空間的関係に関する情報をコードできないようである。この空間関係や空間的道順を学習することの問題とは対照的に、舌状回を含む側頭底面に損傷がある患者は見慣れた建物の再認以外では相貌失認に似たタイプの失認を起こすことがある。

第4章
認知的および神経心理学的病歴聴取、身体診察のコツ

I 患者の面接

　患者の認知的問題とその進展経過について、正確で詳細な〔病歴〕報告を作成することの重要性は何にも増して強調されるべきものである。患者の配偶者やパートナー、もしくは必要に応じそのほかの家族や近い友人から、別個に報告を得ることもまた必須である。これは記憶障害や行動・人格変化の領域において特に言えることであり、それは患者がたびたび自身の欠落症状に気付いていないからである。面接が終わるまでにはかなり正確な暫定の診断を案出すること、もしくは少なくとも検査上とくに注意を要する認知機能の領域を詳述することが可能となっているはずである。

1. 面接の組み立ての案
1. 自身および同席の他のスタッフを紹介する。
2. 面接および検査の計画の概略を述べる。
3. 患者に症状や問題について聴取したいことを説明し病歴を聞く。できれば患者単独で行うことが望ましい。情報提供者が同席している場合、まずはその「助け」なしに患者と話したいことを告げる。いずれかの段階で必ず患者ひとりと話をするようにする。患者が伝えたがっている重要な秘密、もしくは他の人間が同席していると言いにくい個人的な質問があるかもしれない。
4. 情報提供者に単独で面接する。
5. 身体的および認知的検査を行う。繰り返すが、これも患者単独で行うことが必須である。真実の像を得ることと患者およびその家族を困惑させることを回避するためである。

　新規の患者の完全な評価のために我々は1時間を見積もっている。これは完

全な認知的検査を行うのに十分な時間とは言えないが、作業仮説的な診断にたどり着くのは可能である。さらなる神経心理学的検査がしばしば必要となろう。

2. 導入
　主訴に関する病歴に着手する前に、患者の背景について、いくつかの一般的な調和的な質問をすることで、患者とラポール〔調和的な関係〕を形成するよう試みる。たとえば、生まれた場所、学校教育、過去の仕事、家族、趣味、そして興味といったものである。この段階においてでさえも、価値ある情報が得られる。患者が実用的な会話ができず、簡単な質問に正確かつ明瞭に回答できないことが明らかな場合には、患者本人からの病歴聴取をさらに試みるのは不可能であり無意味である。その状況では現在の問題および背景についての情報をもたらす情報提供者が不可欠となる。

3. 紹介の理由
　患者は、なぜ自身がクリニックに紹介されたのか、もしくはなぜ入院しているのかを知っているだろうか。通常の医療現場では、我々はたいてい、患者が自らの紹介の理由を完全に理解しているのは当然のことと思っている。認知機能障害を抱えている患者においては、これは必ずしもそうではない。今診察を受けているのはなぜだと彼らは考えているのか、尋ねてみるのは意味のあることである。質問は患者を侮辱したり見下したりすることのないよう気を配って述べられなければならないが、およそ以下のような趣旨に沿ったもので達成できる。「私の診察を受けるよう紹介されてきたのはなぜだと考えていらっしゃるのか、患者さん全員に伺うことにしているのです。」自分は皮膚の問題や難聴について診察を受けているのだと患者が考えていることは、驚くほど多い。

4. 自由回答形式の質問
　誘導的な質問よりもむしろ一般的な「自由回答形式の」質問を尋ねることで面接を続ける。こうするのが患者の問題について偏った見方のない体験談を聞きだすのにもっとも都合良い。質問の仕方としては以下のようなものが挙げられる。
◆あなたの問題が最初どのようにして始まったかを聞かせてください。

- ◆現在、主にどのような事柄に困っていますか？
- ◆それはあなたの仕事、家族、趣味などに対してどのような影響を与えていますか？
- ◆あなたが困難だと思っている活動は何ですか？

　診療記録に患者が用いた表現を逐語的に記録するよう試みる。これらは将来記録を見る医師にとってしばしば、「記憶の困難の訴え」あるいは「6年来の進行性の認知症」といった記述よりもはるかに有意義であり有用である。

5. 直接的な質問

　すべての例において、自由回答形式の質問により得られた物語体の叙述は、特定の認知機能領域について精査するための質問で補完する必要がある。このやり方で各領域における能力に関する全般的な様相を理解することができる。価値ある付加的情報は患者の家族に質問することで得られるだろう。実際、より障害の重い患者においてはこの補完的情報がはるかに重要である。患者および情報提供者に使用すべきチェックリストを下記に掲げる。

6. 患者や情報提供者から病歴聴取する際のチェックリスト

①記憶
- ◆注意と集中力
- ◆前向性記憶：日常生活の中での新規のエピソード情報の再生（たとえば、伝言や会話を思い出すこと、外出・旅行のこと、ものを紛失すること、家族のニュースについて、テレビ番組について、など）、行動の繰り返し、見当識障害
- ◆逆向性記憶：過去の個人的および社会的な出来事の記憶
- ◆意味記憶：語彙、名前や一般的事実（歴史、地理など）に関する記憶

②言語
- ◆発話：喚語、文法、単語の誤り（錯語）
- ◆単語と文法の理解
- ◆読字
- ◆書字：綴りおよび運動要素

③数的能力
- ◆お金の扱い、買い物、請求書の処理

④遂行機能
　　◆計画、系統立て、問題解決、柔軟性
　　◆趣味、器具の取扱い
⑤視空間能力
　　◆着衣
　　◆構成能力
⑥無視現象
　　◆身体無視
　　◆身体外空間の無視
⑦視知覚
　　◆人物の認知および同定
　　◆物体および色彩の同定
⑧道順探索および目標物同定
　　◆既知の建造物・街並の認知、新規道順の学習能力
⑨人格および社会的品行
　　◆社会的品行、共感能力、自己中心性、脱抑制
　　◆性的行動
　　◆食、身繕い、身体衛生
⑩食行動
　　◆食欲、食の好み、マナー
⑪気分
　　◆うつ状態を示す特徴（睡眠、性衝動、食欲など）
　　◆高揚、および躁
⑫動機付け
　　◆心的エネルギー、意欲、欲動
⑬不安もしくは興奮
　　◆易刺激性、不穏、自律神経症状
⑭妄想
　　◆物盗られ妄想、嫉妬妄想、幻の同居人妄想、カプグラ妄想
⑮幻覚
　　◆幻視、幻聴、幻触、幻臭

1) 記憶

「記憶困難」の訴えは、さまざまな形で患者やその家族からなされる。患者が以下の3領域のうちのどれを言っているのか確認するよう試みる。

i) 注意と集中力

注意が乏しいという症状は、雑誌や本を読んでいるときに集中できない、言語理解は正常であるにも関わらず会話についていくのが困難である、電話の会話の直後などにすぐに新しい情報を失ってしまう、ある部屋から他の部屋へ歩いて移動するとなぜそこに行きたかったのかを忘れてしまう、ミルクをオーブンに入れたり綺麗な皿を食器洗浄機に入れたりするなどの日常生活上のちょっとした誤りをする、といったものが含まれる。

これらはすべて、我々が皆、非常に疲れていたり忙しかったりして、ストレスを感じているようなときに経験するような症状である。それらはうつや不安のある患者において強調されるが、前頭葉、皮質下、あるいは基底核の異常を有する患者において目立つ「記憶」症状の型でもある。

ii) エピソード記憶

より一般的には、認知症外来において記憶の障害という場合、それは個人的に経験した出来事あるいは最近得た情報（連絡、ニュース記事、買い物、会話など）に関する記憶のことを言うものである。つまりその場合、障害はエピソード（出来事に基づいた）記憶の障害である。

臨床的にも神経心理学的にも重要な区別は、新規に遭遇した情報に関する記憶（前向性記憶）と過去の出来事に関する記憶（逆向性記憶）とを分けることである。たいていその2つは、たとえばコルサコフ症候群 Korsakoff's syndrome やアルツハイマー病（Alzheimer's disease：AD）でそうであるように、同時におおよそ同程度に障害される。しかしながら乖離も起こり得る。たとえば閉鎖性頭部外傷の後には重篤な前向性健忘とわずかの逆向性健忘を呈する。また、海馬に選択的な損傷を有する場合、かなり純粋な前向性の記憶障害が起こり得る。

記憶障害の重症度について全般的な印象を得るため、患者に日々の記憶の障害の程度を0（悲惨、かなりひどい、新しい情報がまったく再生できない）から10（年齢相応である、友人と同程度に良い）までのスケールで評価してもらうのが役に立つ。我々はこの質問を患者および付き添いの家族に尋ねて

いる。器質的な記憶障害を有する患者は典型的にはその配偶者によるスコア（たとえば2や3）に比べ、より高いスコア（たとえば5や6）をつける。一方でうつや不安、あるいは「心配がりの健常者」においては、その逆が当てはまる。

作話は過去の出来事について質問された際に誤った〔記憶〕素材を作り出す傾向のことを言う。作話はたびたび大げさで妄想的なものとなり得るが、より一般的には過去の本当の記憶が、順番が混乱したり融合したりして成立する。

iii) 意味記憶

単語や名前に関する記憶の喪失もしくは名前を想起することの困難は、意味記憶障害を有する患者の主たる症状である。呼称は対象に関する知識と、名前の想起および発音という言語的要素の両方に依存する。それゆえ、これらの側面のもつれを解くことは重要である。意味記憶の喪失が見られる患者では、発話は流暢で、音韻操作もしくは統語上の誤りを示さない。意味記憶が破綻した際には単語の生成と理解に問題を生じるが、患者およびその家族にとって後者はより不明瞭でわかりにくい。複雑な情報を処理しているとき、たとえばたくさんの人々が話しているときや、あまり馴染みのない単語を使って書かれた文章を要約するときに、その単語理解の問題がよく明らかとなる。

患者の一般的な知識に衰えがあるか否かを確認することも重要である。ほとんどの人々は自身の仕事あるいは趣味に関連した専門的な語彙をある程度知識として有しているものである。

注意 本書全体を通じて、私は（可能な限り常に）短期記憶および長期記憶という混乱しやすい用語の使用を避けている。実験心理学においては、短期とは非常に限られた容量貯蔵、すなわち数唱で測定されるようなせいぜい数秒間のことを言う。この短時間のシステムに対する他の名前として、即時記憶もしくは作動記憶がある。対照的に、臨床医および一般人はたいてい短期記憶と言うと〔ACE-Rの〕「名前と住所」を5分もしくは10分後に再生することで評価されるような記憶だと考えてしまう（詳細には第1章p.9を参照）。私が「短期記憶」という用語を使用する際はいつも神経心理学的な意味で用いる。

[質問すべき領域]
i) 注意/集中力
　患者は本あるいは映画の筋を追うことができるか。毎日の活動におけるちょっとした失敗、あるいは集中力の乏しい様子があるか。

ii) エピソード記憶
・前向性記憶
　ニュース記事のような新たな情報や家族の出来事のような重要な個人的〔記憶〕素材を覚えておく能力。以前に比べてメモ書きをより必要としているかどうか。繰り返しが多くなったか。自宅にいるのに頻回にものを失くすか。
・逆向性記憶
　過去の個人的出来事、たとえば休日のこと、病気の手術のこと、仕事のこと、過去に住んでいた家のことなどの再生。社会的なニュース記事の再生。

iii) 意味記憶
　人、場所、そして物の名前。語彙および事実に関する知識。通常この領域における機能低下は呼称およびあまり馴染みのない単語の意味理解の困難として現れる。

2) 言語
　患者およびその家族に言語の問題について尋ねる際には発話および理解の観点から捉えるのが有用である。

i) 発話
◆ 患者は健常者と同等に流暢かつはっきりした発音で話すか。
◆ 文法上の誤りがあるか。
◆ 単語の誤った使用（錯語）があるか。ほとんどの失語患者は自発話において誤ったり歪んだりした単語を生成する。意味性錯語（たとえば、兄弟のかわりに姉妹 SISTER for BROTHER、オレンジの代わりにりんご APPLE for ORANGE）および音韻性錯語（シスターの代わりにシッター SITTER for SISTER）の出現に、家族が気付いていることもある。
◆ 喚語困難は明らかであるか。ある程度の失名辞は、とくにあまり馴染みのない単語について、多かれ少なかれ失語に伴うのが通常であるし、アルツハイ

マー型認知症においても初期から頻回に認められる。

ii）言語理解

　言語理解の異常は文法（統語）もしくは単語の意味（語義）を障害する。統語の異常も語義の異常も、複雑な指示に従おうとしたり、グループでの会話についていこうとしたりする際に初めて明らかとなるので、これらを見分けるのは難しい。障害の程度に関わらず、理解障害のある患者にとって電話を使用することはとくに難しい。それは身振りや状況からの意味への手がかりをまったく欠いているためである。非流暢性失語の患者は文理解が困難で、流暢性失名辞失語の患者は単語理解に問題を有する傾向があるという点で、理解の障害は表出の異常と並行する。

iii）読字

　患者はこれまでと同じようにすらすらと読書ができて、読書に理解と喜びを伴っているか？娯楽としての読書が減少することは軽度の失読の鋭敏な指標であるが、記憶と注意の障害はこの症状の解釈を複雑にし得る。優位半球の損傷では読字の問題はたいてい口頭言語の問題を伴っていてそれを反映するが、純粋失読を呈する患者も時折いる。失読があって書字能力が保たれているという組み合わせは確固とした一つの局所症候群であり、まれではあるがよく認識されている。ほとんど例外なく右半盲を伴い、しばしば〔大脳性〕色覚異常と言語性記憶障害を伴う。

iv）書字

　書字が困難であるという病歴が得られた場合、語を綴ることの破綻なのか、書字の際の運動制御の破綻なのかを区別するように試みる。後者、すなわち基底核異常において生じ得る「失行性失書」においては口頭での綴りは保たれる。ほとんどの人が買い物リストやハガキのほかは、字を書くことをめったにしない、ということを忘れてはいけない。したがって、失書はたいてい患者自身や家族からは過小に評価されるが、神経変性疾患においては一般的なものである。

　注　読字と書字における異常は必ずしも常に優位半球の異常を意味するわけではない。無視性失読の患者はページあるいは個々の単語の片側（たいていは左側）を読み損ねる。同様に、無視性失書においてはページあるいは単語

の一部分が書き落とされる。口頭言語の他の側面が正常であるならばこれらの症候群を考慮する。

3）数的能力

数の操作の困難はしばしば金銭の使用が困難となり、そのため一人で買い物することができなくなるという形で現れる。家計の管理ができているかも同時に尋ねるようにする。

4）遂行機能

第1章で述べたように、この用語は、行動を開始し、計画して、系統立て、さらにゴールを設定して、気を散らすものを避け、不測の事態に対し柔軟性と反応性を保ちつつそれを達成するというヒト独特の能力のことを指す。この領域における基礎的な能力にはもちろん個人により非常に大きな差異があり、したがって個々の患者の通常の状態からの変化を評価することが重要となる。

2つのタイプの質問が有用である。1つ目は、計画し、系統立て、問題解決する能力と、易転導性もしくは持続困難の徴候に関する一般的な質問である。2つ目は、一般的により情報量の多い、行動上の遂行機能に関する質問である。つまり、患者が普段の生活、すなわち仕事、家事、器具の使用、日曜大工、趣味、休日の計画、そして旅行といったものを系統立てて行う能力のことである。

この領域においては、たいてい家族の観察からより多くの情報が得られる。典型的には、家族、友人、同僚から見れば明白なこれらの問題について、患者自身は自己洞察に欠けている。

5）視空間能力

言語および記憶障害がたいてい身近な観察者から見て明らかなのと対照的に、視空間能力の障害は臨床的に気付かれないでいることがある。したがって表に出ていない症候に対して特異的な質問をすることがとくに重要となる。

i）着衣能力

自身で着衣する能力の障害は着衣失行と呼ばれ、たいてい真の失行的（すなわち運動機能に基礎を有する）問題ではなく、複雑な視空間障害を反映し

ている。シャツを着るという行為は身体部位と心的回転とを連合させるという非優位半球に依存する能力を必要とする。したがってこのタイプの着衣異常はたいてい右頭頂葉後部の局所病変によって生ずる。前頭葉損傷を有する患者がこれと異なる着衣異常を呈することがあるが、それは着衣の順番を誤ることで生じ、ズボンの上に下着をはくといった結果になる。

ii）構成障害

これは正式な検査なしではほとんど明らかとならない。時折、特殊な技術もしくは専門を有する患者（設計家、建築家など）が描画あるいは3次元構成の困難を訴えることがあり、それは右頭頂の障害を示唆する。趣味について問うことは常に役に立つ。日曜大工や描画といった実地的な能力の明確な低下は右側〔半球〕の異常を示唆するものであるが、遂行機能の障害を反映することも多い。

iii）空間的見当識

地誌的見当識障害、すなわち見慣れた場所で迷ってしまうという障害は、中等度に進行した認知症で一般的に伴う症状である。それはまた右半球の局所病変を示唆するものでもある。空間的記憶が乏しいこと、もしくは場所の目印を認識できないことに原因があると考えられる。

6）無視現象

i）空間無視

右半球の局所病変を有する患者はしばしば対側の自己の外の空間にある刺激に対し反応を示さなくなる。ベッドの左側にいる見舞い客と話さないこと、皿の左半分にある食べ物を見落とす傾向、無視側にある物体やドアの枠に繰り返し衝突すること、さらにはあるページの左半分を読まないでしまうことといった形で明らかとなる。

ii）身体無視

そのもっとも重篤な形は、明瞭な片麻痺にも関わらず患者が片麻痺の存在を否定することである。「病態失認」という用語はこの現象に対して用いられる。より軽い形、すなわち片側の身体を無視したりあまり使用しなかったりするということは、より頻繁に見られる。

7）視知覚
i）人物誤認
　視覚処理の異常を有する患者はテレビに映った顔を室内に実際にいるように誤認することがある。親しい顔の誤認もまた起こり得るものであり、せん妄においては一般的に見られ、他の錯覚や幻覚的経験もしばしば伴う（下記、失認を参照）。

ii）失認
　基本的な知覚過程は正常であるにも関わらず、相貌、色もしくは物体を同定できなくなるような、いくつかのかなりまれな症候群がある。相貌失認においては、患者は友人、知人、もしくは有名人の顔を認識できない。しかしながら患者は、これらの人々を声、衣服、あるいは歩容から正確に同定することができる。いかなる感覚様式によっても人々を認識できないという状態は意味記憶の障害を示唆する。視覚性物体失認においては、患者は物体を見ることによっては認識できないが、同じものを触りさえすれば同定することができる。色盲は色覚が喪失しているが、視力および物体認知は保たれていることを指す。スクリーニングに有用な質問として以下のようなものが挙げられる。
- ◆患者はこれまであなたもしくは他の家族を誰か他人と混同したことはありますか。
- ◆親しい人の顔を認識するのに何か問題はありますか。
- ◆患者は、生活上の物品を同定するのが難しかったり、物品を不適切に使用したりしたことはありますか。
- ◆カラーで見ることに何か問題はありますか。

8）道順探索および目標物同定
　第3章で述べたように、複雑な環境の中を歩き進んでいく能力は多くの認知過程、特には見慣れた建造物の認知と空間マップの学習および保持に依存している。頭頂葉後部および内側後頭葉の異常を有する患者は地誌的見当識障害を呈しやすい。これは後部皮質萎縮 posterior cortical atrophy やレビー小体型認知症（dementia with Lewy bodies：DLB）においてきわめて顕著に見られる。

9）人格および社会的品行

　記憶および言語の重大な障害を見逃すことは非体系的な病歴聴取でもなかなかないことであり、また視空間異常は紙とペンによるいくつかの単純な検査で容易に発見される。社会的認知および品行の異常は前頭葉の損傷もしくは疾患と関連するものであるが、上記とは対照的に簡単に見逃されるので、この領域においてこそ情報提供者の面接がきわめて重要となる。性格、人格、あるいは社会行動に何らかの変化がなかったかを尋ねるようにする。

　典型的な人格変化は前頭葉機能障害と関連し、自己および他者に対する関心を失い、しばしば子供じみていて、自己中心的に行動し、共感することができず、抑制に欠け、衝動的に反応する傾向を示す。自発性が欠如し会話や行動を開始することが減少するのもよく見られる。「社会的」状況および他者の感情的状態を読み取ることが困難となり、無作法や失言につながる。家族に対して攻撃的になることはまれではない。家族は食、整容、排泄行動での変質に気付く。「卑猥な」冗談を言う、不適切に異性に言い寄るといった品のない行動を取る傾向も報告される。

　両側の側頭葉に損傷があるとクリューヴァー・ビューシー症候群 Klüver-Bucy syndrome の特徴を呈する。この症候群の患者はときに食べられないもの（煙草の吸殻、石鹸、など）まで見境なく食べ、また食べても満足しない傾向を示し、さらに性的衝動の変容、感情の鈍化や受動的態度を示す。

10）食行動

　食行動の変化は精神疾患および前頭側頭型認知症（frontotemporal dementia：FTD）においてよく見られる。食欲減退と体重減少はうつの生物学的徴候として重要である。食欲が亢進して甘い菓子を探し回り、これに毎日夕食にまったく同じ食事を要求するような常同的な行動を伴うことはFTDで典型的である。患者はまた突然に菜食主義者になることを決めたり、もしくは何年もしてから逆に肉を食べるように変わったりする。より進行した AD の患者の多くは食欲が減退するが、食の好みの変化や食べ物の探索行動はあまり見られない。

　テーブルマナーが悪くなることもまた前頭型の認知症の特徴である。嚥下障害の徴候があれば運動ニューロン病 motor neuron disease に注意しなければならないが、これはまた基底核疾患、とくに進行性核上性麻痺（progressive supranuclear palsy：PSP）においても出現する。

11）気分

　非典型的うつ病は、記憶障害外来に紹介されてくる患者の中で、明らかにもっとも一般的な治療可能な疾患である。記憶が乏しいとの訴えがあって、それがとくに注意に関するもので他人が考えるよりも重く訴える場合、感情の疾患を考慮する。精神と気分に関する質問のほか、以下のようなものが質問として有用である。

1. 人生の喜びがない（アンヘドニア）。
2. 過去および未来について悲観的な考えが頭を占める。無価値に感じる。
3. 不適切に自責の念を感じる。
4. 仕事、家族、家事、趣味に対し興味がない。
5. 死および自殺を繰り返して考える。
6. 集中できない。
7. 気力が減退し疲労している。
8. 生物学的特徴、とくに早朝覚醒および日中の気分変動を伴う睡眠障害、食欲および性衝動の減退。

　過活動性と競争的思考を伴い、喜びのみなぎった感覚（高揚）を有する爽快気分は、軽躁状態を示唆する。

12）動機付け

　関心の高さもしくは「意欲」についてはいつも尋ねるようにする。無為は器質性脳疾患およびうつ病のきわめて一般的な特徴だからである。無為は動機付けの欠落と責任感の減退を伴った目的指向性行動の減少とで構成されている。無為はうつ病によく伴う徴候であるが、一方でしばしば脳疾患の独立した徴候でもあり、前部帯状回の機能障害に起因すると考えられている。典型的には遂行機能障害の特徴を伴う。

13）不安および興奮

　不安は、興奮と根拠のない心配、悪い予感と悲運が差し迫っているという考えによって特徴付けられる。患者は易刺激的になっており、緊張していて、集中力に乏しい。自律神経障害（発汗、動悸、嘔気、口腔乾燥およびふらつき）はよく見られる。不穏で、歩き回り、そわそわしている場合もまた重大な不安を疑う。不安はあらゆる形の認知症で初期の特徴として一般的である。

14）妄想

　妄想は外界の現実に対する誤った推論に基づいた誤った信念であり、事実はまったく異なることが明瞭であっても確固として信じられている。認知症における妄想は、典型的には物盗られ、住居侵入、不貞に集中したものである。**カプグラ妄想 capgras delusion** の患者は、周りの人々がその名乗る人物とは異なっている、あるいは詐称した誰かと入れ替わっている、と訴える。重複妄想、すなわち配偶者やある場所がいくつも別個に存在している、という思考もある。幻の同居人妄想 phantom boarder delusion においては、患者は赤の他人（しばしば歓迎されない人）が家の中に住んでいると信じている。これらの妄想のどれも認知症患者においては出現し得るものであるが、DLB においてはより多く出現する。特発性の精神疾患、たとえば統合失調症などでは、妄想は一般的に明らかな思考異常を伴う。奇妙で宗教的な妄想は認知症ではまれである。誇大妄想は躁病を示唆する。

15）幻覚

　幻覚は、真の感覚体験と同等に説得力のある現実感を有しながら、関連する感覚器に実際の刺激が与えられることなく生ずる感覚知覚である。神経疾患の患者では、視覚および嗅覚による幻覚が聴覚によるものよりも多く認められる。少なくとも部分的なものでも、自己洞察を有することが多い。ある特定の形式の幻視では、形がはっきりした顕著に現実的な動物、顔、子供の像を見ることがあるが、そのようなものは DLB やより進行したパーキンソン病（Parkinson's disease：PD）の患者でよく認められ、たいていドパミン治療に引き続いて二次的に起こる。中脳性幻覚 peduncular hallucinosis と名付けられていて、もともとは中脳の急性血管病変に関連して記載されたものである。認知障害がなく、はっきりした形の幻視は、**シャルル・ボネ症候群 Charles Bonnet syndrome** として知られる。この異常を有するほとんどの患者は視力が弱い。鮮明な幻覚は急性錯乱状態でよく見られ、這うような、あるいは痒いような幻触も生じ得る。嗅覚および味覚の幻覚は例外なく一過性であり、内側側頭葉に由来する複雑部分発作の現象の一部として出現する。うつ病もしくは躁病の患者においては、幻覚は気分と同調していることが多い。

　このような現象に関して尋ねる鋭敏な方法は以下のようなものである。「さまざまな神経疾患を有する患者は、そこにあるはずのない何かを見たり、聴

いたり、嗅いだりといった普通でない体験をときにしていることがあります。あなたは何かそのようなことを体験したことはありますか。」

　家族に尋ねる場合には、患者が何かを見たり聴いたりしている、あるいはそこにいない人々と話している様子がこれまでにあったか否かをはっきりと尋ねると良い。

II 情報提供者の面接

　情報提供者の面接の一般的な形式は、患者において使用されたものに倣う。一般的な自由回答形式の質問をまず行い、引き続いて認知機能の各領域を扱う直接的な質問を行う。障害の進行、様式、影響をはっきりとさせることが、全体を通じての目標である。

1. 最初に認められた問題は何か

　認知症ではこれがとくに重要である。終末期においてはすべての変性疾患が区別困難な病像を呈する傾向があるからである。したがってもっとも初期に気付かれた異常は重要な診断的価値を有することになる。たとえば、緩徐に進行する前向性記憶の低下があり、一方で人格と社会的行為が保たれているならば、診断はほぼ間違いなくADである。初期からの人格および社会的品行の変化はFTDを示唆する。喚語困難もしくは発話での躊躇は優位半球にその過程の起源を有する。空間的見当識障害や着衣失行が優勢な問題である場合は右半球に注意する、といった具合である。

2. 発症は急性であったか、緩徐進行性であったか、それとも階段状であったか

　認知的問題の発症様式は非常に重要である。せん妄は常に発症が突然であり、その経過の中でしばしば変動が見られる。明らかな認知症症候群が数日あるいは数週という急性もしくは亜急性の経過を呈する場合、うつ病性仮性認知症 depressive pseudodementia を疑うべきである。進行の速度もまた診断上有用である。ADは緩徐に進行し、多発梗塞性認知症 multi-infarct dementia は典型的には階段状の進行経過を取り、DLBは症状の変動を伴い、クロイツフェルト・ヤコブ病 Creutzfeldt-Jakob disease はきわめて速やかに進行する。

3. 状況に応じた問題

　単純に個人の認知領域に関わる質問に執着するのではなく、さまざまな日常の場面における特有の困難について尋ねると、しばしば良いヒントになる。たとえば、以下のような場面での困難の有無について尋ねてみる。
- 仕事
- 調理および一般的な家事
- 自動車の運転
- 金銭の使用と請求書の支払い
- 庭造りやその他の趣味
- 家族や友人との社会的出会い

4. 家族関係、および個人的関係に対する影響

　認知的変化によって家族がどのような影響を受けているかを評価することが重要である。それはまた性生活に関して質問をする機会をもたらすことになる。若者の見解とは反対に、性交渉は40歳になっても停止することはなく、70歳においてでさえ必ずしも停止しない。性行動に困って当惑している配偶者の多くは、このデリケートな問題を医師が気にしてくれたことを評価してくれると思われる。

Ⅲ 家族歴

　病歴用紙に「家族歴：関連するものなし」と記載することは適切ではない。このことは、明らかな de novo〔新規〕発症のハンチントン病 Huntington's disease の症例において家族歴がたびたび「なし」とされていることからよくわかる。家族背景について詳細に調査することは例外なく重要な手がかりを与える。たとえばある叔父は自殺したとか、祖父は若くして精神病院で死亡した、というものである。

　年齢、健康状態、1親等者の死亡原因をなるべく家系樹の形で書き留めるほか、とくに神経疾患もしくは精神疾患のあらゆる家族歴について尋ねる。ほとんどの患者はこれらの領域の疾患にどのようなものがあるかをまったく知らないので、以下について具体的に尋ねる。
- 老年性認知症

◆記憶障害
◆アルツハイマー病
◆パーキンソン病
◆てんかん
◆脳卒中
◆神経衰弱
◆うつ病
◆自殺

　これまでに家族の誰かが精神科医の診察を受けなければならなくなったことがあるかどうかについても尋ねる。

IV 既往歴

　認知機能障害のある患者を評価する中でとくに重要なことは、以下のとおりである。

1. 重大な頭部外傷、たとえば1時間を超える外傷後健忘、脳神経外科的処置、頭蓋骨骨折、もしくは外傷後てんかんを伴ったもの
2. あらゆる種類のてんかん
3. 過去の中枢神経系感染症、すなわち髄膜炎あるいは脳炎
4. 精神科疾患

V アルコール摂取

　アルコール摂取の適正レベルに関して、意見はきわめて様々である。女性は男性に比べ、アルコールの介在する合併症に対し疑いなくより敏感である。王立医科大学の作業部会は、男性で週21単位、女性で週14単位までの飲酒を「安全レベル」としている。また同報告は「有害」レベルが、男性で週21～49単位、女性で週14～35単位であると示唆している。「危険」レベルはこの上限を超えるものである。平均した毎週のアルコール摂取量を週に何単位という数値で記録するようにする。1単位はビールにして半パイント〔＝285mL〕、ワインにして小さなグラス1杯、蒸留酒にして1メジャー〔＝約25mL〕であ

る。自身のアルコール摂取量はしばしば過小に評価されるので、前週を1日ずつ振り返り、飲酒したと思い出すものをすべて足し合わせていくことが非常に有用である。アルコール摂取の評価は必ず患者の配偶者からも別個に聴取されるべきである。

VI 身体診察のコツ

認知障害を呈するすべての患者において完全な神経診察を行うべきであるのは明らかであるが、ここでそのすべてを記載するのは適切ではない。その代わり、いくつかの補足的、そしておそらくあまり一般に知られていない大脳局所の異常を見極めるのに有用な徴候について集中して述べることにしたい。

1. 脳神経

1) 嗅覚

私はルーチンには嗅覚を検査しない。しかし頭部外傷の既往、認知症とくに前頭葉型のもの、味覚もしくは嗅覚が乏しいという訴え、視覚の症状あるいは徴候の存在（前頭葉下の異常を示唆する）のような状況があれば、嗅覚を検査する。

2) 視覚

（各眼の）視力と瞳孔反射および視野を検査するのはもちろんのこと、すべての患者で視覚消去あるいは無視について忘れず検査する。視覚消去とは、指を揺り動かして視野の両側に同時に刺激を与えた際に、一貫して視野の片側半分（もしくは、まれに、視野の1/4）にある刺激を無視する傾向である。まずはじめに単一の刺激を用いて視野が正常であることが示されていなければならない。視覚消去は常に病的であり、対側の頭頂後部～後頭領域の損傷を示唆している。無視現象の範疇に含まれるが、一般的には右あるいは左の片側の脳損傷に伴って出現する。ここで視覚運動失調（視覚性失見当識）についても検査するのが良い。視線を前方に固定したままで、視野の1/4それぞれで揺れ動く検者の指を触るよう患者に求める。眼を見る際にはまたカイザー・フライシャー輪 Kayser-Fleisher rings を観察するのも忘れない。茶色に

着色された輪もしくは三日月はウィルソン病 Wilson's disease に特徴的な所見で、横から懐中電灯で照らして患者に下方視させた際にもっとも良く観察できる。

3）眼球運動

　性急な診察で垂直眼球運動の検査を忘れると、異常所見が実によく見逃されることになる。注視は主要な位置、すなわち水平方向の右および左、垂直方向の上および下のそれぞれにおいて維持されなければならない。動きを追う運動（追視）のみならず、随意的な左右および垂直方向の急速運動（サッケード）も検査するべきである。これらは基底核異常（たとえばハンチントン病）において選択的に障害され得る。垂直眼球運動の重度かつ選択的な障害は PSP（Steele‒Richardson‒Olzewski 症候群）（第2章 p.54 参照）で起こるほか、上位脳幹および視床の卒中の結果としても生じる。

2. 前頭葉解放徴候

　数多くの原始的前頭葉徴候がこれまで記載されている。これらの反射は前頭葉に損傷もしくは疾病が存在すると正常な抑制から解放される。健常な高齢者でも高い割合で出現するものがあったり、検査場面において急速に消失したりするため、解釈の難しいことがある。以下の順番で有用である。

1. 把握反射 grasping：これは実際 80 歳以下では常に病的である。誘発するには、さり気ない会話で患者の注意を逸らしながら、患者の手掌と交わるように検者の手で軽くなでる。陽性反応においては不随意な把握が見られるが、かなり繊細なもののときもある。異常であるからといっても、患者は検者の手を必ずしも万力のように強く握るわけではない。
2. 口尖らし反射 pouting：患者に軽く自身の両眼を近づけるように指示する。患者の口唇の真ん中に、舌圧子を垂直にして置く。患者に舌圧子をわりと強く叩くと予告し、叩く。陽性反応では、舌圧子に向かってあたかもキスをするように口唇をすぼめる。70 歳を超えるとこの反応は正常なものとなり得る。
3. 眉間叩打反射 glabellar tap：患者が座っている状態で両眉の間の真ん中を人差し指で軽く繰り返し叩く。このとき手の人差し指以外の部分は患者の視野に入らないようにしておく。健常者は始めの2もしくは3回の叩打に対してのみ瞬目をする。5もしくはそれ以上の叩打の後にも瞬目が続く場合は陽

性と考えられる。健常な高齢者の多くが眉間叩打反射陽性である。
4. 手掌頤反射 palmo-mental response：これは前頭解放徴候の中でもっとも意義が少ない。母指球を細い棒あるいは似たような道具でこすることで誘発される。顎先にある対側の頤筋を観察する。陽性反応ではこの筋が収縮する。

3. 運動系
1) 姿勢時の腕の偏倚
　これは眼を閉じた状態で腕を前に出し、それを水平な位置で静止させ保つように患者に指示して検査する。腕の落下とたいていは回内が対側半球の疾患でよく見られ、他のいかなる運動徴候も見られない場合でも認められることがある。この肢位での手および指の観察は、舞踏病様あるいはジストニア様の不随意運動を見つけるのにもまたきわめて有用である。

2) 不随意運動
　その異常は病歴を聴取している際にもっともよく観察される。舞踏病はしばしば見過ごされ、単に落ち着きがないためと考えられてしまう。これらの存在について少しでも疑いがあれば、ベッド上で静かに横になって、軽く眼を閉じてもらう。患者が歩行している際の観察も行う。そうすることでしばしば舞踏病が悪化し、特徴的な指を弾く動きが出現してくるほか、ジストニア肢位が明らかになることもある。

4. 感覚系
1) 立体覚消失
　これは触覚失認の一型であり、患者は感覚、協調および運動機能が正常であるにも関わらず、物体を認識することができない。障害は対側の頭頂病変と関連している。左右いずれの側の損傷でも同等に生じる。

2) 皮膚書字覚
　指先に描かれた文字や数字を認識できないことであり、これもまた体性感覚頭頂皮質の損傷に伴う。数字が患者のほうを向いて描かれているのを確認の上、患者が眼を開けた状態で数回練習として数字を描いてみるのが良い。

3）感覚不注意

これは同じ刺激が同時に反対側に与えられた際に、刺激を感じ取ることができないことを意味する。たとえば、患者は右手を触られた際にそれを答えることができるが、両側が同時に触られた際には左側の刺激のみしか答えない。この方法はしばしば重複同時刺激と呼ばれる。この症状は右および左の頭頂病変に伴って出現する。

5. 歩行およびバランス

患者が坐位から立ち上がり、20歩余りを歩行するのを観察して初めて、神経学的診察が完了する。「床に接着する」徴候を呈する〔歩行の〕初期相の障害は、正常圧水頭症 normal-pressure hydrocephalus に伴う歩行失行に特徴的である。前傾姿勢を伴って腕振りを欠く小刻みで急な加速歩行はPDの特徴である。振り返ったり、方向転換したりするのが特に困難な歩行は、PDおよびその他の変性性錐体外路疾患（たとえばPSP）によく伴う。ハンチントン病の舞踏病様運動は歩行によって悪化することが多い。患者が一貫して一側の物体にぶつかるならば視覚性無視が明らかであろう。坐位においては、PSPの患者は全身で後方に倒れる傾向を示し、健常人がするように背中や下肢の位置を調整することをしない。

「コウノトリ」手技

患者が両腕を胸の前で組み、開眼した状態で、片足立ちを保つことができるならば、有意なバランス障害および実際上の錐体路性の下肢筋力低下はいかなるものも除外できる。

第5章
ベッドサイドでの認知機能評価

　第1章と第3章で以下の全体構造の概要はすでに述べている。診察の第一段階として散在性の認知機能を評価すべきである。散在性の認知機能における障害は特定の脳システムの損傷を意味し、一側半球での限局した領域への損傷を意味しない。次により局在化した機能を評価するが、それらの機能は優位半球（右利きの人では左半球）あるいは非優位半球と関連づけて分類される。

　Addenbrooke's Cognitive Examination（ACE、現在はACE-Rと改訂されている）は第7章で説明する。ACE-Rは全項目を記入するのに要する時間が約15分で、外来場面では特に便利な基本的なスクリーニング検査とされている。主に認知症症候群の検出と経過観察を目的に開発されており、せん妄や他の認知機能障害の診断にはそれほど有用ではない。検査特有の短所や落とし穴は以下と第8章の実際の症例で述べる。

　病歴聴取では患者と情報提供者から診察の指針となる貴重な情報が得られるので、認知機能評価は常に病歴聴取の後にすべきである。たとえば、ごく軽度の失語症でさえ病歴聴取からわかるはずである。そして、これによって検者は徹底した言語機能評価をしようとするだろう。

I 全般的な観察

　気分と意欲はすべての精神機能にとってもっとも重要である。どれほど協力的かという程度、作業を持続する能力、ある課題を完了するために必要な励ましの量は、すべて観察可能な意欲の側面である。意欲の障害は「無感情apathy」と表現され、それが極端な場合は「無為abulia」という用語が使われる。

診察中の行動を記録すべきである。患者は適切に受け答えしているか？前頭葉損傷患者はよく不自然におどけたり、子どもっぽいあるいは卑猥な発言をしたりする。急性錯乱状態（せん妄）の患者は精神運動活動の亢進や減退を示す。精神運動活動が亢進した状態では、患者はじっとしていられず、多弁で、騒々しく、そして落ち着きがなく、注意が散りやすい。減退した状態（せん妄のような覚醒が低下した状態）では、患者は静かで、言葉少なく、もし刺激を与えなければ、うとうととして簡単に眠りに落ちる。

II 見当識と注意

診察は患者の見当識と注意力を調べることから始める（表 5.1 参照）。

表 5.1 見当識と注意に関するベッドサイド検査のまとめ

覚醒状態	覚醒水準と反応性
見当識	・時間　曜日 　　　　日 　　　　月 　　　　季節 　　　　年 ・場所　建物 　　　　階 　　　　市 　　　　県 　　　　地方
注意/集中力	・Serial 7's（100から7ずつ連続して減算する） ・逆順による月名の呼称 ・逆順による曜日名の呼称 ・順唱と逆唱 ・正式な検査：Stroop Tests、Speeded letter cancellation tasks、Trail Making Test パートA、そして注意の下位分類を評価するために考案された多くの検査を含むTest of Everyday Attention（TEA）、PASATとCANTAB検査の一部（補遺参照）

1. 覚醒状態

まず患者の覚醒水準を記録する。眠そうな患者に詳細な認知機能評価を試そうとしても望みは薄く、それ以上できることはない。常識的な表現、たとえば「意識清明で協力的」「協力的だが傾眠状態、もし刺激がなければ居眠りをする傾向がある」は「鈍麻 obtunded」や「昏迷 stuporose」といった曖昧で定義されていない専門用語よりもずっとよい。

2. 見当識

通常、見当識は時間と場所に分けられる。そのうち時間がもっとも重要で、臨床的に有用である。

1) 時間

たいてい時間の見当識には曜日、日付、月、季節、年が含まれているはずである。なかでも日付の見当識がもっとも信頼性が低く、これは健常者でも正確な日付を知らない人がいるからである。入院患者を評価するときには、「入院してからどれくらい経ちますか？」という質問がしばしば参考となる。せん妄状態が軽い患者であっても頻繁に時間の経過を過大または過小評価しており、実際には今朝入院したばかりの患者が、すでに数日間病院にいると考えていたりする。

時間の失見当識は代謝異常やびまん性脳損傷による急性錯乱状態（せん妄）の患者ではよく目にする。また（軽度ではなく）中等度から重度の認知症患者でもみられ、これは健忘と注意障害の複合〔的要因〕による。そして健忘症候群でも時間の失見当識はみられる。

注 臨床的に重度の記憶障害を持つ患者の多くは時間の見当識が保たれている。それゆえ重度の記憶障害を除外するために、時間の見当識を利用すべきではない。

2) 場所

私はいつも「この建物の名前は何ですか？」というようなことを質問する。そして病院にいることに気付かない患者がなんと多いことかと驚かされる。もし検者が単に病院の名前を尋ねるだけならこの事実は簡単に見過ごされてしまう。場所の見当識は、時間の見当識に比べて、注意障害や記憶障害に対して感度が低い。Mini-Mental State Examination（MMSE）やACE-Rには

市、県、地方に対する見当識があるけれども、意識清明で他の見当識がよく保たれている患者ではこれらの項目はふつう省略することができる。

　自分の名前が言えない患者はまれである。ひどく錯乱した状態の患者や認知症患者でさえ、この障害は示さない。これは心因性（ヒステリー性）の健忘の特徴である。失語症患者も自分の名前にアクセスすることができないかもしれない。しかし、「あなたの名前はFrank？John？Harry？」といった選択肢を与えると、たいてい正しい名前を選ぶことができる。失語症患者は質問を理解できず、正しい答えを言えないがために、錯乱状態と誤った診断を頻繁にされている。このような誤りは系統だった認知機能評価に入る前に、患者との何気ない会話をすることで避けられるに違いない。年齢や生年月日もまた人物の見当識の一部に含まれている。

3. 注意と集中力

　注意の持続力や継続中の出来事の経過を追う能力はさまざまな方法で評価することができる。その方法には数唱、100から連続して7を引く課題（Serial 7's）、身近な言葉の綴りを逆に言うこと（たとえばWORLDをDLROW、以下WORLD逆唱）、週の曜日や一年間の月の名前を逆の順番でいうことが含まれている。ただMMSEの二つの代替法（Serial 7'sとWORLD逆唱）には問題がある。Serial 7'sでは多くの健常高齢者や左半球の局所性損傷患者が誤りをおかすし、WORLD逆唱での省略や置き換え、逆戻りの採点法は面倒である。MMSEやACE-Rでは、もし被検者がSerial 7'sで失敗したら、WORLDの綴りを逆に言うように求めるようにしている。採点方法は第7章p.182で説明している。一年間の月名の暗唱は過剰に学習された系列であり、どんな人にも身近なものである。それゆえ、この系列を逆の順番でいう能力は持続性注意のよい指標である。患者はこの単純な課題を速くかつ誤らずにしなければならない。もし、この課題ができなければ、曜日を逆にいうことを代わりに試す。

[数唱]

　数唱、とくに逆唱は注意の処理過程に関するより正確な指標であり、以前に挙げた検査の補助として便利である。数字の系列を復唱する能力は、どちらかといえば新しいエピソード（出来事）記憶の記銘や想起を含む処理とほとんど関係がない。数字の復唱は短期（作業）記憶に依存しており、同様に

前頭葉の遂行過程や音韻処理過程に依存している（第1章p.9参照）。数唱の低下は注意障害の特徴であり、急性錯乱状態や中等度から重度の認知症患者で見られ、限局した左半球損傷を持つ患者でも生じる可能性がある。失語症患者はふつう数唱が低下する。

注 健忘症の患者（たとえば、コルサコフ症候群 Korsakoff's syndrome や初期のアルツハイマー病（Alzheimer's disease：AD））は新しいエピソード記憶をまったく記銘できないかもしれないが、それでも彼らの数唱は正常である。

　数唱は徐々に長くなる数字の系列を復唱するように求めることで検査される。通常は3つの数字から始める。各2試行ずつ行い、被検者が第1または第2試行で正しく復唱できたなら次の長さの系列を実施する。患者が2試行中一度でも成功した最大の長さを数唱の長さとする（Box 5.1）。検者は数字をまとめて言わずに1秒に1数字のテンポで読み上げる。かためて言うと電話番号を思い出すときのように復唱を助けることになってしまう。

　まったく同じ施行方法が逆唱でも用いられる。ただし逆唱では患者は逆の順番で数字を復唱することを求められる。時には2つの数字で何回か実演してみせる必要がある場合もある。年齢や全般的な知的能力にもよるが、正常な数唱の長さは6±1個である。教養のある若年成人では、順唱は少なくとも6個あると期待される。高齢者や知的能力が低い人たちでは、5個が正常だと考えられる。たいてい逆唱は順唱よりも1つ少ない（詳しくは第1章p.9参照）。ACE-Rには数唱は含まれてはいない。その理由は実施に時間がかかることと、もし数字が〔系列ではなく〕一塊として捉えられたら、誤った結果を導きやすいからである。

Box 5.1　数字の順唱：例

6—2—7	正解
8—3—6	実施しない
1—7—4—9	不正解
7—2—5—1	正解
4—9—3—1—6	不正解
3—8—4—7—9	不正解
数字の順唱＝4（障害されている）	

Ⅲ エピソード記憶

　前に詳しく述べたように（第1章参照）、記憶には多くの下位分類が存在する。要約すると、心理学の短期記憶には少量の言語性情報や空間性情報の即時再生に関与する作業記憶システムがあてはまる（ベッドサイドでは、数唱または「名前と住所」の即時再生によって調べられる）。短期記憶は臨床的に重要な他の記憶の側面とはあまり関係がない。ふつう我々が記憶として考えているもの、たとえば昨日の会議や去年の長期休暇といった個人的に経験した出来事を覚えて思い出す能力はエピソード記憶に分類される。

　臨床的な用語では、エピソード記憶の機能を前向性（新しい情報を学習する能力）と逆向性（古い情報を思い出す能力）として扱うのがもっともよい（表5.2参照）。異なる病的過程が、前向性と逆向性のいずれかに特異的に影響する可能性があるので、この区別はとくに有用である。意味記憶は、単語やその意味と同様に、世の中の物事に関する知識の恒久的な貯蔵庫を表現している。

1. 前向性言語性記憶

　病院までの道のりや週末に見たテレビの内容、病棟での出来事といったごく最近のことを詳しく思い出すように患者に求めることで、系統的ではないが、しばしば記憶に関して〔隠れていた障害を〕明らかにするような所見が得られる。エピソード記憶の自然な検査として、私は次のような手法を頻繁に用いる。面接を始める際の何気ない会話の中で、私は患者の家族や最近の休暇といった興味のある話題を見つけて、そして私自身の興味や家族、休日に関する何らかの話をする。そのあとで患者にさきほど話をした私自身のことを思い出すように求める。

1）名前と住所の想起

　ACE-Rの一部で、患者に7項目からなる単純な「名前と住所」を復唱するように求める。この課題に集中し、処理したことを確かなものにするために、たとえ第1試行や第2試行で完全に復唱できたとしても3回は繰り返す。復唱は短期（作業）記憶の容量範囲内であるため、厳密な記憶の尺度というよりも、全般的な注意過程の尺度である。約10分後（正確な時間は重要ではない）、ACE-Rの残りの項目を終わらせた後で、患者は〔先ほど復唱した〕名前と住

表 5.2　エピソード記憶の機能

前向性の言語記憶	・前に行った会話や、病院までの道のり、病棟での出来事といった偶発的な事柄の再生 ・MMSEの三単語再生 ・ACE-Rの「名前と住所」の学習と再生と再認 ・正式な検査：話の記憶（論理記憶）；単語リスト学習（Rey Auditory Verbal Learning Test；California Verbal Learning Test など）；Doors and People Testの一部；対連合学習とウェクスラー記憶検査の一部
前向性の非言語記憶	・形の再生 ・正式な検査：Rey-Osterrieth 複雑図形検査；Recognition Memory Test（顔）；Pattern-Spatial associative paired learning test あるいは CANTABの中のPAL
逆向性記憶	・有名な出来事、たとえば： 最近のスポーツイベント（ワールドカップ、オリンピックなど） 政治的な出来事、選挙など 皇室のニュース 戦争やクーデター（イラク、アフガニスタン、湾岸アラブ諸国、フォークランド） スキャンダル（Blunkett不倫事件、Monica Lewinsky不倫事件、ウォーターゲート事件） 大災害（津波、9.11のツインタワー崩壊、ヘラルド・オブ・フリー・エンタープライズ号の海難事故、ブライトンホテル爆破事件、ヒルスボロ・スタジアムの悲劇） ・個人的な遠隔（自伝的）記憶 Autobiographical Memory Interview

所を思い出すように求められる。どの年齢でも、まったく思い出せないとか、1・2項目しか思い出せないというのは明らかに異常である。完全に思い出せたなら、その患者は重大な記憶障害がないことを示しているが、正式な検査で重度の記憶障害があると示される患者の中には、この単純な課題で満点をとる患者もいる。中途半端な結果は常に解釈が難しい。改訂された ACE-R は再認項目があり、これは患者が思い出せなかった項目に関して実施される。本当の健忘患者では、典型的には再生と再認で失敗するか、あるいは

「Kingsbridge ですか、Dartington ですか、それとも Exeter ですか」という選択肢を与えられた時にわずかに改善するだけである。一方で、不安やうつ、前頭葉性の想起困難の患者では、ふつう劇的な改善を示す。それゆえ再生と再認の乖離は臨床的にはとくに有用である。臨床的な直感は重要である。もし情報提供者が患者の記憶に関して心配しているならば、障害が単純な検査では明らかにならなくても、正式な神経心理学的な検査が必要である。

2）系統的な評価

興味はあるが、専門的な神経心理学的な評価を利用できない人に対して、私は2つの尺度を推薦する。それは話の記憶（論理記憶）と単語リスト学習である。いずれも手早く、そして誰でも実施できる。さらに解釈を導くための、十分な標準データが存在している。記憶再生に使われる話はいろいろあるが、それらのすべてはウェクスラー記憶検査に由来する。単語リスト学習も多数存在する。もっとも広く利用されているものの一つが、15単語の Rey Auditory Verbal Learning Test（RAVLT）である。これは5回のリストAの学習、干渉リストBの学習、それに続くリストAの再生からなり、最後に20分後にリストAの遅延再生と Yes-No の再認がある。物忘れ外来で利用されている他の検査に Grober-Buschke Selective Reminding Test がある。この例は補遺にある。記憶力の徹底した評価には、Wechsler Memory Scale-Ⅲ、リバーミード行動記憶検査、Doors and People Test が優れた総合的な記憶評価の検査である。

2. 前向性非言語性記憶

ほとんどの健忘症患者では、非言語性記憶と言語性記憶とは同等に障害されている。しかし非優位半球（通常は右半球）の内側側頭葉の損傷は、顔や幾何学図形、道順を覚えることが難しいといった選択的な非言語性記憶の障害を引き起こす可能性がある。ふつう初期の AD 患者は、PC 版 CANTAB 検査にある対連合学習のような、非言語性記憶の検査も障害される。残念ながら、ベッドサイドで簡単に実施できる非言語性記憶の検査はない。空間性記憶は、患者と一緒に病棟や診療所内をある道順で歩き回り、その後患者にその道順を一人でたどるように求めることで検査できる。雑誌の有名人でない顔写真を使って、即興で顔の記憶に関する検査を作ることができる。Rey-Osterrieth 複雑図形検査は非言語性記憶に関してたいへんよい情報を与えてくれる。被

検者に最初に図形を模写するように言う（これは明確な視空間性能力の検査である）。その30〜45分後に、予告することなく、記憶から図形を思い出して描くように言う。標準値が利用可能である。

Recognition Memory Test は言語性と非言語性の再認記憶検査として有用な標準化された検査である。顔の記憶検査では、被検者に50枚の顔写真を3秒ずつ見せ、その顔を好きか好きでないかを聞く。それが終わってから、2枚一組の顔写真（そのうち1枚は前に見た顔写真）を50組見せ、どちらが以前に見た顔写真かを答えさせる。健常者はこの検査では非常によい成績をとる。標準値が利用できる。リバーミード行動記憶検査にも線画（物品）の再認や部屋の中での道順の再生を評価する検査項目が含まれている（補遺参照）。

3. 逆向性記憶

逆向性あるいは遠隔記憶はよくても印象的にしか評価できないが、年月を遡ってさまざまな過去の出来事に関する系統的な質問をすることによって、十分な全体像を得ることができる。病前の能力を推測して解釈を調整せねばならない。たとえば、高齢の女性は最近のスポーツイベントに関して詳しく知っているとは思えないし、多くの健常者の政治的な出来事に関する理解はとても漠然としている。再生は再認よりも難しいので、「最近の出来事に関して教えていただけますか？」や「最近のニュースで何か重要な出来事はありましたか」といった自由回答方式の質問から始める。アメリカ人の患者はたいてい大雑把な意見は持っているので、具体的な内容まで検証することが大切である。表5.2 に示した有名な出来事に関する標準的なリストについて質問することは有用である。患者の多くは、逆向性健忘に時間勾配を示す。つまり、遠い過去の出来事はよく覚えているが、現在に近づくにつれて次第に障害が重くなる。間脳性の健忘患者（たとえば、コルサコフ症候群）やAD患者は広範な遠隔記憶障害を持っている。純粋な海馬の損傷では、意見の分かれるところではあるが、逆向性の欠損期間はもっと限定的なことが多く、長くても1〜2年である（第1章 p.16 参照）。

遠隔記憶の他の領域は個人的あるいは自伝的記憶である。病歴聴取の間にこの記憶に関する印象を得ることができる。患者は自身の人生の出来事を正しい時間的順序の中で正確に関連づけられるかをみる。個人の遠隔記憶検査でもっとも組織だったものは、Autobiographical Memory Interview である（補遺参照）。

Ⅳ 意味記憶

　意味記憶は、言葉を発したり、理解したり、絵を理解したり、顔を認知したりといった認知の多くの面にわたるので、意味記憶を調べる単一の検査は存在しない。障害はふつう言語性課題を用いて検出されるが、非言語的な課題を用いて検査された時にみられることもある（**表5.3**参照）。

　意味的カテゴリーの語列挙検査はとても感度の高い検査ではあるが、遂行機能のような他の機能による影響も受ける。語列挙検査の解釈は以下で述べる（第1章 p.25 参照）。

　また呼称検査ではより大きな属性を答えてしまう（たとえば、サイに対して動物、ハープに対して楽器）という意味の障害を検出することができる。この失名辞が知覚障害によるものではなく、また単に喚語困難のためでもないことを確かめるために、視覚処理は正常だと確認すること、そしてほかの方法でも知識に関して調べることが重要である。前者は名前が言えない写真を患者に言葉で表現させたり、模写させたりすることで簡単に確かめられる。ふつう意味性認知症（semantic dementia：SD）患者は、対象が動物であることはわかるが、それがなんという種類の動物かはわからない。また線画を模写できるし、同じ対象の線画を2枚選んで照合することもできる。意味的知識の崩壊が背景にあるということはWord definition testで確認できる。もしサイの写真をみせられて名前が言えなければ、通常はサイという名前に対して、表現できる情報はごく限られている。

　「サイを指さしてください」という指示に答えるとき、正しい対象を示す能力は選択肢に含まれるダミー刺激の影響を強く受ける。つまり、もし正答以

表5.3　意味記憶に関する検査（補遺参照）

- 意味カテゴリー流暢性（たとえば、動物や果物などのカテゴリーから例を挙げる）
- 写真の呼称
- 言語性の知識の検査（単語や写真から定義を言う）
- 名前から対応する写真を指さす
- Pyramids and Palm Trees TestやCambridge Semantic Memory BatteryにあるCamel and Cactus Testのような非言語性検査
- 人物に関する知識の検査

外の選択肢がすべて動物でないならば課題はとても簡単で、もし他の動物で構成されていればもっとも難しい。知識の関連性に関する Pyramids and Palm Trees Test のような非言語性素材を使った検査は意味記憶障害の存在を確かめるために必要だが、これはベッドサイドで行う検査の範囲を超えている。

意味の障害を持つ多くの患者は有名人の呼称や同定での成績が特に低いが、右側頭葉損傷のある患者はしばしばこの検査で選択的に重篤な障害を示す。

V 前頭葉性の遂行機能

高次のあるいは遂行機能の総合的な評価を目的としたベッドサイドの検査よりも、情報提供者から得られる病歴や患者の行動の全体的な臨床観察のほうが重要である。しかし臨床的印象を裏づけるために役立つ数多くの尺度もある（表5.4参照）。

1．語の産出：語列挙検査

特定の文字から始まる単語、あるいは一般的な意味カテゴリー（たとえば、動物や果物など）の単語を言うことは、2つの脳領域—前頭葉（想起するための方略を生み出す）と側頭葉（意味的知識が保存されている場所）—の協調的な活動に依存している。意味の障害や失語症がなければ、語列挙検査は前頭葉機能のよい検査である。標準的な〔ある特定の語頭音で始まる〕音韻的カテゴリー検査では、1分間にできるだけ多くの単語（個人名や場所の名前は含まない）を言うように求める。もっとも一般的に使われている文字はFとAとSである〔日本では「ふ」「あ」「に」である〕。健康な若年者では、それぞれの文字に対して少なくとも15単語は答えられるはずである。F・A・Sに対する単語の総数が30個以下なら異常だが、年齢や背景となる知的水準を考慮に入れなければならない。ACE-Rは文字「P」を使い、正しく重複のない単語の数に応じて0～7の評価点を算出する（第7章 p.176 参照）。

意味的カテゴリーの語列挙検査では、動物・果物・野菜といった意味カテゴリーの単語をできるだけ多く言うように求める。ACE-Rで使われている動物カテゴリーでは、〔イギリスの〕健常者は1分間に20個前後は言うことができ、15個だと平均よりも低く、10個では確実に障害されている。成績は年齢とともに低下し、後期高齢者では10個でも許容範囲である。通常（文字「P」

表5.4 前頭葉性の遂行機能を評価する検査

語の産出	◆語列挙検査： 音韻的カテゴリー流暢性（F、A、S）〔ふ、あ、に〕 意味的カテゴリー流暢性（動物、果物、野菜）
抽象化	◆ことわざの解釈：たとえば、 転石苔むさず 船頭多くして、船、山に上る 能ある鷹は爪を隠す 明日の百より今日の五十 ◆Similarities test：たとえば、 みかんとバナナ テーブルと椅子 ドレスとスポーツウェア 俳句と彫刻 賞賛と罰 ◆正式な検査：Cognitive Estimates Test（補遺参照）
問題解決と意思決定	◆正式な検査：ロンドンの塔テスト（D-KEFS参照）、Cambridge版Stocking（CANTAB収録）やIowa版Gambling TestまたはCambridge版Gambling Test（CANTAB収録）
反応抑制と構えの転換	◆Alternating sequence Test ◆Go/No-Go Test ◆Motor sequence tests （Luria Three-step Test、Alternating Hand Movements Test） ◆正式な検査：ウィスコンシンカード分類検査（Wisconsin Card Sorting Test：WCST）、Trail Making Test パートB（補遺参照）。CANTABはWCSTに似たID-ED shift testや他の作業記憶や思考の柔軟性の検査を含んでいる。Stroop Tests。BADS遂行機能障害症候群の行動評価は修正6要素、動物園の地図、鍵探しといった生態学に基づいた検査からなる。Hayling and Brixton testは反応抑制や予期に関する最近の便利な検査である。

よりも動物での成績がよい）とは逆のパターンは意味記憶障害を強く示唆する。

　2つの課題の絶対数と同様に、保続反応の数も記録すべきである。健常者では保続は出ない。重度の健忘患者は保続的な誤りをすることもあるが、ふつう保続的な誤りは前頭葉性の病気や前頭葉との連絡の機能不全の特徴である

(たとえば、ハンチントン病 Huntington's disease やパーキンソン病 Parkinson's disease)。

〔上記検査に〕関連した臨床的に有用な検査は Supermarket Fluency Test である。これはスーパーマーケットで購入できるものすべてを言うように求められる。健常者はさまざまな下位カテゴリー（日用品・鮮魚など）から少しずつ語を集めるといった系統的な探索をする。この課題では20個前後が平均で、15個が不良、10個以下は間違いなく正常ではない。前頭葉機能障害の患者はあまり組織化されていない方略を示し、保続的な誤りを示す。AD では、患者はさまざまなカテゴリーを探索しようとするが、そのカテゴリーの語を少ししか言えない。

2. 抽象化：ことわざ、類似性、認知的推測

抽象的概念化に関する所見はことわざの解釈や類似性〔概念化〕の検査から得られる。表5.4に実施することわざを提案してある。類比ができずに具体的な解釈をするのは前頭葉損傷患者の反応の特徴である。たとえば、「too many cooks spoil the broth（料理人が多いとスープがダメになる）〔船頭多くして、船、山に上るの意〕」に対して、患者は一般的あるいは抽象的な意味よりもスープの調理として解釈する。ことわざの解釈は教育水準や文化的背景に強く依存している。具体的な反応は統合失調症患者でも見られることもある。

Similarities test では概念的に関連した2つの対象がどんなふうに似ているかを尋ねる。最初は「みかんとバナナ」「テーブルと椅子」のような単純な組み合わせから始め、「俳句と彫刻」「賞賛と罰」のようなより抽象的なものへと進んでいく。正常な反応は抽象的なカテゴリー（たとえば、果物、家具、芸術作品）を答えることである。前頭葉損傷患者や認知症患者はより具体的な解釈をし（たとえば、テーブルと椅子に対して、「テーブルで食べるために椅子に座る」とか「どちらも足がある」）、2つの対象がどのように似ているのかを別の言い方をするように求められても、しばしば具体的な解釈を続ける。

他の概念化に関する有用な検査は Cognitive Estimates Test である。ここでは患者は答えるのに一般常識が必要な質問を尋ねられる。たとえば「全速力で走る馬はどれぐらい速いでしょうか」「London British Telecom タワーの高さはどれくらいですか」「イギリス人女性の平均的な身長はどれくらいですか」「オランダにはどれくらいのラクダがいるでしょうか」である。これらの質問

に対して前頭葉損傷患者は奇抜で非論理的な答えをする。検査は補遺に掲載している。

3. 反応抑制と構えの変換

ある認知的構えから違う構えへと転換する能力（切り替える能力）や不適切な反応を抑制する能力はベッドサイドで簡単に検査することはできない。

1) ウィスコンシンカード分類検査

構えの変換のもっともよい正式な検査はウィスコンシンカード分類検査（Wisconsin Card Sorting Test：WCST）である。これは問題解決と仮説検証を含んでいる。被検者は数・形・色の異なる幾何図形が描かれたカードを分類するように言われる。正しい分類を推測し達成すると、被検者は異なる分類（たとえば、色から形へ）に転換するように何度も求められる。前頭葉損傷患者はある分類基準から違う分類基準に変換することができず、保続的な誤りをする。詳細は補遺に記載している。

2) Alternating Sequences Test

この検査は広範な損傷をもつ患者を除いて感度は低い。検者が四角と三角が交互に入れ替わる短い系列を描き（**図 5.1** 参照）、患者にその系列を模写して頁の端まで同じパターンを続けるように求める。前頭葉損傷患者はペアを交互に続けていくよりもどちらか一方の形を繰り返すことがある。

3) Go/No-Go Test

反応抑制は次のような方法を使って検査する。机の上に手を置くように指示し、1回手を叩いたら指を1本挙げ、2回手を叩いたら指を挙げずにそのま

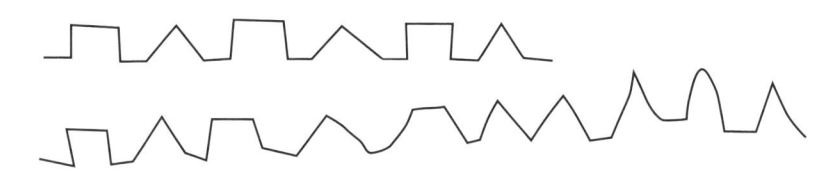

図 5.1　Alternating Sequence における前頭葉損傷患者による模写の例

ま待つ（no-go）ように言う。検者は視覚的な手がかりを与えないように机の下で手を叩く。前頭葉損傷患者は「no-go」信号に対して指を挙げることを抑制できない。これもやはり比較的感度が低い検査だけれども、いくらかの異常があればきわめて病的なものといえる。

4）Trail Making Test

　これは精神運動速度〔mental speed〕、注意の転換、反応抑制のよい量的な尺度である。パートAでは、ランダムに配置された数字を小さい数字から順番に（1-2-3と）線でつなぐように求める。パートBは数字と文字が混ざっていて、線を1-A-2-B-3・・・となるように2つの系列を交互に入れ換えながら数字と文字を交互に線でつなぐように求める。成績は知能や年齢の影響を受ける。年齢別の標準値が利用可能である。この検査の例と標準データは補遺に掲載してある。

5）系列運動：Luria Three-step Test と Alternating Hand Movements Test

　複雑な運動系列の障害は特に左前頭葉損傷と関連している。多くの検査が利用されているが、中でも Luria Three-step Test と Alternating Hand Movements Test がもっとも有用である。前者では、言語的手がかりを与えずに一連の手の動き（Fist、Edge、Palm）を5回実演し、患者に同じ系列を繰り返すように求める（図 5.2 参照）。前頭葉損傷患者は運動を再現することができない。言語的な手がかりを与えても同じである。

　Alternating Hand Movements Test も同様に検者は動きを実演する。まず検者は両腕を伸ばし、片方の手の指を伸ばし、もう片方の手を握りしめる。リズミカルにそれぞれの手を交互に開いたり、閉じたりすることで手の形を逆

図 5.2　Luria Three-step Test
手の形（Fist-Edge-Palm）の系列を示した。
図は Higher Cortical Functions in Man から引用（AR Luria）。Perseus Books グループの一員である Basic Books の許可を得て掲載。

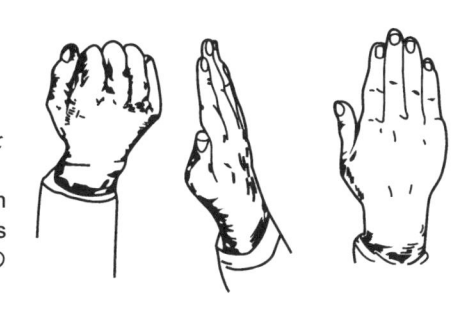

転させる（図 5.3 参照）。

Ⅵ 優位（左）半球の機能

　ベッドサイドでの認知機能評価の第二段階では優位半球や非優位半球と関連したより局在化した機能に取り組む。右利きの人にとって優位半球である左半球に関連した機能は言語や計算や行為である。ベッドサイドでの評価には以下のようなものがある。
①言語
1）会話や情景画説明のときの自発話
　　・構音
　　・流暢性
　　・構文（文法）構造
　　・錯語
　　・喚語困難
　　・プロソディー

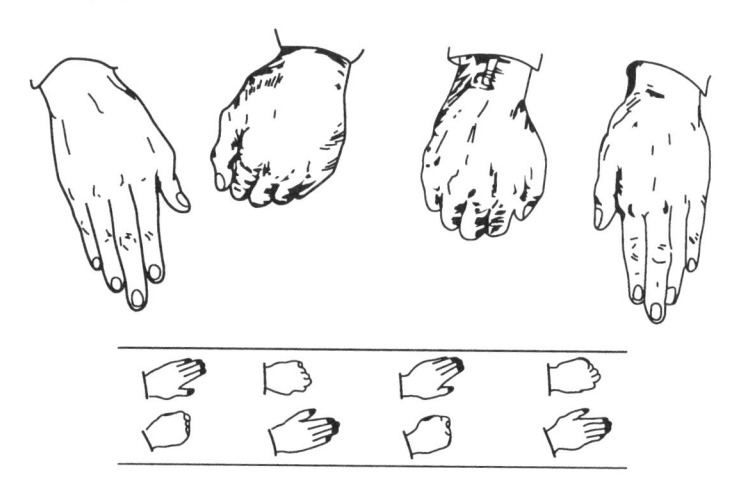

図 5.3　Alternating Hand Movements Test
手の形（上段）と患者に実演するための動きの系列（下段）を示した。
図は Higher Cortical Functions in Man から引用（AR Luria）。
Perseus Books グループの一員である Basic Books の許可を得て掲載。

2）呼称
　　・〔言語に関する〕全体的な能力
　　・誤りのタイプ
　　・語頭音を呈示することによる改善
3）理解
　　・会話の理解
　　・口頭命令による指示：
　　　単語（意味）
　　　文（構文）
4）復唱
　　・単語と文
5）音読と読解：もし問題があれば以下の分析を行う
　　・文字の同定
　　・誤りのタイプ
　　・単語の規則性効果
　　・非単語の読み
6）書字
　　・自発書字
　　・書き取り
　　・口頭での綴り（書字で綴りの問題が見つかった場合）
②計算
　　・数字の読み書き
　　・算術操作
③行為
　　・口部顔面
　　・口頭命令および模倣による手足の動作
　　・物品の使用

1. 言語

1）自発話

　自発話の分析は失語症分類のために行う言語評価の重要な側面である。これは数分間の会話を聞いたあとや、第7章 p.192 に掲載したような複雑な情景画を患者に叙述するように求めたあとに行う。この分析は変性疾患の患者で

見られる失語よりも脳梗塞や他の限局した損傷が原因で生じる失語により一層よくあてはまることに注意すべきである。障害は次のような項目に従って検討する。

i) 構音

単語は語形が保たれているか、はっきりと発音されているか、努力を必要とするか、ひずんでいないか。言語の音韻的側面の障害は左半球の前方や深部の損傷にしばしば伴う。

ii) 流暢性

患者は一息で通常の長さの語句を産生するか。これは喚語困難とは区別すべきである。流暢性失語を除いて多くの患者は喚語困難をもち、その問題は発話を途切れ途切れにさせるが、5単語以上の長い語句を言うことができることもある。非流暢な発話を伴う患者は1分間に産出される単語の量が一貫して少なく、語句も短い。それゆえ数分間の会話を聞いた後に語句の長さを判断すべきである。

iii) 構文（文法）構造

患者は母国語の規則に従った会話をしているか。失文法的な発話は単純化され、文法用語（代名詞や前置詞など）が欠如し、時制の誤りを含んでいる。失文法は非流暢性失語と密接に関連している。

iv) 錯語

語の置き換えによる間違いがあるか。たとえばSISTERに対してSITTER、PENに対してFENなどのような、音に基づく置き換えのこともある（音韻性錯語）。また、たとえばグラスに対して水差し、オレンジに対してリンゴなどのような、意味に基づく置き換えのこともある（意味性錯語）。重度の錯語的発話は非単語（新造語 neologism）を含むことがある。そのもっとも重症なものがジャルゴン失語を生み出す。新造語は統合失調症患者の会話でも生じるが、その時は失語に特有な不安定な音素の組合せというよりも、奇妙な単語が一貫して使用される傾向がある。

v) 喚語困難

　患者の発話に迂遠な表現（たとえば、「紙に書くために使うもの」）や、「あれ」や「それ」といった空虚な語句を伴った休止があるか。

vi) プロソディー

　患者の発話は通常の抑揚やアクセント、上昇調や下降調のパターンを持っているか。プロソディーの障害はしばしば構音の悪さや流暢性の低下を伴う。努力性でぎこちない発話を伴う患者は大まかなメロディーを保てない。右半球損傷で情動的なプロソディー、たとえば情動的状態を表現するために使われる抑揚、声調、高低に障害が起こるかもしれない。

2) 呼称

　物品や写真の呼称はほぼ全例の失語症患者で障害され、おそらく全体の重症度のもっともよい指標である。一般に健常者でもあることだが、失語症患者は顕著な頻度効果を示すので、類似性があまりない一定範囲の対象を用いるべきである。つまり低頻度の（親密度が低い）物品の呼称をする際には多くの誤りを示しやすい。これは日用物品や身体部位を使って評価することができる。時計やペンは高頻度の物品であり、時計の竜頭、バックル、ペン先は低頻度の物品である。生じる誤りのタイプも診断に役立つ。前方性（ブローカ型）の失語症患者はふつう単語の最初の音〔語頭音〕を出すことができないが、検者が音韻性の手がかりを与えて助けるとよくなる。伝導性失語は豊富な音韻性の誤りを生み出す（TELEPHONに対してTELOP、TELE、TELEPHONT）。意味性錯語（たとえば、腕時計に対して目覚まし時計、オレンジに対してリンゴ）はウェルニッケ失語で頻繁に生じ、ウェルニッケ失語の患者は完全な新造語を発語することがある。また意味性の誤りはADの失名辞の特徴である。SD患者は一般に呼称障害が強く、意味性の誤りやより大きな属性を答える（動物、楽器など）。視覚呈示された物品の正確な同定は知覚処理が保たれているか否かに依存することを念頭に置かねばならない。つまり、他の言語障害がなく、視覚に基づく呼称の誤りや視覚性の同定に困難が生じる場合は視覚失認を示唆する（第3章 p.93 参照）。簡単に実施できる標準的な呼称能力の検査がいくつかあり、それにはGraded Naming TestやBoston Naming Testが含まれる（補遺参照）。ACE-Rには12個の線画が含まれている。MMSE由来の2つの簡単な対象（鉛筆と腕時計）と10個の難しい対象

（5つは動物で、5つは物品）である。

3）理解
　失語症患者の理解力は構造化されていない会話での理解力をもとにすると、ふつう過大評価されてしまう。自由な会話では、身振り、表情やプロソディー（声の調子）の手がかりが存在する。それゆえ流暢性失語の患者は、理解の問題が重度であるにもかかわらず、しばしば会話を始める糸口（ごきげんいかがですか）に適切に答えることができる。身体部位を用いた口頭命令も大きな誤解を与える。つまり、「目を閉じなさい」「口を開けなさい」「立ちなさい」といった体幹を用いた命令に対する反応は、理由はわかっていないが、一般に保存されている。
　しかし難しい三段階命令（たとえば、右の人差し指で左耳を触り、それから私の手に触れてください）で理解を検査すると理解力を過小評価してしまう。なぜなら、これらの命令には文法的な複雑さだけでなく、短期（作業）記憶の容量にも負担をかけ過ぎ、そして左右の理解も求めているからである。
　理解力は患者にまず一つの単語に対する指示課題からはじめ、それから徐々に複雑さを増した文に反応するように求めることで調べられる。

i）単語の理解
　ポケットの中に持ち歩いている日用物品（たとえば、コイン、ペン、腕時計、鍵など）や病棟や診療所にあるもの（たとえば、ベッド、椅子、机、花など）を使って単語の理解を検査することができる。患者に順にそれらを指示するように求める。親密度の異なるさまざまな物品やその部分〔部品〕を使うことを忘れてはいけない。なぜなら、理解力は常にその変数〔親密度〕による影響を受けるからである。つまり重度の失語症は一般的な対象は指示できるが、一般的ではないものは指示できない。
　ACE-Rには呼称で使われた線画に関連した4つの質問があり、それは「船舶をつないでおくものを指さしてください（錨）」、「君主制に関連するもの（王冠）」「南極で見られるもの（ペンギン）」「有袋類は？（カンガルー）」である。

ii）文（統語）の理解
　「Pen-Watch-Keys Test」、これもポケットから日常的にありふれたものを

3つ並べて使うことで簡単に実施することができる。患者が物品の名前を理解していることを確認できたら、次のようなさまざまな文法構造を使って理解を検査する。

「腕時計の上にペンを置いてください」
「ペンで腕時計に触ってください」
「鍵に触ってからペンに触ってください」
「鍵に触る前にペンに触ってください」
「ペンに触ってください。でも鍵には触らないでください」
「ペンを腕時計と鍵の間に置いてください」
「腕時計をとって、ペンを私に渡してください」

もっとも広く利用されている言語理解の正式な検査はトークンテストである。この検査では被検者はいろいろな複雑さの構文の命令に従うようになっている。Test for the Reception of Grammarは言語発達を評価するために開発されたが、構文の障害が疑われる成人を評価するのにもたいへん役立つ（補遺参照）。もっとも利用されている失語症検査はBoston Diagnostic Aphasia Examinationである。これはOntario州Londonで開発されたWAB失語症検査Western Aphasia Batteryと同様に、単語や文の理解の検査を含んでいる。

4）復唱

復唱は一連の単語や文で複雑さを増しながら検査する。まずは短い単音節の単語から始め、それから多音節の単語、そして最後は文へと進むのがよい。文は文法的機能語を多く含むものを使うほうがよく、そのような文は失語症患者にはとくに難しい。そのようにして正確に復唱する能力の程度で評価することができる。しばしば復唱と理解の対比は、SDと緩徐進行性非流暢性失語（Progressive Non-Fluent Aphasia：PNFA）とを識別する際に豊富な情報を与えてくれる。前者では「hippopotamus」、「eccentricity」、「unintelligible」、「statistician」（ACE-Rに含まれる単語）のような単語の復唱に何ら困難を示さないが、それらの意味はわからない。対照的にPNFA患者は反対のプロフィールを示す。つまり復唱は障害されるが、意味理解はよい。ふつう「no ifs, ands, or buts」のような意味のない語句は「オーケストラが演奏し、観客が拍手を送る」のような文章よりも難しい。

復唱ができない失語症患者は、シルビウス裂周囲の言語野を含んだ損傷を持っている。不相応に重度な復唱障害は、伝導失語にみられ、また復唱をす

る時に音韻の脱落や置換、歪みといったひどい音韻性の誤りをするいわゆる構音失行の患者でもみられる。主要な言語領域の周辺の損傷や進行性の変性疾患では、復唱は保たれ超皮質性失語症候群と呼ばれるものが生じる（第3章 p.64）。

5）音読と読解

　音読と読解はともに重要であるが、両者は慎重に区別しなければならない。理解に失敗するとふつう音読も誤る。しかし正しく音読はできないが、理解は良好な患者も存在する。たとえ患者が単語や文をうまく読めたとしても、短い段落の読みや読解も検査すべきである。単純な読解は「目を閉じてください」や「もし60歳以上ならば、あなたの手を頭の上においてください」といった命令を書いて見せることで検査できる。さらに複雑な理解は患者に新聞記事の一段落を読むように求め、その後内容について質問することで評価できる。

　ほとんどの例では、読み能力は口頭言語能力と同等である。しかし、ときどき口頭言語の障害を伴わずに失書と失読が生じることがある。ましてさらに珍しいことだが、失書さえも伴わない失読も存在し、純粋失読あるいは失書を伴わない失読 alexia without agraphia と呼ばれる。

　読みの問題が明らかになったら、次に通常の読み処理過程のどの側面が壊れているのかを判断する。さまざまなタイプの失読症（第3章 p.77参照）がこれまで記載されている。

1. 純粋失読：逐字読み
2. 無視性失読
3. 中枢性（言語学的）失読：表層性、深層性など

i）文字の同定

　純粋失読には、一文字の読みを誤る、一文字ずつを苦労しながら読む（逐字読み）、ときに文字を指でなぞることで助けられるといった特徴がある。

ii）読み誤りのタイプ

　音に関連した単語ではなく、概念的に関連した単語と読み誤る（Play に対して Act、Uncle に対して Sister、Event に対して Occasion など）のは深層性失読でみられる。さらに視覚的な誤り（Stock に対する Shock、Crown に対す

る Crowd など）も一般的である。右半球損傷によって生じる無視による失読では単語の初めの部分に限局した誤りが生じる（たとえば、Dish に対して Fish）。

iii）単語の規則性効果

　表層性失読は、通常の英語の文字-音変換規則に従わない単語（いわゆる不規則語）の読みに選択的に障害をきたしていることと定義することができる。単語本来の読み方ではなく、文字-音変換規則を適用した読みの誤りを生じやすい（パイント（PINT）にミント（MINT）という韻を当てはめる）。進行性の神経変性疾患の中では、表層性失読があると SD の診断を強く示唆する。

iv）非単語の読み

　音に基づく読みの経路が障害されている深層性失読患者は、音韻的にもっともらしい非単語を読むことができない（NEG、GLEM、HINTH、DEAK など）。深層性失読には他の障害も存在するが、音韻性失読では非単語の読みにだけ問題がある。

　失読症候群をスクリーニングするために、さまざまな頻度からなる不規則語と規則語、非単語を含んだリストを表5.5に示した。ACE-R には5つの不規則語からなる簡略化したリストが含まれている。

6）書字

　書字能力は書くための手の動き、個々の文字や単語の想起、文の構成の観

表5.5　失読症候群をスクリーニングするための単語リスト

不規則語		規則語		非単語
Pint	Soot	Shed	Board	Neg
Gauge	Steak	Nerve	Bridge	Glem
Sew	Suite	Wipe	Gaze	Gorth
Naïve	Aunt	Ranch	Flame	Mive
Thyme	Tomb	Swerve	Mug	Rint
Mauve	Height	Hoarse	Vale	Plat
Epitome	Dough	Sparse	Pleat	Hinth
Cellist	Sieve	Scribe	Ledge	Deak

点から分析できる。3つの主な失書のタイプが知られている（第3章 p.81 も参照）。
1. 失行性失書
2. 無視性あるいは空間性失書：行や単語を中心とした無視
3. 中枢性（言語学的）失書：表層性（語彙性）、深層性、音韻性

　書字障害のタイプは、自発書字、書き取り、口頭での綴りの様相から決めることができる。

i）自発書字
　失書をスクリーニングするには、自由なテーマで文章を書くように求めることで十分である。もし何も考えが浮かばなければ、最近の旅行や患者の家庭に関することといった示唆を与える。文字の形態、綴り、文法の誤りはすぐにわかるはずである。もし間違いが生じたら詳細な障害の分析が必要である。
　注　単に患者の署名をみるだけでは十分ではない。重度の失書患者の多くは自身の名前を書く能力が保たれており、これは自動的な反射的活動として考えることができる。

ii）書き取り
　書字における言語性障害のタイプを分析するには音と綴りが規則的に対応している単語と例外的な綴りの単語を含んだリストを持っていると便利である。この〔書字障害を分析する〕目的にも、前に示した読みのリスト〔読み障害を分析するために示したリスト〕が役に立つ。

iii）口頭での綴り
　書字障害が運動性のもの（この場合、個々の文字の形が悪い、逆さまになる、判読できない）だとわかったら、口頭での綴りを調べることは有用である。これは失行性失書や無視による失書では正常である。

2. 計算
　計算能力の障害を示唆するような患者であるか、介護者からの訴えがあるか、あるいは失語がある場合以外は、物忘れ外来の通常の診察では計算能力を評価していない。

1) 数字の読み書き

計算能力を調べる前に、患者に以下をするように求めることで数字の読み書きを評価する。
1. 小さな数字（7、2、9など）や大きな数字（27、93、107、1226など）を書いて、それを読ませる。
2. 数字を書き取らせる。
3. もし間違えたなら、数字を模写する能力や検者が指示した数字を患者が指させるかどうかを調べる。

2) 算術操作

数字の読み書きを評価してから以下の方法で算術操作の理解力を評価する。
1. 計算能力は口頭で算術計算をするよう患者に求めることで調べる。計算では足し算・引き算・掛け算・割り算の基本的な操作を調べる。
2. 筆算も検討しておくべきである。

3. 行為

失行の検査は以下のような方法に分けられる。
1. 身体の部位：手足と顔面
2. 意味がある動作か、ない動作か（図5.4参照）
3. 意味のあるジェスチャー：指示に従えるか（歯ブラシをどのように使うか見せてください）、模倣できるか
4. 実物品を持たせる場合、持たせない場合

ほぼすべての失語症患者で指示に従って動作をパントマイムすることに障害があるが、検者の模倣をすると成績がしばしば改善する。一般的な誤りは身体の一部をまるで道具のように使用するもの（Body-Part-as-Object）で

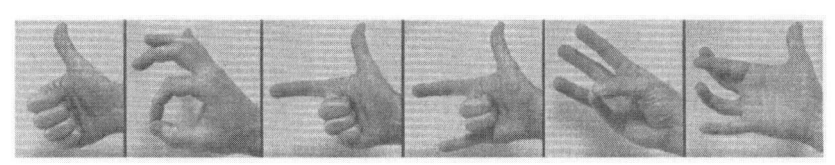

図5.4　失行を検査する上で役に立つHand positionsの系列

ある。たとえば、歯ブラシを使うまねをするときに患者は人差し指をブラシの代わりにしたり、ハサミの使い方を示すときには〔チョキの形で〕人差し指と中指を使ったりする。失行患者の多くは意味のない動作を行うのがとても下手である。また実物品を使用したり、その使用をまねしたりすることに比べて、命令に従ってジェスチャーをするほうが悪い。口部顔面や上肢での模倣を検討する検査法は第7章 p.194 に掲載してある。

Ⅶ 右半球の機能

右利きの人にとって非優位半球である右半球に関連した機能：
1. 自己身体の無視
    ・〔自己身体の〕一側の存在を否定する
    ・片麻痺を否定する（病態失認 anosagnosia）
    ・障害に対する無関心（疾病無関心 anosodiaphoria）
2. 感覚無視
    ・視覚、聴覚、触覚の無視
    ・両側性の同時刺激に対する感覚消去
3. 外空間（半側空間）に対する無視
    ・左右対称の表象を持つ絵を模写する（たとえば、時計の文字盤や2つの花をつけたヒナギク）
    ・視覚性探索検査（たとえば、星抹消検査）
    ・線分二等分
4. 無視による失読と失書
    ・行/頁、単語の読み書き検査
5. 着衣失行
6. 視空間性能力・構成能力
7. 複雑な視知覚能力や失認
    ・視覚性物体失認
    ・相貌失認

1. 自己身体の無視

急性期の左麻痺のある患者の多くは、自分が麻痺であることに気付かず、

ある者は具体的に麻痺を指摘しても、はっきりと障害を否定する。検者は片麻痺患者が片側の麻痺に気付いていることは当然だと思い込んでいるので、このような障害は見過ごされている。この障害を検出するには、脳梗塞患者のすべてに自分の障害に関して質問することが必要であり、患者の主観的な評価と客観的な結果とを比較することが必要である。次のような否認現象の階層が適用できる。

1. 半側の存在の否定、ときに3本の腕を持つというような体性感覚性の幻覚を伴う。
2. 片麻痺は否定するが、麻痺側の存在は否定しない（病態失認）。
3. 片麻痺を認識しているが、重症度やそれに伴う身体障害を軽く振る舞う（病態無関心）。

[自己身体無視の兆候]

自己身体の無視は患者が頭髪を半分だけとかさなかったり、顔の半分だけ剃らなかったりすることで明らかになるかもしれない。ときに患者は片側の着衣が困難だったり、片側（ふつうは左側）の対象に衝突したりする。無視側から頭や目がそれていること（損傷側に向けること）は前頭眼野への損傷を意味し、予後不良の徴候である。

2. 感覚無視

重度の無視の患者は一貫して損傷の反対側からの感覚入力を無視するかもしれない。これはふつう右半球損傷によって生じるので、左側への刺激が無視される。以下の感覚様式について調べるべきである。

・視覚：病巣反対側へのすべての視覚刺激を無視するかもしれない。もし重症ならば半盲と区別することができないこともある。
・聴覚：患者は一側からの音が聞こえていないようにみえる。ベッドの無視側に座った人を無視する。
・触覚：患者は病巣の反対側からのすべての体性感覚入力を無視する。

一側に刺激（視覚、聴覚、触覚）が呈示されたときには反応するが、両側から同時に刺激がきたときに一貫して無視側の刺激を無視する両側性の同時刺激に対する感覚消去がみられる。

3. 外空間（半側空間）に対する無視

　半側空間の無視は、どちらの半球の損傷でもふつう同等に生じる。しかし、持続する重度の半側空間無視は右側損傷の後にだけみられる。以下の検査は無視現象を検出するために用いられる。

1) 心的表象からの描画

　文字盤や花や家といった対象が二次元で左右対称という理由から通常用いられる。ACE-Rに含まれている文字盤の描画は0点から5点で採点される。つまり、円に対して1点、数字とその位置の正しさに対して1～2点、針の位置に対して1～2点である（第7章に例が示してある）。そのほかに臨床的に有用な描画として、鉢植えに2つの花をつけたヒナギクが半側無視をスクリーニングするためにとても役に立つ。図5.5で示したように、無視患者では一側を省略したり、完成しなかったりすることがみられる。複数の項目（たとえば、家、木、人）を配列したものを模写する場合に、それぞれの項目の半分だけを完成させることがあるが（図5.6参照）、その現象は注視対象を中心とした無視（object-centered neglect）と呼ばれ、障害が空間の左半分の全体的な無視ではなく、むしろ個々の対象の内的表象を再構築するときの特異的な障害であることを示している。

2) 視覚探索課題

　標的となる形や文字を視覚的な配列の中から探索する検査は、軽度の視覚性の無視を検出するのにおそらくもっとも感度が高いだろう。最近考案されたものではA4用紙に無作為に配置されたさまざまな大きさの単語や文字や星が混ざったものが使われている（補遺参照）。被検者は小さい星のすべてを線で消すように求められる。代替版では、さまざまな角度でまき散らされた短い線分を使っている。被検者は各線分を線で消すように求められる。

3) 線分二等分

　ほかの伝統的な半側空間無視の検査としては、さまざまな長さの線分の真ん中に印をつけるように患者に求めるものがある。無視のある患者は一貫して中心より右側で線分を分ける。ずれの程度は使用された線分の長さに直接的に比例するので、この現象は長い線分を使用するほうがより簡単に検出できる。

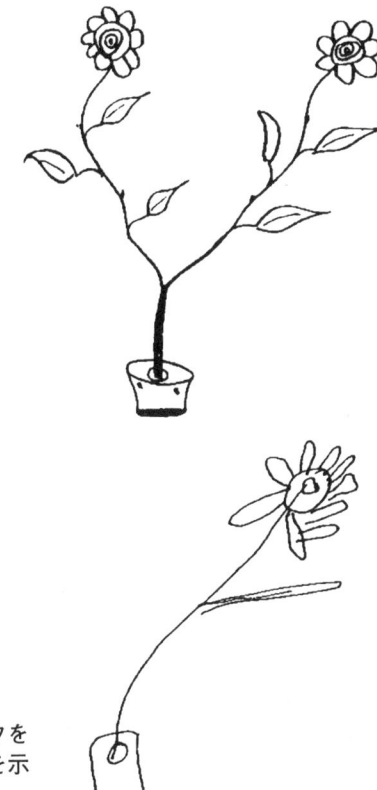

図5.5 半側性視覚性無視
右半球損傷患者が2つの花をつけたヒナギクを模写しようとして、古典的な左半側の無視を示している。Peter Halligan 博士提供。

4. 無視性失読と無視性失書

　この状態はほとんど常に右脳損傷と関連している。無視による失読は本文の行や個々の単語に影響する。前者では、患者は各行の初めの部分（左）を省略し、本文の一部しか読まないので文は意味を成さない。書字も同様に、患者は頁の右半分に書き、ときには左の余白が徐々に広がっていく。

　単語を中心とした無視による失読では、単語の初めの文字を読む際に誤りが生じ、省略（ISLAND が LAND）や、置換（PLANT に対して GRANT）が生じることがある。単語を中心とした無視による失書では、同じタイプの誤りが書字の際に生じる。

　これらの症候群はふつう言語検査中に気付かれる。しかし単語を中心とし

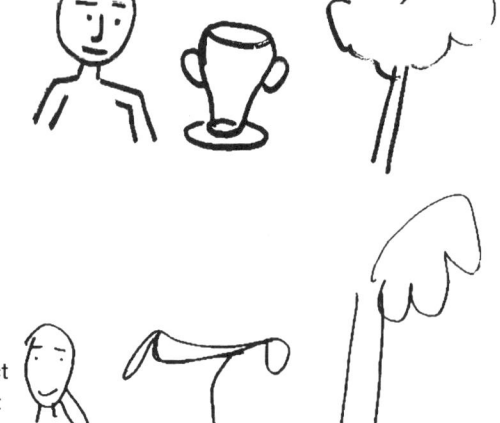

図 5.6　Object-centered neglect
無視患者による一列に並べられた
3項目の模写の例。
Peter Halligan 博士提供。

た無視以外の無視現象を持つ患者には、とくに段組が少ない本や雑誌の本文の一部を読むように求めなければならない。読み書きを調べるために以前に提示した単語リストでも単語に起こる無視による失読や失書を検出できる。

5. 着衣失行

着衣失行 dressing apraxia は家族や看護スタッフに質問することでもっともよく検出される。これは病棟で観察できる。着衣困難が示唆されるのであれば、裏返したシャツやブラウスを患者が着る様子を観察することがよい検査となる。

6. 視空間性能力・構成能力

構成能力の障害は透視立方体のような三次元の絵や、MMSE の一部にある重なり合った五角形のような複雑な二次元の絵を患者に模写するように求めることでもっともよく検出できる。かなり重度の構成障害を持つ患者でも〔上下の長さが等しい〕十字のような簡単な形では模写ができてしまうことがある（図 5.7 参照）。

さらに厳格で定量的な検査として Rey-Osterrieth 複雑図形検査が推薦され

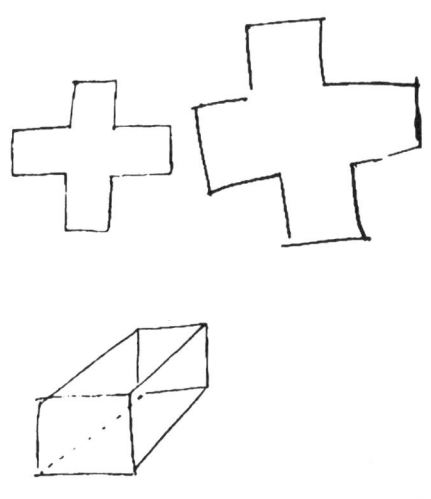

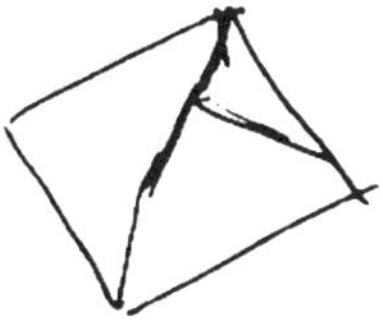

図5.7 右半球損傷患者による〔上下の長さが等しい〕十字と透視立方体の模写
簡単な絵では障害はないが、三次元の立方体の模写はできない。

る。その理由は患者の模写を標準化された基準で採点できるからである（図5.8参照）。図の遅延再生（通常は30～45分後）は非言語性記憶の尺度としても利用できる。

　視覚性や構成能力に関する他の正式な検査としては次のような検査が含まれる。
◆WAISの積み木
◆Benton Line Orientation Test
◆Visual Object and Space Perception（VOSP）batteryの一部

7. 複雑な視知覚能力や失認
　物品や顔の認知の障害は特別な検査用具なしにベッドサイドで評価することは難しい。しかし、もし何らかの失認が存在するかもしれないという疑いがあったならば、以下の比較的簡単な課題を用いることができる。

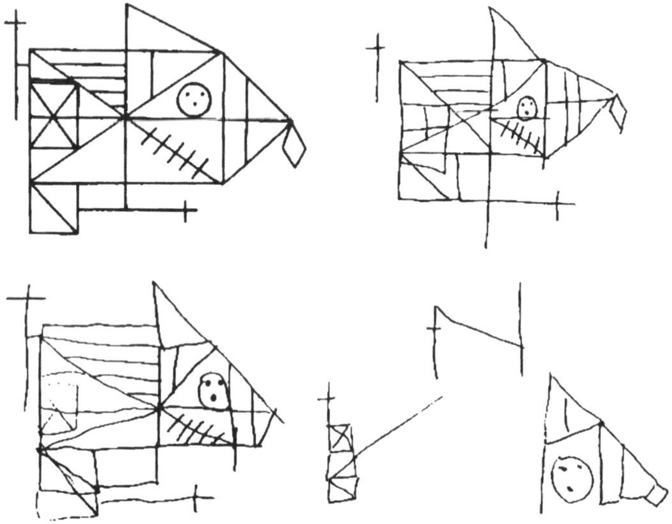

図 5.8　Rey-Osterrieth 複雑図形（左上）と
　　　　3 名の構成障害のある患者の模写
軽度（右上）、中等度（左下）、重度（右下）

表 5.6　視覚失認の型による違い

	統覚型	連合型
対象の特徴説明	×	○
視覚的な同定	×	×
線画の模写	×	○
対象の照合	×	○
対象に関する知識（名前から）	○	×
触覚性の呼称	○	×

1）物品の認知
　・視覚的に呈示された物品を説明する
　・並べられた物品を照合する
　・物品の絵を模写する
　・物品の照合

・物品の言語的知識
　　・触覚性の呼称
　　・正式な検査：VOSP の一部（補遺参照）
2）相貌失認
　　・顔の説明
　　・顔の再認と呼称
　　・顔の照合
　　・名前が言えなかった人の言語的知識
　　・声や歩き方などからの同定

1）視覚性物体失認
　もし視力がよく、言語能力にも問題がないのに、患者が単純な物品や写真を認知することができなければ、何らかの視覚失認を疑うべきである。
　統覚型視覚失認 apperceptive visual agnosia では、知覚分析の段階に障害があるので、視覚呈示されたものを説明できず、同じもの同士を照合することができない。線画の模写はゆっくりで、断片化している。実物品の同定は写真や線画よりは良好である。同定できなかった対象について言語的に尋ねると、その知識は保存されており、患者は対象に触ることでそれを同定することができる（第3章 p.94 参照）。
　連合型視覚失認 associative visual agnosia では、対象認知の知の段階は保存されているが、患者は視覚情報の意味を理解することができない。つまり、対象の形態を言葉で表現したり、2つが同じものかどうかを判断したりすることは正常であり、線画の模写も可能である。この障害の大半の例は意味知識の喪失を示す（第3章 p.95 参照）。この場合はどの感覚様式で呈示しても対象の呼称や同定ができず、質問で確認してもその対象に関する言語的知識が欠損している。
　対象の特徴説明は、呈示された対象や絵について形や輪郭、表面の特徴や色を説明する能力を意味する。
　視覚性の同定は、たとえ名前が言えなくても、視覚呈示された刺激の属性を正確に認知する能力を意味する。たとえば、「それはお医者さんが患者さんの心臓の音を聞くときに使うものです」。
　線画の模写は、花や自転車や家などのような描かれた物品の絵を模写するように求めて検査する。

物品の照合は、同じ対象や同じ対象の絵を照合する能力を意味する。これを調べるために、物品や絵を並べ、それらのうち2つが同じである配列を使う。同じものである2つの項目を指さすように命じる。
　物品の知識は、患者が視覚的に同定できない対象の名前を与えられたときに（聴診器とはなんですか？）、正確に言語的な説明をする能力を意味する。
　触覚性の呼称は、目を閉じて対象に触り、その名前を言わせることで検査する。

2）相貌失認

　統覚型視覚失認のように視覚分析に重度の障害を持つ患者では常に顔の認知も障害されている。相貌失認 Prospagnosia の症候群は顔の視知覚における特殊なタイプの連合型視覚失認であり、顔を説明したり照合したりすることは保存されている。しかし、顔の認知や同定に障害がある。それが疑われる症例では、次のような機能を評価すべきである。

1. 顔の説明：年齢や性別や表情といった顔を構成する特徴を分析・説明する能力は保存される。
2. 顔の認知と呼称：重度に障害される。
3. 顔の照合：同じ顔や顔写真を照合する能力も保存されているはずである。
4. 名前を間違えた人物に関する知識：古典的な相貌失認（脳梗塞の後遺症）では写真から名前を言うことはできないが、有名人や友人、家族に関する知識は残っている。意味性認知症では、写真と名前のどちらを使って検査した場合でも、有名人に関する知識の欠損を示し、障害はいくつかの感覚様式にわたるものである。
5. 古典的な相貌失認では声や歩き方や服装からの同定は保存されている。

第6章
標準化された心理検査：
その利用と誤用

　長年にわたって多くの心理検査が利用されてきた。数分で終了する10項目のHodgkinson Mental Testから、実施するのに30分以上かかるより複雑なDementia Rating Scaleまで検査の複雑さには幅がある。実用的には、1）外来やベッドサイドで簡単に利用でき、特別な検査用具や訓練を必要としない簡易検査と、2）研究で広く（少なくとも現在は）利用され、実施するのに検査用具の購入やある程度の訓練を必要とするより複雑な検査の2つの大きなグループに分けることができる。Addenbrooke's Cognitive Examination（ACE）は、この2つの間を埋めるもので、初期の認知機能低下に対してMini-Mental State Examination（MMSE）よりも感度が高く、かつ異なる脳の病気を鑑別できる検査として開発された。改訂版ACE-Rの教示や採点法に関する手引き、さらに特定の症例で補助的な検査に関する提言を第7章で詳しく述べる。

　この章では選択肢として考えられる認知スクリーニング検査を取り上げる。多くの検査があるけれども、もっとも一般的に利用される3つの簡易検査と、さらに認知症の研究で広く利用されているより複雑な検査を2つ述べるにとどめる。つまりMMSE、Information-Memory-Concentration（IMC）Test、IMCから派生した10項目のHodgkinson Mental Testの3つと、Mattis Dementia Rating Scale（DRS）とCambridge Cognitive Examination-Revised（CAMCOG-R）の2つである。最後に医薬品評価研究で広く利用されているのでAlzheimer's Disease Assessment Scale（ADAS-Cog）に関する解説も含めた。

　どのような検査にも限界とその誤用の可能性があるけれども、これは特に短い検査にあてはまる。簡易検査は評価者間信頼性が高く、適切に確立された標準値があるので、大規模な集団をスクリーニングするには間違いなく有用である。しかし、各症例に検査結果をあてはめる際に、慎重に結果を解釈しなければならず、物忘れ外来や認知症外来での利用には大きな限界がある。

各検査を説明する前に考慮すべき多くの一般的な要点を述べる。

　これらすべての検査は認知能力の注意/集中力、記憶、言語、視覚性能力など多くの異なる領域を評価している。それゆえ、失点はさまざまな認知機能障害の組み合わせによって生じる可能性がある。低い成績はたった一つの領域での極端な成績低下を反映している可能性と、評価されたすべての領域での軽微な障害を反映している可能性がある。実際の例として、MMSE の 27/30 点を考えてみよう。この成績は記憶項目の三単語再生のすべてを失点した結果か、あるいは 5 つの検査項目（見当識、注意、記憶（記銘と再生）、言語、視空間）のいずれか 3 項目で、それぞれ 1 点ずつ失点した結果の可能性がある。どちらのパターンも同じ合計点数にはなるが、前者は明らかに重要な意味がある。このことは合計点ではなく検査成績のパターンを考慮することがいかに肝心かを示している。

　すべての検査は認知症やせん妄を伴う高齢者の認知機能低下を定量化する目的で開発されてきたことは強調しておかなければならない。その目的では、条件つきながら、これらの検査は信頼できる尺度である。しかし、すべての検査が限局性、びまん性、急性期、慢性期といったあらゆるタイプの認知機能障害の患者に適用できることを意味してはいない。とくに注意すべきことは、限局した認知機能障害に対して感度が低いことである。広範な右半球損傷の患者はそのよい例である。そのような患者は主に視空間性や知覚の障害を持つ可能性があるけれども、ACE を除いて、ここに挙げる心理検査でほぼ満点を取る。また前頭葉機能障害に対して感度が低いことでも有名である。遂行機能や社会的機能に重大な障害を持つ患者は概して正常な成績を示し、より広範囲におよぶスクリーニング検査でも同様である。

　検査で一般的に適用される標準値やカットオフ値は、認知症の感度よりも特異度に〔関心が〕向けられていることを知っておかねばならない。せん妄の兆候がない状態で MMSE の 24 点のカットオフ値を下回る成績は認知症を示すよい指標である。しかし初期のアルツハイマー病（Alzheimer's disease：AD）患者の多くがこのカットオフ値を上回る成績を示し、患者が若いあるいは高い教育歴を持つ場合にはさらに顕著である。

　これは成績に影響しそうな人口統計学的背景を考慮に入れるという重要な問題を提起している。年齢・教育歴・社会経済状態はもっとも重要な変数である。民族や第一言語も検討すべきである。これらの要因は付加的なものなので、教育年数の短い高齢者での正常下限は、高度な専門教育を受けた若者

の正常下限とはまったく異なるものである。これらの点は検査と関連づけてさらに議論していく。

I Mini-Mental State Examination（MMSE, Box 6.1）

教示：各質問に対する反応を記録する。

1970年代にBaltimoreで、Folsteinとその同僚によって作成されたMMSEは、もっとも広く利用され、よく考えられた認知機能障害のスクリーニング検査である。MMSEには、実施時間が短く、簡単で、評価者間信頼性が高いという利点がある。日常の診療に簡単に組み込むことができ、認知症やせん妄に対する大雑把なスクリーニング検査である。また障害の経過観察をする上でも実用性が高い。しかし、軽度の認知機能障害や限局した障害（健忘・失語・視空間性障害など）の検出には実用的ではなく、前頭葉機能障害には感度が低い。

適度に高い特異度と感度を持ちながら患者と健常者とを鑑別するために、24点未満という成績が提唱されている。しかし、この値は入院中の高齢者で、せん妄の患者やかなり進行した認知症患者をスクリーニングした結果から算出されており、軽症の外来患者から導き出されたものではない。臨床的には明らかなADであっても、初期の軽症例ではこの水準より上の成績を示す。またMMSEは年齢や教育歴や社会経済状態の影響を受けやすいことも立証されている。年齢別のカットオフ値が次のように提唱されている。

40代：29/30
50代：28/30
60代：28/30
70代：28/30
80代：26/30

教育水準に対しては、さらに調整が要求され、とくに高齢者群では顕著である。15歳になる前に学校を去った70代以上の高齢者（言い換えれば、10年に満たない教育歴の高齢者）に対しては、先に挙げた年齢別の成績よりも最大3点下までが正常として許容される。

注意の項目の採点にも問題がある。MMSEの作成者らは、本来WORLDという単語の綴りを逆に言う課題（WORLD逆唱）は、Serial 7's〔100から7を

Box 6.1　Mini-Mental State Examination（MMSE）

評価される領域	採点
[見当識]	
・年、月、日付、曜日、季節：	5点
・地方、県、市、病院、病棟（病室）：	5点
[記銘（記憶）]	
・検者は3つの物品の名前を言う（たとえば、レモン・カギ・ボール）： 患者は3つの物品の名前を繰り返すように求められる。	3点
[注意]	
・100から7を引き、その答えから7を引くことを続ける： 5試行で止める：100、93、86、79、72、65（もし間違えたら、正解としない） ・連続の減算ができないときの代替案： WORLDという単語の綴りを逆から言う（DLROW） どちらかの課題で成績がよいほうを点数とする。	5点
[再生（記憶）]	
・先ほど学習した3つの物品の名前を尋ねる：	3点
[言語]	
・鉛筆と時計の呼称：	2点
・復唱「No ifs, ands, or buts」：	1点
・3段階の指示を与える。各段階に対して1点ずつ点数を与える： （たとえば、「この紙を右手で受け取って、半分に折ってから、 　隣の椅子の上に置いてください」）	3点
・紙に書かれた指示を読み、それに従って行動するように求める： 「目を閉じなさい」と記載されている。	1点
・患者に文を書くように求める： 文に意味があり、主語と動詞があれば点数を与える。	1点
[描画]	
・患者に重なり合った五角形の模写を求める（図6.1）：	1点
	合計点数　30点

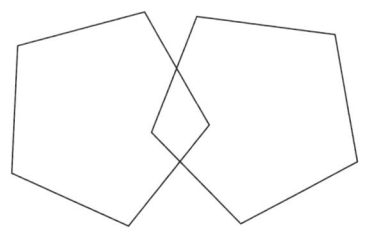

図6.1　Mini-Mental State Examinationより重なり合う五角形

連続して引く課題〕を実行できない人に施行すべきであると主張していた。しかし、この指示は厳密ではなく、混乱を招いた。我々は先に Serial 7's を実施し、もし誤りがあった場合に WORLD 逆唱を与えて、2つの課題のいずれか成績のよいほうを採用している。Serial 7's か WORLD 逆唱のいずれを実施するかを被検者によって選択している人たちもいる。

物忘れ外来でのスクリーニングでは MMSE が ACE よりも感度が低いことが示されているが、初期 AD の検出においてもっとも有用な MMSE の項目は三単語再生で、次いで見当識や描画である。言語は MMSE の中でもっとも感度が低い項目である。ハンチントン病 Huntington's disease や進行性核上麻痺 (progressive supranuclear palsy：PSP) のような他の皮質下性認知症では、注意の項目がもっとも病気による影響を受けやすいが、MMSE はそれらに対する感度にも欠けている。MMSE は重度の認知症患者では「床効果」の影響を受けやすい。つまり患者の病気がかなり進行した段階では、ほんの数点しか得点できず、それ以上の進行を評価することができない。

II Information‒Memory‒Concentration（IMC）Test：Fuld による米国版（Box 6.2）

教示：とくに指定がない限り、各項目の正解に対して1点を与える。

IMC テストは1968年 Blessed Dementia Rating Scale の一部としてはじめて出版されて以来広く利用されている。ここで示したのは Fuld によりアメリカ人向けに改変されたもので、妥当性が確かめられている。IMC テストの人気があるのは、事実上この検査だけが、その成績と AD の神経病理学的な指標（剖検脳での老人斑の密度やコリン・アセチルトランスフェラーゼ choline acetyltransferase の量）とが相関していることが示されているためである。

検査に対する年齢・教育歴・社会経済状態の影響が完全に解明されているわけではないが、原則として検査の利点、使用、限界は MMSE のそれと同じである。多くの研究が IMC テストと MMSE の成績は密接に相関することを示してきたが、IMC テストは記憶に重点が置かれているので、おそらく MMSE よりも AD の初期の変化に感度が高い。他の心理検査と違い Fuld 版 IMC テストは最高33点とした誤りの総点として採点される。4つ以上の誤りで異常と考えられてきたが、このカットオフは低い教育歴の年齢のいった高齢者では

Box 6.2　Information-Memory-Concentration（IMC）Test：Fuldによる米国版

評価される領域	採点
[情報]	（13点）
・名前	
・年齢	
・時刻	
・曜日	
・日付	
・月	
・季節	
・年	
・場所：名前	
通り	
街の名前	
・場所のタイプ（たとえば、自宅、病院など）	
[記憶]（注意：この段階で検査者の名前と住所を告げる）	
個人的な記憶	（5点）
・誕生日	
・生まれた場所	
・出身校	
・職業	
・母親の名前	
個人的ではない記憶	（4点）
・第一次世界大戦の開戦・終戦年：1914〜1918	
（3年以内のずれには0.5点を与える）	
・第二次世界大戦の開戦・終戦年：1939〜1945	
（3年以内のずれには0.5点を与える）	
・大統領（総理大臣）	
・前の大統領（前の総理大臣）	
「名前と住所」の5分後再生（0〜5点）	（5点）
・たとえば、John Brown氏	
42 West street	
Gateshead	
[集中]（すべて0-1-2で採点）	
・12ヵ月を逆に言う	（6点）
・1から20まで数える	
・20から1まで数える	
	最大誤謬数＝33

より高くし、専門職にある若者ではさらに低くすべきである。

　十分に検討されてはいないが、IMC テストは見当識や注意の課題が強調されているので、理論的には急性錯乱状態（せん妄）に適した第一選択のスクリーニング検査であろう。

ⅲ Hodgkinson Mental Test（Box 6.3）

　教示：各項目の正解に対して1点を与える。

　この検査は Blessed Information‒Concentration‒Memory テストに由来し、広く利用され、高齢者に対する使用の妥当性が確認されている。しかし MMSE で示されているような限界についてはまったく調べられていない。この検査が好まれる主な、そして唯一の特徴は極端に短いということだろう。高齢者で総点が6点以下であれば異常だと言われる。若い患者での点数は確立されていない。他の検査と同様に質問のすべてが同じ価値を持つわけではないことは明らかで、成績のプロフィールを検討しなければならない。MMSE や IMC テストを超える際立った利点はない。一般診療で使用する目的で簡単なスクリーニング検査を求められたら、私はその一つとして支持するだろう。

Box 6.3　Hodgkinson Mental Test

・患者の年齢
・時間（もっとも近い正時）
・検査の最後に再生させるための住所を与える：(42 West street)
・病院の名前（もし自宅ならば、町名）
・年
・患者の誕生日
・月
・第一次世界大戦の開戦・終戦年
・国王の名前（アメリカでは大統領）
・20から1まで数える（誤りは許さないが、自己修正は許される）

合計　/10

Ⅳ Mattis Dementia Rating Scale（DRS, Box 6.4）
（アメリカ心理学会より出版）

　本来は認知症の前向き研究で使用するためにMattisによって作成された。DRSは、広範な認知機能を評価し、重度な認知症を対象者としても有効かつ信頼のできる情報をもたらす、負荷の少ない項目が十分な数含まれている。主な用途は研究、とくに認知症患者の縦断研究や病理の異なる患者間の比較を目的とした研究にある。

　実施と採点は簡単である。はじめの4つの大項目（注意、行動開始、構成、概念化）は誤りに従って点数がつけられる。各大項目の最初にスクリーニング項目が含まれているので、もしスクリーニング項目を通過したなら残りの項目は実施しなくてよい。最後の記憶の大項目はすべての被検者に実施する。認知症患者での実施時間は患者の障害レベルにもよるが約20～40分である。再検査信頼性は優れており、基準となる正式な神経心理学的評価と比較して十分な構成概念妥当性を持っている。

　健常高齢者のDRSの成績は良い。初期の研究での平均点は137～140点の範囲であった。San Diego Alzheimer病研究グループの経験や私たち自身の経験から、健常者から障害者を鑑別するカットオフ値として132点を提案している。初版以来、年齢や教育歴、社会経済状態による影響を示す多くの研究が発表されている。たとえば、ブラジルの研究では認知症の診断に対して約90％の感度と特異度を生み出すために122点のカットオフ値が提案されているが、年齢と教育歴が成績に対して重大な影響を持っていることも示されている。北米の同様の研究では広範囲の母集団において許容できる感度と特異度を出すためには123点のカットオフ値が必要だと薦められている。

　DRSはAD患者にもっとも広く利用されてきた。これまでに述べた簡易検査よりも病気の初期に対して感度が高く、著しい床効果も示さない。また認知症をもたらす種々の病気を鑑別する助けになることもある。記憶の大項目はADにもっとも感度が高く、一方でハンチントン病患者では行動開始の大項目がもっとも障害される。最近、我々はAD、PSP、大脳皮質基底核変性症（corticobasal degeneration：CBD）、多系統萎縮症（multiple system atrophy：MSA）の大規模な患者群のDRSとACEの成績を比較した。ACEとDRSの両方で各疾患は明らかに異なるプロフィールを示した。図6.2は各検査項目で障害を示す症例の比率を表している。ACEは全体的に感度が高いこと

Box 6.4　Mattis Dementia Rating Scale（DRS）

DRSの検査項目	
[注意力]	
・数唱（順唱と逆唱）	8点
・二段階命令	2点
・一段階命令	4点
・指示された動作を模倣する	4点
・Aの数を数える	6点
・無作為に並べられたAの数を数える	5点
・単語リストの読み	4点
・図形のマッチング	4点
合計	37点
[行動開始]	
・スーパーマーケットの商品に関する語流暢性	20点
・衣服に関する語流暢性	8点
・復唱（たとえば、蜂、鍵、1000ドル）	2点
・2つの変換運動	3点
・描画運動（交互に入れ替わる2つの図形の模写）	4点
合計	37点
[構成能力]	
・幾何学図形の模写	6点
合計	6点
[抽象能力]	
・類似性	8点
・帰納的推理	3点
・異なる対象を見つける課題	3点
・類似性に関する多肢選択問題	8点
・同一性と異質性	16点
・作文	1点
合計	39点
[記憶力]	
・文の再生	4点
・作文した文の再生	3点
・見当識（たとえば、日付や場所）	9点
・言語性の再認	5点
・図形の再認	4点
合計	25点
総点	144点

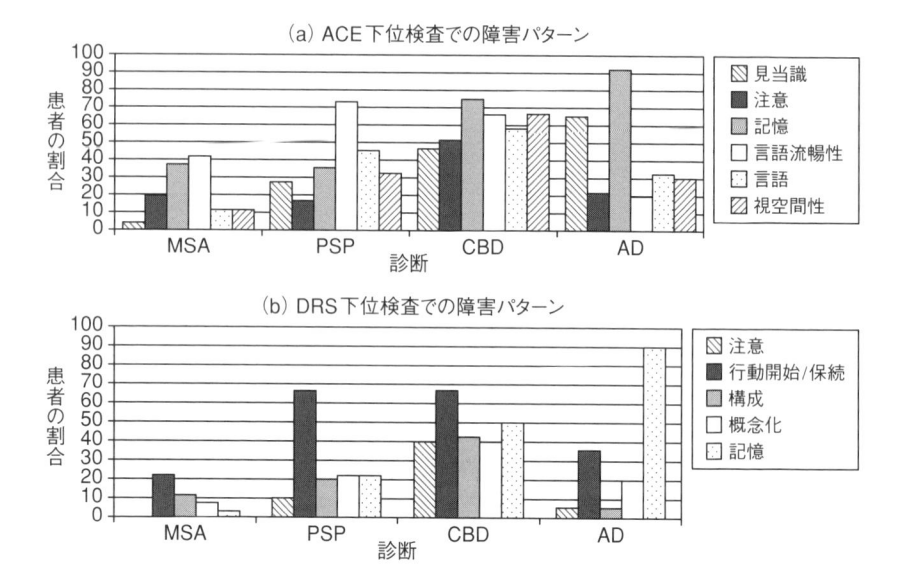

図6.2 多系統萎縮症（MSA）、進行性核上性麻痺（PSP）、大脳皮質基底核変性症（CBD）、アルツハイマー病（AD）の患者たちで、(a) Addenbrooke's Cognitive Examination（ACE）と (b) Dementia Rating Scale（DRS）の下位検査で障害を示した患者の割合

がわかる。またMSA患者の障害の程度がもっとも低く、一方でADやPSPの選択的に障害されているプロフィールと比べ、CBD患者は全般的に障害されていることがわかる。

DRSは非局在性認知機能（注意、記憶、抽象化/概念化）の広範な検査を提供するが、局在化した機能（とくに言語）の評価がほとんどないことに留意しておかねばならない。このことは意味性認知症や緩徐進行性非流暢性失語をスクリーニングしようとするときに関わってくる。

V Cambridge Cognitive Examination（CAMCOG, Box 6.5）

CAMCOGは標準化された精神医学的評価検査であるCAMDEX

Box 6.5　Cambridge Cognitive Examination（CAMCOG）

CAMCOG-Rの検査項目	
［見当識］	（10点）
・時間：日付、曜日、月、年、季節	
・場所：地方、町、通り、階、場所	
［言語］	（30点）
・理解	
・表出：物品や写真の呼称、定義	
・語流暢性（動物）	
・復唱：「No ifs, ands, or buts」	
・読解	
［記憶］	（27点）
・MMSEの三単語の記銘と再生	
・写真の再生と再認	
・最近の出来事と、古い出来事の想起	
［注意と計算］	（9点）
・数字の逆唱と、Serial 7's	
［行為］	（12点）
・模写と描画（五角形、らせん、家、時計）	
・口頭命令による行為	
・書字：自発書字と書き取り	
［抽象的思考］	（8点）
・類似性	
［知覚］	（9点）
・視覚認知、見慣れた視点〔からの知覚〕、有名人の呼称	
	合計点　/105
［CAMCOG-Rでの追加課題］	（14点）
・着想の流暢性（Ideational fluency）	
・視覚的推論（Visual reasoning）	
	合計点　/119

（Cambridge Examination for Mental Disorders of the Elderly）の一部であり、Rothらにより考案されCambridge大学出版局から出版されている。CAMDEXは認知症の診断をする際に高齢者に使用する目的で作成され、のちにCAMDEX-R（1998）に改訂されている。これは患者への精神医学的構造化面

接、関係者あるいは情報提供者への面接、簡単な理学的診察、神経心理検査（CAMCOG-R）が含まれている。

　CAMCOG-Rは他の検査よりも非局在性の認知機能（注意、記憶、抽象化能力）や局在性の認知機能（言語や行為など）の両方を含む広範囲の認知機能を評価している。検査の中にMMSEやIMCの両方を含有している。CAMCOG-Rはさらに2つの実行機能の検査（着想の流暢性：ボトルの利用と、視覚的推論：レーヴン色彩マトリックス検査に似た視覚的な推論検査）を含んでいる。障害の程度にもよるが平均的な実施時間は20〜40分である。最高得点は105点である。妥当性を検討した最初の研究では高い感度と特異度で認知症と健常とを鑑別するカットオフ値は80点とされていた。その後の研究では他の検査と同じく、健常範囲が年齢に従って大幅に変更され、現在は年齢に応じた標準値が利用可能である。たとえば、地域での大きなサンプルで10パーセントタイルの成績は60〜69歳の85点から85〜89歳の65点にまで低下することが示されている。

　CAMCOGはヨーロッパ中の認知症の地域調査で広く使用され、妥当性がもっとも確認され、標準値が定義された比較的長い心理検査である。CAMCOG-Rは多国籍間の共同研究（EURO-HARPID）で使用され、ヨーロッパ中で使用できるように翻訳されてきた。CAMCOGやCAMCOG-Rでは種々の認知症を鑑別するための値は確立されていないが、近年の研究ではパーキンソン病や脳卒中後の認知症における認知機能障害に感度が高いことが示されている。またADとレビー小体型認知症（dementia with Lewy bodies：DLB）とで異なるプロフィールを示す可能性を示唆する証拠が出始めている。

　DRSと比べ、CAMCOGは軽度の認知症により感度が高い可能性がある。またDRSは言語の検査項目がなく描画能力に関する評価がわずかにしか含まれていないので、CAMCOGは主に言語や視空間性の障害を持つ患者の検出がDRSよりも高いだろう。CAMCOGの欠点は簡単に解ける検査項目が比較的少ないことであり、DRSと同様に重症度が中等度の患者での経過観察をするためには役立ちそうにない。

Ⅵ Alzheimer's Disease Assessment Scale（ADAS, Box 6.6）

　ADAS-Cogは認知症治療薬の初期の臨床試験における認知機能に関する主たる転帰の計測法であり、その後新薬の認可に対してアメリカの食品医薬品局が求める2つの主たる転帰尺度のうちの1つとなった。数多くの翻訳が利用可能である。ADAS-CogはRosenらによって3つの認知領域（記憶、言語、行為）を評価できるように作成された。単語リスト学習や呼称のような客観的な評価と、言語や行為に関して観察者が採点する評価とが合わされている。ADAS-CogはBox 6.6に示したような項目を含んでいる。

　ADASの採点は0から70点の幅をもつ誤謬数に基づいており、点が高いほど障害が重度であることを示している。実施時間は30～35分である。他の検査と同様に年齢や教育歴はADAS-Cogの成績に大きな影響を与える。検者間信頼性は高い。治験では広く利用されているが、Cambridgeではあまり多くの経験はない。他の認知症症候群に対する感度は確立されておらず、軽度の認知機能障害に対するスクリーニングにおける有用性には疑問がある。

Box 6.6　Alzheimer's Disease Assessment Scale（ADAS）

```
［見当識］
                                          失点範囲　8点
［言語能力］
　・物品と手指の呼称
　・言語の聴覚的理解、口頭言語能力、自発話における喚語困難の観察者による評価
                                          失点範囲　25点
［記憶］
　・単語リスト学習、再生と単語再認
　・テスト教示の再生能力
                                          失点範囲　27点
［行為］
　構成行為（幾何学図形の模写）と観念運動（誰かに封筒を出す準備をする）
                                          失点範囲　10点
                                          総失点　　70点
```

第7章
Addenbrooke's Cognitive Examination 改訂版と補足検査

　この章ではAddenbrooke's Cognitive Examination（ACE）の改訂版の使用について記述する。この検査はMMSE（Mini-mental State Examination）を包含し、ACEとMMSEの得点を算出する。オリジナルの検査は1990年代に我々のクリニックで開発されたものであり、ACEは認知症の検出に関してはDRS（Mattis Dementia Rating Scale）と同程度であり、かつMMSEよりも優れていることが示されている。鑑別診断の観点から、ACEは初期のアルツハイマー病（Alzheimer's Disease：AD）に感度が高く、前頭側頭型認知症（frontotemporal Dementia：FTD）からADを鑑別し、また意味性認知症（Semantic Dementia：SD）からADを鑑別することが示されてきた。さらに最近の研究では、ACEが大脳皮質基底核変性症（corticobasal degeneration：CBD）や進行性核上麻痺（progressive supranuclear palsy：PSP）といった非典型的なパーキンソン症候群のある患者の評価に役立つことが示されている。CBD、PSPはどちらも独特な認知障害プロフィールが生じる症候群である。ACEは認知症患者から情動障害のある患者を区別するのにたいへん有用である。

　多くの臨床と研究上の経験から長所と短所が明らかになり、検査が改良され、結果としてAddenbrooke's Cognitive Examination改訂版（ACE-R）となった。検査様式の改良で検査の施行が容易になり、内容の改良で異文化間の使用と翻訳を促し、感度も上昇した。たとえば、旧版ACEの呼称項目は天井効果の影響を受けてしまうという一方で、視空間的な部分ではその影響は非常に限定的であった。もうひとつの工夫は3つの異なった代替版A、B、Cが作られたことである。最後に個々の26項目、注意/見当識（18点）、記憶（26点）、語列挙（14点）、言語（26点）、視空間（16点）の5つの認知領域に関する下位得点を算出するようにできている。ACE-Rの最高点は100点である。ACE-Rは施行のための簡単な教示を含んでおり素早い習熟と訓練とが可能で

ある。検査を施行し得点化するのに 12 ～ 20 分（平均 15 分）かかる。感度が高い得点（88 点）のカットオフ値と、特異度は高いが感度が低い得点（82 点）のカットオフ値が推奨されている。

　ACE-R は 40 ヵ国以上で用いられ、現在までに 20 以上の言語で利用されている。許可された版はすべて Frontier website（www.ftdrg.org.）から無料でダウンロードできる。

　この章では採点基準と標準値とともに ACE-R について記述し、そのあとに ACE-R では十分に扱えない領域を検査する「追加の」ベッドサイド検査について提示する。

第7章 Addenbrooke's Cognitive Examination 改訂版と補足検査 | 175

ADDENBROOKE'S COGNITIVE EXAMINATION : ACE-R
Revised Version A (2005)

名前：　　　　　　　　　　　　　　実施日：　　　年　　月　　日
生年月日：　　　　　　　　　　　　検査者名：
カルテ番号：　　　　　　　　　　　最終学校を卒業した年齢：
　　　　　　　　　　　　　　　　　職　業：
　　　　　　　　　　　　　　　　　利き手：

見当識

➤ 教示「今日は…　　日　　曜日　　月　　年　　季節」　　得点：0～5

➤ 教示「ここは…　建物　　階　　市　　県　　地方」　　得点：0～5

記　銘

➤ 教示「今から3つの言葉を言います。私の後で繰り返して言ってください」　　得点：0～3
　　　（Lemon、Key、Ball）
　復唱語「あとでその3つの言葉を尋ねますので、覚えておいてください」
　最初の試行のみ点数化する。（必要ならば3回まで繰り返す）
　記銘に要した試行数　　　回

注意/集中力

➤ 教示「100から7を引いてください」、答えたら7ずつ計5回引き算をするように言う。答えを間違えても続けさせ、回答を記載する。（例：93－84－77－70－63は4点）5回引き算したら止める。（93－86－79－72－65）　　得点：0～5

➤ 教示「WORLDの綴りを言ってください」それから逆順に綴りに言うように求める。　成績のよいほうを採用

記憶─再生

➤ 教示「さきほど覚えていただいた3単語はなんですか？」　　得点：0～3

--------------　--------------　--------------

記憶─前向性記憶

➤ 教示「今から名前と住所を言います。私が言ったあとで繰り返して言ってください。3回言いますから覚えてください。あとで尋ねます」　　得点：0～7
3回目の試行のみ得点化

	第1試行	第2試行	第3試行
Harry Barnes			
73 Orchard Close			
Kingsbridge			
Devon			

記憶─逆向性記憶

➤ 今の首相の名前は　　　　　　　　　　　　　　　　　　　　　　　得点：0～4
➤ 首相であった女性の名前は
➤ アメリカ合衆国の大統領の名前は
➤ 暗殺されたアメリカ合衆国大統領の名前は

Copyright 2000, John R. Hodges

ADDENBROOKE'S COGNITIVE EXAMINATION : ACE-R Version A

語流暢性—文字「P」と動物

> 文字「アルファベットの1文字を言います。その文字から始まる言葉をできるだけたくさん言ってください。人や場所の名前は言わないようにしてください。よろしいですか？ 1分間あります。文字は「P」です」

得点：0〜7

語数	得点
>17	7
14–17	6
11–13	5
8–10	4
6–7	3
4–5	2
2–3	1
<2	0

> 動物「できるだけたくさん動物の名前を言ってください。どんな文字から始まってもかまいません」

得点：0〜7

語数	得点
>21	7
17–21	6
14–16	5
11–13	4
9–10	3
7–8	2
5–6	1
<5	0

流暢性

言語—理解

> 書かれた指示を見せる。

得点：0〜1

Close your eyes

> 三段階命令
「右手にその紙を持ってください。それを半分に折りたたんでください。それを床においてください」

得点：0〜3

言語—書字

> 被検者に文を作って、それを書くように求める。
主語と動詞があれば1点。

得点：0〜1

言語

Copyright 2000, John R. Hodges

ADDENBROOKE'S COGNITIVE EXAMINATION : ACE-R Version A

言語—復唱

➤ 被検者に繰り返すように言う。
　□「Hippopotamus」　□「eccentricity」　□「unintelligible」　□「statistician」
　（全問正答で2点、3問正答で1点、2問正答以下なら0点）

得点：0〜2

➤ 「above, beyond and below」と繰り返すように言う。

得点：0〜1

➤ 「No ifs, ands or buts」と繰り返すように言う。

得点：0〜1

言語—呼称

➤ 以下の絵の名前を尋ねる。

得点：0〜2

得点：0〜10

言語—理解

➤ 上の絵を用いて被検者に尋ねる。
　● 君主制に関係するものを指してください。
　● 有袋類を指してください。
　● 南極でみられるものを指してください。
　● 航海と関係するものを指してください。

得点：0〜4

Copyright 2000, John R. Hodges

ADDENBROOKE'S COGNITIVE EXAMINATION：ACE-R Version A

言語—音読

➤ 以下の単語を読むように言う。（すべて正解した場合のみ1点）

得点：0～1

sew
pint
soot
dough
height

視空間性能力

➤ 重なった五角形：この図形を模写するように言う。

得点：0～1

➤ 透視立方体の線画：この図形を模写するように言う。

得点：0～2

➤ 時計描画：被検者に時計の文字盤を描き、数字と5時10分を指す針を入れるように求める。（得点に関しては手引書参照：すべて正確であれば、円＝1、数字＝2、時計の針＝2）

得点：0～6

Copyright 2000, John R. Hodges

ADDENBROOKE'S COGNITIVE EXAMINATION : ACE-R　Version A

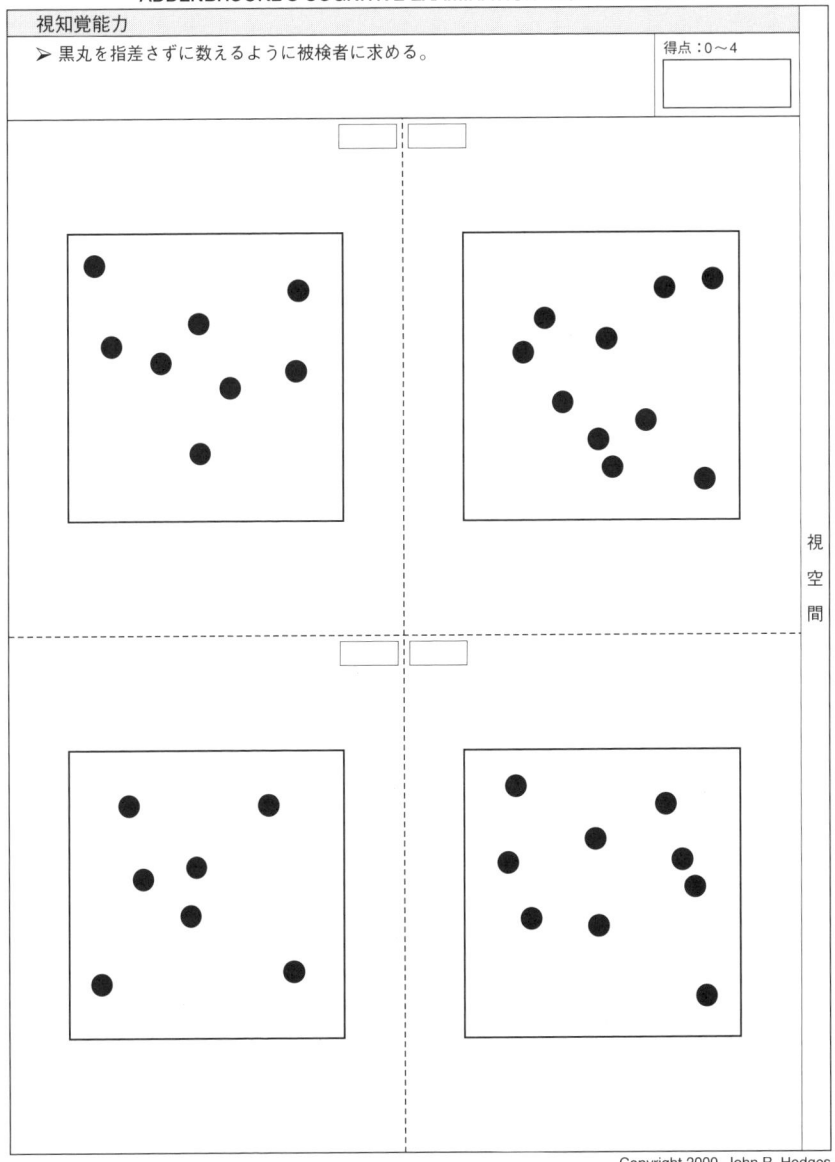

視知覚能力

➤ 黒丸を指差さずに数えるように被検者に求める。

得点：0〜4

視空間

Copyright 2000, John R. Hodges

ADDENBROOKE'S COGNITIVE EXAMINATION：ACE-R Version A

視知覚能力

> 文字を同定するように言う。

得点：0〜4

記憶―再生

> 教示「初めに繰り返した名前と住所を思い出して私に言ってください」

Harry Barnes	---------- ----------
73 Orchard Close	------------
Kingsbridge	---------- ----------
Devon	---------- ----------

得点：0〜7

記憶―再認

> この検査は被検者が1つでも想起に失敗したならば実施する。すべての項目が想起されれば、再認検査を飛ばし得点は5点とする。もし一部だけ想起されたなら右側の網掛けされた欄に想起された項目をチェックする。そして想起されなかった項目について、「はい、それではヒントを言います。名前はX、Y、Zでしたか？」などと言って検査する。再認できた各項目の得点は1点で、想起で得られた得点に加える。

Jerry Barnes	Harry Barnes	Harry Bradford	再生された項目
37	73	76	再生された項目
Orchard Place	Oak Close	Orchard Close	再生された項目
Oakhampton	Kingsbridge	Dartington	再生された項目
Devon	Dorset	Somerset	再生された項目

得点：0〜5

総合得点

	MMSE	/30
	ACE-R	/100

下位得点

	注意/見当識	/18
	記憶	/26
	流暢性	/14
	言語	/26
	視空間	/16

Copyright 2000, John R. Hodges

第7章 Addenbrooke's Cognitive Examination 改訂版と補足検査

ADDENBROOKE'S COGNITIVE EXAMINATION：ACE-R
Administration and Scoring Guide-2006

ACE-Rは5つの認知領域、つまり注意・見当識、記憶、語列挙、言語、視空間性能力について調べる簡易な認知テストである。スコアの合計は100であり、高いスコアであるほど、よりよい認知機能であることを示している。

ACE-Rの実施時間は平均15分ほどである。

手引書は検者が質問と評点法が明確にわかるように作られている。テストをする前に、注意深く読んでおいてほしい。

可能であれば、検者が正解に印をしているのか間違いにバツをつけているかどうかが被検者にわからないように、その項目が終わるまで評点化しないでおく。こうすることで不安を除き、被検者が検査を遂行するのを妨げないようにできる。

見当識　　　　　　　　　　　　　　　　　　　　　　　　　　　　　得点は0〜10

被検者に曜日、日、月、年、季節について尋ねる。各正解につき得点は1点。

病院（あるいは建物）の名前、階数（あるいは部屋名）、市名、県名、地方名について尋ねる。各正解につき1点を与え、反応を記録する。日に関しては前後2日の誤りは許容する。もし被検者の自宅で検査をしているのであれば、その場所の名前、つまりその家の名前（たとえばマンション名など）について尋ね、部屋の名前（キッチンやリビングなど）を尋ねる。平屋建てのケアハウスであれば、その地域の目立つ建物について尋ねる。季節の変わり目には、たとえば8月の終わりに被検者が「秋」と答えた時、「他の季節にするとしたら何ですか？」と尋ね、もし答えが「夏」であれば、1点を与える。2つの季節が移行期にあるからである。もし回答が「冬」や「春」であれば、1点を与えない。

季節：春―3、4、5月；夏―6、7、8月；秋―9、10、11月；冬―12、1、2月

記銘　　　　　　　　　　　　　　　　　　　　　　　　　　　　　　得点は0〜3

被検者にレモン、鍵、ボールという単語を繰り返し、覚えておくように言う。3語をゆっくりと言い、必要ならば繰り返す（最高3回まで）。この3単語をあとで尋ねることを話す。試行回数を記録し、最初の試行のみ得点化する。

注意/集中力　　　　　　　　　　　　　　　　　　　　　　　　　　　得点は0〜5

［計算］
100から7を引くように求める。回答を記録し、その数字から7を引くように尋ね、解答を記録する。これを5回行う。もし間違えたら、得点化するためにそのまま続けさせ、間違った後に続く答えをチェックする。反応を記録する（たとえば、92、85、79、72、65、得点は3点）。

［綴り］
もし被検者が計算課題で間違ったときにこのテストをする。まず'world'の綴りを言わせ、そのあとでそれを逆から綴りを言うよう求める。反応を記録する。

［スペリング課題の得点記録］
◆ 各文字の綴りを正しく言えたら1点。正解はDLROWの順で5点。
◆ 省略や文字の置き換え（近くの文字との置換）、挿入（新しい文字を入れる）、位置の間違い（W、O、R、L、Dの文字の位置を1つ以上移動させる）それぞれにつき1つの誤りとして計算する。

(例（カッコ内は得点））

	省略	置換	挿入	位置の間違い
省略	DLOW (4)			
置換	DOLW (3)	DLORW (4)		
	省略	置換	挿入	位置の間違い
挿入	DLTOW (3)	DLRWWO (3)	DLRROW (4)	
位置の間違い	LOWD (3)	LRWOD (3)	LRWOWD (3)	LROWD (4)

「LRWWOD」といった例では3つの誤りがみられる（LとRは正確なので得点は2点）。WとOの置き換え、余分なWの挿入、Dの位置の間違いを含んでいる。語の最後に同じ文字を1つ以上加えたら、1つの誤りとして計算する（たとえば'LDROWWW'は2つの誤りであり、1つは置き換え、1つは付加）。

正しく計算できるか、正しく文字の綴りを言えればそれぞれ1点とする。よくできたほうのみを得点にする。

再生　　　　　　　　　　　　　　　　　　　　　　　　　　　　　得点は0～3

繰り返し言って覚えるようにいわれた単語を再生するように求める。反応を記録する。各正解につき1点。

前向性記憶　　　　　　　　　　　　　　　　　　　　　　　　　　得点は0～7

以下のように教示する。「今から名前と住所を読みます。それを私が言い終わったら繰り返して言ってください。3回言いますから、それを覚えてください。あとで尋ねます。」もし検者と一緒に繰り返し言い始めたら、全部読み終わるまで待つように言う。

各試行につき反応を記録し、第三試行のみACE-Rの得点に用いる（0～7点）。

逆向性記憶　　　　　　　　　　　　　　　　　　　　　　　　　　得点は0～4

現在の首相、首相であった女性、アメリカ合衆国の大統領の名前と、1960年代に暗殺されたアメリカ合衆国大統領の名前を尋ねる。

それぞれにつき1点。ブレア、サッチャー、ブッシュ、ケネディといった答えが正解。マギー〔Margaret Thatcherの愛称〕といった答えは認めず、名字も尋ねる。

語流暢性　　　　　　　　　　　　　　　　　　　　　　　　　　　得点は0～14

[文字：得点は0～7]

以下のように教示する。「アルファベットの1文字を今からいいますので、その文字から始まる言葉をできるだけたくさん言っていただきます。人や場所の名前は言わないようにしてください。よろしいですか？　1分間です。文字はPです。」

被検者はしつこく同じ語を繰り返すかもしれない。たとえばpay、paid、paysなど。反応の総数として記録し数えるが、最終的な得点としては考慮しない。同様に他の文字から始まる単語などが入っている場合も記録はするが得点に入れない。固有の名前（Peter、Peterborough〔イングランドCambridgeshire州北部の都市〕）は数に入れない。複数形、たとえばpot、potsについては、総数は2、正解は1とする。この検査の最終的な得点を出すにはACE-Rの記録用紙にある表を用いる。

[動物：得点は0～7]

教示は「今からできるだけたくさんの動物の名前を言っていただきます。どんな文字から始まってもかまいません」という。

被検者は単語を繰り返す場合がある。反応総数として記録し数えるが、最終的な得点には入れない。Pから始まる動物名を言うと誤解し、繰り返すかもしれない。必要ならば60秒の間に教示を繰り返す。たとえば、「魚」と言った後で、「鮭」、「鱒」と言う場合、3つを総数として計算し、記録するが、「魚」は正解に含めない（3つの反応のうち2つ、たとえば「鮭」と「鱒」のみを計算に入れる）。しかし、カテゴリーのみ、たとえば「魚」と言って、具体的な典型例が出てこなければ、魚を反応総数と最終的な正反応として計算する。同じことを哺乳動物、爬虫類、鳥、犬の種類、昆虫などにもあてはめる。

言語―理解	得点は0か1

[理解（目を閉じてください）]
　以下のように教示する。「この文を読み、書いてある通りにしてください。」もし被検者が文を声に出して読み、教示に従わなければ、得点は0。

言語―理解	得点は0か3

[理解（三段階命令）]
　以下のように教示する。「この紙を右手に持ってください。半分に折りたたんで、床においてください。」教示が終わるまで紙を持たせないようにする。
　各命令を正しく行えば1点を与える。たとえば紙を持ってたたまずに床に置けば、2点。右手に紙を取って何度かたたみ、机の上に放っておいたら、1点。

言語―書字	得点は0か1

　文を書くように教示する。
　文は主語と動詞を含み、意味がある必要がある。「お誕生日おめでとう」とか「いいお天気」といったものは文としない。何を書くか考えるのが困難な場合は、「今日のような天気はなんといいますか？」などと穏やかに促す。

言語―復唱	得点は0～2

　検者の後に単語を繰り返すように言う。一度に1語ずつ言う。不正確に繰り返した単語に丸をつける。得点に入れるのは最初の試行のみ。反応を記録する。すべての単語が正しければ2点。3つの語が正解であれば1点。正解が2個以下で0点。

言語―復唱	得点は0～2

　文を繰り返すように求める。部分的に正確な復唱、たとえば、'no ifs and buts'、'above below'を正解としない。各文につき1点。

言語―呼称	得点は0～2

[呼称（時計と鉛筆）]
　それぞれの絵を呼称するよう被検者に求める。正答：鉛筆、腕時計か時計。

言語―呼称	得点は0～10

[呼称（動物5、物品5）]
　それぞれの絵を呼称するように言う。正答：ペンギン、錨、ラクダかヒトコブラクダ、樽か

桶、王冠、クロコダイルかワニ、ハープ、サイ、カンガルーかワラビー、アコーディオン。それぞれ1点。

言語—理解	得点は0〜4

[理解]
　読まれた内容と一致した絵を指すよう求める。それぞれ1点。自己修正は認める。

言語—読字	得点は0か1

　単語を声に出して読むよう求める。もし5つの語すべてが正確に読めれば1点。できれば音声記号を用いて間違いを記録する。

視空間性能力	[重なった五角形] 得点は0か1

　五角形は5つの辺と交点をはっきり示していなければならない。

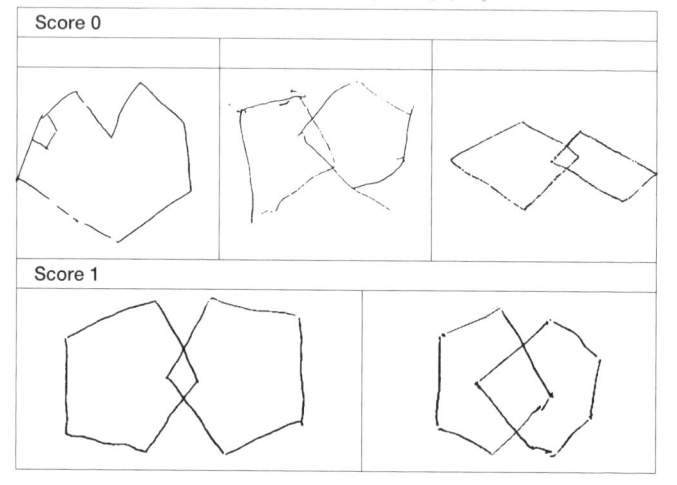

Score 0

Score 1

視空間性能力	[立方体] 得点は0〜2

　立方体は線が12本なければならない＝釣り合いが完全でなくても2点。線が12本より少ないが、一般的な立方体の形が保たれている場合、得点は1点。以下の例を参照。

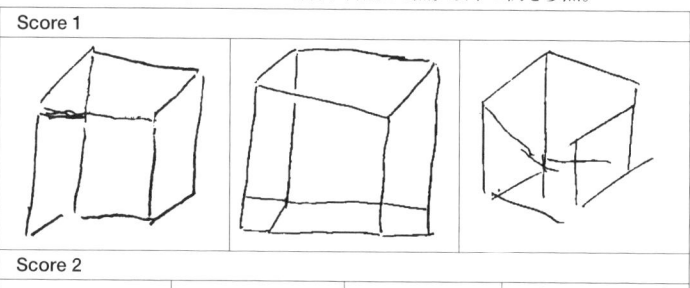

Score 1

Score 2

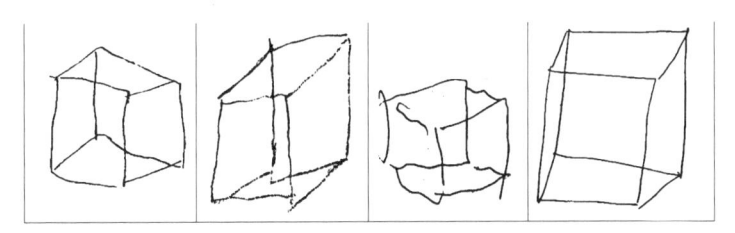

視空間性能力

[時計描画] 得点は0〜5

時計の文字盤を描き、そこに数字を描き込むよう求める。描き終わったときに、5時10分を指す時計の針を描くように言う。

[円]　適当な円であれば最高1点。
[数字]　すべて含まれ、正しく配置されていれば2点。
　　　　すべて含まれるが、配置がよくなければ1点。
[針]　2本ともよく描けていて、異なった長さで正確な数字のところに配置されていれば、2点（どちらが短針でどちらが長針か尋ねてもよい）。
　　　両針とも正確な数字に配置されているが、長さが間違っているときは1点。
　　　〔2本のうち〕1本の針が正確な長さで、かつ正確な数字に描かれている場合は1点。
　　　1本の針しか描かれていないが、正確な数字に配置されている、つまり、'5時10分'で5を指しているような場合は1点。

Score 2	
円 (1)、 1本の針は正確 (1)	円 (1)、 数字はすべて描かれているが、円の中に入っていない数字がある場合 (1)

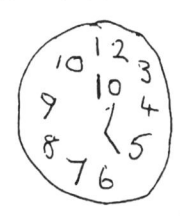

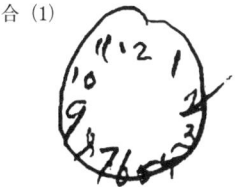

Score 3		
円 (1)、 すべての数字は描かれているが適切に配置されていない場合 (1)、 1本の針は正確に配置 (1)	円 (1)、 すべて数字が描かれているが円内に描かれていない数字がある (1)、 1本の針は正確に配置 (1)	円 (1)、 数字が円内に入っておらず、10が2つある (0)、 両方の針は正確に配置 (2)

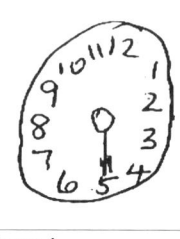

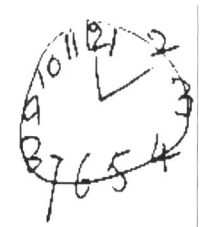

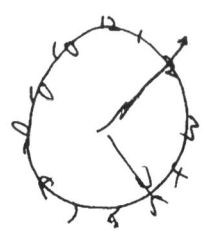

Score 4

円（1）、数字は適切に配置（2）、1本の針は正確に配置（1）	円（1）、すべての数字が描かれているが、適切に配置されていない（1）、両方の針が正確に配置されている（2）	円（1）、数字が正確に描かれている（2）、1本の針は正確（1）

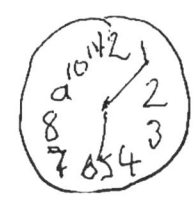

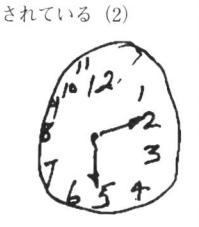

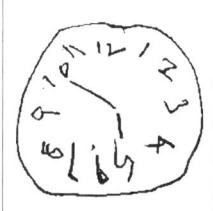

Score 5

円（1）、数字が文字盤の両側に適切に配置されている（2）、両方の針が正確に配置（2）

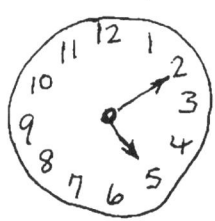

視知覚能力	得点は0～4

[視覚計数]
　被検者には図を指差すことは認めない。正解につき1点。
　正解は上の左側から時計回りに8、10、9、7。

視知覚能力	得点は0～4

[文字同定]
　文字を指差すことを認める。正解につき1点。

正解は上段左側から時計回りにK, M, T, A。

再生　　　　　　　　　　　　　　　　　　　　　　　　　　　　　得点は0～7

[再生]
以下のように言う。「今からあなたが最初に繰り返し言った名前と住所を思い出して言っていただきます。」検査用紙の採点表を用いて、想起された各項目につき1点をチェックし得点とする。

Harry Barnes
73 Orchard Close
Kingsbridge
Devon

(例1a)
Harry Bond	1＋0
78 Orchard Close	0＋1＋1
Kingsbury	0
....	0

得点は3/7

(例2a)
Harry Barnes	1＋1
73 Kingsbridge Close	1＋0＋1
....	0
Devon	1

得点は5/7

(例3a)
Harry Bond	1＋0
33 Kingsbury Way	0＋0＋0
Kingsbridge Close	0＋0
Cambridge	0
Devon	1

得点は2/7

再認　　　　　　　　　　　　　　　　　　　　　　　　　　　　　得点は0～5

[再認―被検者が想起課題において1つ以上の項目の想起ができない場合にのみ実施する]
　この課題は想起できなかった項目を再認させるために実施するものである。もし被検者が名前と住所を正確に想起すれば、このテストは実施する必要がなく、5点を与える。しかし、多くの被検者の想起は部分的であろう。(右側の) 網掛けした欄に正しく思い出した項目をチェックすることからはじめ、そして「ヒントを言います。数字（あるいは忘れた/間違えた項目）はx、y、あるいはzですか？」などと言う。再認できた項目には1点、最高得点は5点。再生できた項目に再認できた項目を加えたものを検査のこの部分についての最終得点にする。

(例1b (例1aに基づく))
　被検者は「Orchard Close」を想起できたので、検者は右側の網掛けした欄にあるその項目をチェックする。検者は次のように尋ねる。

それはJerry Barnes、Harry BarnesかHarry Bradfordですか？	Harry Barnes	1
それは37、73、76？	76	0
それはOakhampton、Kingsbridge、Dartingtonですか？	Kingsbridge	1
それはDevon, Dorset, Somerset？	Dorset	+1
	（Orchard Close）	
	得点は3/5	

（例2b（例2aに基づく））
　被検者は"Harry Barnes""73""Devon"の項目を想起できたので、検者は右側の網掛けした欄にあるそれらの項目にチェックする。検者は次のように尋ねる。

それはOrchard Place, Oak Close, Orchard Closeですか？	Orchard Close	1
それはOakhampton, Kingsbridge, Dartingtonですか？	Kingsbridge	1
		+3
	（Harry Barnes、73、Devon）	
	得点は5/5	

（例3b（例3aに基づく））
　被検者は「Devon」を想起できたので、検者は右側の網掛けした欄にあるその項目をチェックする。検者は次のように尋ねる。

それはJerry Barnes、Harry BarnesかHarry Bradfordですか？	Jerry Barnes	0
それは37、73、76？	37	0
それはOrchard Place、Oak Close、Orchard Closeですか？	Orchard Place	0
それはOakhampton、Kingsbridge、Dartingtonですか？	Oakhampton	0
		+1
	（Devon）	
	得点は1/5	

MMSE	得点は0～30
MMSEの得点は各検査の右側の網掛けした囲みの得点を合計して得られる。	

I 基準となるデータ

　ACEの原版について我々は127人の統制群から基準となるデータを得ており、高い感度と特異度をもった2つのカットオフ値（<88と<82）の使用を薦める。改訂版では異なることも考えられるが、非常に喜ばしいことに178人の外来患者（142人は認知症患者である）と付き添いのボランティア健常被検者63人に施行した時、ほぼ一致した結果が得られた。再び88というカットオフ値は高い感度（0.94）を示したが、特異度は低かった（0.89）。それに対し、82というカットオフ値は低い感度（0.84）だが、特異度は非常に高かった（1.00）。言い換えると、88点以下の患者は器質的な脳疾患があるリスクが高い

が、この高いカットオフ値では偽陽性を引き起こす。逆に82点以下という低いカットオフ値ではすべての認知症患者をほとんど正確に検出するが、初期のアルツハイマー病（偽陰性）例を見逃してしまう。表7.1に認知症の異なった基準率での感度、特異度、陽性適中率（PPV）を示す。表7.2にさまざまな下位得点についてのカットオフを示す。88と82の間の「グレイゾーン」に取り組むために、認知症の可能性に対する尤度比を考案した。表7.3は、ACE-Rのカットオフが88から82に落ちると、認知症でありうる可能性の比率は8.4から100に漸進的に上昇するということを示しており、このことは82という得点が認知症のない患者よりも認知症患者から100倍得られやすいということを意味している。

もともと、ACEの1つの目的は、ADとFTDを鑑別することであった。さまざまな試みの後、我々はこれら2つの疾患における認知障害の相対的バランスを反映する比率得点（VLOM比率）を生み出した。

VLOM比率＝（語列挙と言語）／（見当識と記憶）

旧版と改訂版のACEを用いて、VLOM比率が3.2より大きければ、FTDからAD（74％の感度と85％の特異度）を鑑別するのに最適であることが見出された。それに対して、比率が2.2未満のときはFTDが強く示唆される（感

表7.1 認知症の診断のためにACE-R（とMMSE）の異なるカットオフ値の感度と特異度とそれに対応する認知症の罹患率のさまざまな割合における陽性適中率

| ACE-R cut-off | 感度 | 特異度 | \multicolumn{4}{c}{認知症罹患率における陽性適中率} |
			0.05	0.1	0.2	0.4
88	0.94	0.89	0.31 (1.0)	0.48	0.68	0.85 (1.0)
82	0.84	1.00	1.0 (0.96)	1.0	1.0	1.0 (0.90)

表7.2 年齢ごとのACE-Rの総得点、下位得点についての正常下限（カットオフ値）、これは健常者の平均マイナス2標準偏差を示している

年齢範囲（歳）	教育（年）	ACE-Rの得点	注意/見当識	記憶	語列挙	言語	視空間
50～59	12.7	86	17	18	9	24	15
60～69	12.9	85	17	19	8	21	14
70～75	12.1	84	16	17	9	22	14

表 7.3 異なる ACE-R のカットオフ値での認知症である可能性の尤度比

ACE-Rの得点	認知症の尤度比表
88	8.4
87	11.5
86	14.2
85	18.9
84	27.6
83	52.5
82	100

度58％、特異度95％）。2.2 と 3.2 の間の得点では診断にあまり役立たない。多くのほかのグループが同じような知見を報告しており、VLOM は補助診断に役立つ。

II 特定の症例についての付加的な検査

　我々はACE-Rをとくに記憶や認知障害のための外来場面でよい一般的なスクリーニング検査であると考えているが、疑われる認知機能障害に焦点を絞ったほかの課題を含む検査を補足する必要がしばしばある。認知評価に関しては第5章で記載している。以下は「選択的な領域に焦点を当てるための検査」である。それらの検査が選択されるのは、ACE-Rが前頭葉遂行機能、行為、顔認知などの領域を評価するのに不十分である、あるいは、たとえば失語や失認といった障害の特徴を明らかにするのにさらに検査が必要とされる、といったいずれかの理由による。

1. 遠隔記憶

　遠隔記憶を調べるために、典型的には最近の出来事について患者に尋ねるが、患者の興味と文化的背景に合わせるべきである。イギリスでは以下の項目が評価の指針に有用である。
◆ 最近のスポーツイベント：オリンピック、サッカーワールドカップ、クリケットシリーズなど。

◆王室ニュース
◆総選挙（下院議員の選挙で，5年に1度行われる）
◆政治的スキャンダルと辞職
◆災害：津波，9月11日のツインタワー，Brighton 爆撃
◆戦争：Iraq, Afghanistan、湾岸戦争、Falklands など

2. 前頭葉性の遂行機能

　この本で最初のほうに記述したように，ベッドサイドで遂行機能について調べるのは難しいことが知られている。ACE-Rの語列挙はもっとも鋭敏な部分であるが，前頭葉病変が疑われる患者にはACE-Rの補足がしばしば必要となる。

1) 抽象化：ことわざ理解
◆「転がる石にはコケがつかない」〔＝転石苔むさず〕
◆「料理人が多いとスープがダメになる」〔＝船頭多くして船、山に登る〕
◆「静かな流れは底が深い」〔＝能ある鷹は爪を隠す〕
◆「手中の一羽は藪の中の二羽に値する」〔＝明日の百より今日の五十〕

2) 類似性
　以下の項目のどのような点が似ていますか？
◆みかんとバナナ
◆テーブルと椅子
◆ドレスとスポーツウェア
◆俳句と彫刻
◆賞賛と罰

3) Go/No-Go test
　患者は手を机の上に置き，検者が1回たたくと指を1本上げ，2回たたくときは何もしないでおくように求められる。検者は1回たたく場合と2回たたく場合をランダムな順序にして，机の底面をたたく。

4) 系列運動
◆Luria Three-step Test：手の一連の動き（Fist-Edge-Palm；第5章 p.139

参照）を5回示し、被検者にその一連の動きを繰り返すよう求める。
◆ Alternating Hand Movements Test：手の連続した形を5回示し（初めの手の形：一方の手は指を広げ、もう一方の手はこぶしを握り、そしてその形を反対の手に交替する；第5章 p.139 参照）、それから模倣させる。

5) Cognitive Estimates Test
　このとても有用な課題については補遺に記述する。

3. 言語
1) 発話産出
　主訴が発話や言葉の困難さにあり、ACE-Rでそのような問題が示された患者において、言語をもっと十分に評価することが重要である。患者に図7.1に示すような複雑な情景について口述してもらうのはとても有益である。とくに記録すべきは、発話の速さ、音韻的・意味的誤り、語想起のための休止〔喚語にかかる時間〕、文法的誤りなどである。

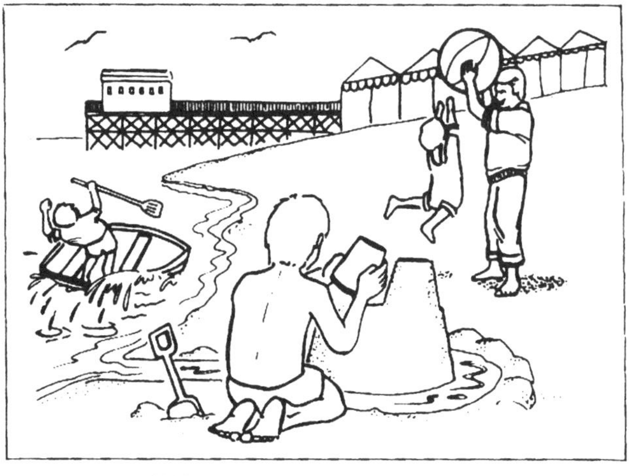

図7.1　海辺の情景
Queen Square Screening Test for Cognitive Deficits から引用した海辺の情景。自発話を引き出すのに用いられる複雑な状況画の例（Elizabeth Warrington 教授の許可を得て転載）。

2) 復唱と定義

　以下は復唱と理解の検査に用いられる多音節語の有用なリストである。音韻処理に障害のある患者は復唱に困難を示すが、語の定義を問われると意味は伝えることができる。それに対して、意味障害のある患者は逆のパターンを示す。つまり、復唱は完全であるが、理解に関しては、たとえば「それは花/動物？」といったあいまいな上位概念で答え、乏しくあるいはぼんやりした理解となる。

◆Caterpillar（いもむし）
◆Antelope（レイヨウ）
◆Chrysanthemum（菊）
◆Stethoscope（聴診器）
◆Encyclopedia（百科事典）

3) 文法/統語の理解

　文法と統語の理解は患者の前に置かれた3つの物品（たとえば、ペン、鍵、時計）を使って検査される。患者は一連の命令に従うように言われ、その命令は徐々に複雑さを増していく。

◆ペンを時計の上においてください。
◆時計をペンで触ってください。
◆鍵を触った後に、ペンを触ってください。
◆鍵に触る前にペンを触ってください。
◆ペンに触って鍵には触らないでください。
◆ペンを時計と鍵の間においてください。
◆時計を手にとってペンを私にください。

　失読のタイプを調べるのに用いられる規則語、例外語、非単語のリストを**表5.5**に示す。

4. 計算

　基本的な算術能力は左角回病変が疑われる患者に検査されるべきであり、意味性認知症（計算はいつも保たれている）をADまたはCBD（計算能力は初期から障害される）から鑑別するのに有益である。第5章で言及する。

5. 行為

観念運動失行、観念失行のための検査はACE-Rに含まれていないが、そのような検査は局所的な左半球病変のある患者だけでなく、PSPやCBDといった認知機能障害と関連した進行性の運動障害のある患者という文脈で追加されるのが重要である。

1) 口部顔面：最初は命令、次に検者の模倣
◆マッチを吹き消す
◆舌をなめる
◆咳払い
◆ストローで吸う

2) 四肢
◆検者によって右手、左手を使って（図5.4参照）実演してみせる意味のない手のジェスチャーの模倣
◆物品を使う物まね（髪をとく、歯を磨く、はさみを使う、かなづちで打つ）：まず命令によって行い、その後で検者の模倣をする。
◆象徴的なジェスチャー（手を振る、敬礼する、おいでおいでをする）：まず命令によって行い、その後で検者の模倣をする。

6. 無視現象

ACE-Rにある描画に加えて、以下の課題を用いて疑われる無視を検査することは有益である。
◆2本のヒナギク：患者に図を模写するように言う（図7.2）。
◆視覚的探索：A4用紙に不ぞろいに配置されたAとBという文字を用いて、患者にすべてのAの文字を抹消するよう求める。
◆線分二等分：患者に長さの異なる直線の真ん中に×をつけるよう求める。

7. 複雑な視知覚能力と相貌失認

ACE-Rの呼称部分の成績は統合型あるいは連合型視覚失認の徴候を示すが、以下の項目は物品の誤った認知と呼称のさまざまな原因を分離する助けとなるであろう（詳細については表7.4参照）。

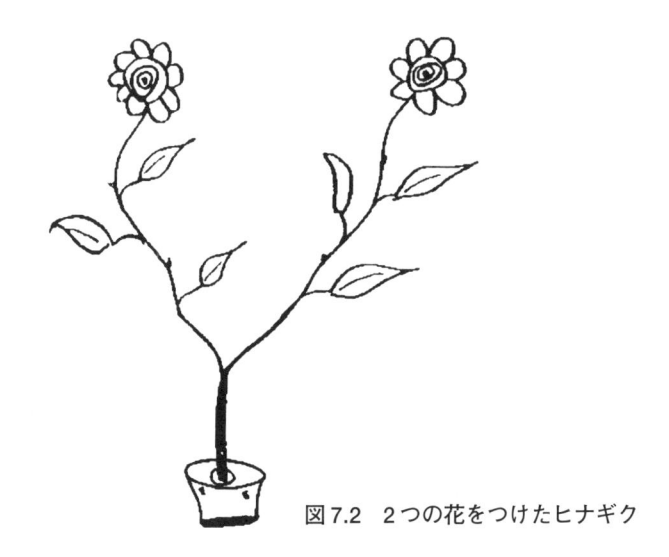

図7.2 2つの花をつけたヒナギク

表7.4 知覚障害、意味障害、喚語困難のある患者に同じ目標語の名前から絵の呼称、絵の記述、知識の産出、言語的記述からの呼称のテストを施行させた時のプロフィール

	知覚	意味	喚語
絵の呼称	×	×	×
記述	×	○	○
名前からの知識	○	×	○
言語的記述からの呼称	○	×	×

×＝障害されている、○＝保たれている

1) 物体失認
◆絵/物品の呼称（誤りのタイプを記録）
◆視覚的に呈示された絵や物品の物理的外観の記述
◆視覚的に呈示された刺激（絵/物品）についての言語的知識
◆言語的記述からの呼称

2) 相貌失認
　もし顔認知の障害が疑われるのであれば、有名人の写真を用いて第5章で詳細に述べられるような以下の項目について検査する。

- ◆顔についての叙述：年齢、性別、表情などについて述べる能力
- ◆顔の同定：患者は正確に人物を同定できるか（たとえば、保守党の女性党首）
- ◆顔の呼称（たとえば、Margaret Thatcher）

第8章 症例提示

　この章では、個々の症例の簡単な病歴を簡潔に提示し、これまでに述べた評価方法やACE-Rの有用性について具体的に提示する。認知機能障害全般にわたった包括的な理解を意図したものではないが、日常診療で目にする重要な病態（アルツハイマー病など）や興味深い神経心理学的症候（相貌失認など）を呈した最近の症例を選んだ。それぞれの病歴の後に認知機能評価や簡潔な鑑別診断を提示、主要な結論を要約し、神経心理学者の介入の要否について示した。

症例1 軽度認知障害

【患者】C.G.、62歳、元教師。
【患者から聴取した病歴】1～2年前から近時記憶に関する問題が増えてきた。エピソード記憶の障害が示唆された。注意機能は良好で意味記憶は保たれていた。日常生活動作に問題はなく、うつの特徴もない。
【家族から聴取した病歴】患者が何度も同じ話を繰り返したり、重要なイベントを何度か忘れたりしていると確認された。日常生活動作は保たれていた。
【既往歴】なし。
【家族歴】母が80歳代で認知症。
【身体所見】異常なし。
【認知機能評価】
1）全般的観察
　　適切かつ正常な印象。

2）ACE-R
i）見当識と注意
　日付の間違いのみ。注意機能は正常。
ii）記憶
　前向性記憶：名前と住所の記銘テスト；即座に記銘可能。
　再生・再認：再生不能。再認の成績は3/5と改善。
　逆向性記憶：正常。
　MMSE単語再生：3単語とも再生不能。
iii）流暢性
　語頭文字「P」では13個（得点＝5）と良好であったが、動物では2つ保続が見られ、正答数8個（得点＝2）と低下していた。
iv）言語
　自発話：正常。
　呼称：すべて正常（12/12）。
　復唱：正常。
　理解：正常。
　読字：正常。
　書字：適切な文章の書字が可能。書字障害なし。
v）視空間と知覚
　正常。

症例1：認知機能検査の得点

	得点	満点
注意と見当識	17	18
記憶	15	26
流暢性	7	14
言語	26	26
視空間と知覚	16	16
ACE-R 総得点	81	100
MMSE 総得点	26	30

【検査結果】
　MRI画像：正常。

【鑑別診断】
◆軽度認知障害（Mild Cognitive Impairment：MCI）
◆他の原因による健忘（コルサコフ症候群など）
◆うつ状態

【結論】この患者は「器質的」な症候を呈し，家族によって確認された．何度も同じ話を繰り返すことが特徴的であった．うつを示す兆候は見られなかった．認知機能スクリーニングテストからは重要な病的逸脱が示唆される．この患者の場合，正式な神経心理検査が必要である．FDG-PET検査では後部帯状回の明らかな集積低下が示された．患者は3年後，より明らかなアルツハイマー型認知症〔の病像〕へと進行した．

|Note|

上記MMSEは正常範囲であるが，三単語の再生の減点が非常に重要である．ACE-Rでは健忘と軽微なカテゴリー流暢性の障害が検出された．MCIではこのような結果がよく見られる．

症例2 早期アルツハイマー病

【患者】R.P.、50歳、農家・主婦業。
【患者から聴取した病歴】記銘力障害を自覚していたが，日記やメモなどを多用することで他人に悟られないようにしていた．集中力や一般的知識は保たれていた．うつ病の特徴は見られなかった（趣味や活動性は保たれ，睡眠障害を伴わない，など）．病歴聴取では，最近の個人的な出来事や最近の社会的な出来事などの情報は明らかに欠落していた．
【家族から聴取した病歴】2、3年の間に徐々に物忘れが進行し，とくに新しい情報について顕著であり，話を繰り返す傾向がある．逆向性記憶の障害は明らかではない．言語機能や実生活上の技能は保たれていたが，家事や問題解決能力には，いくらか問題があった．操作が複雑な家電を使いこなすことができなくなった．意欲の減退以外には人格変化や行動の変化は見られない．
【既往歴】なし．
【家族歴】母親が50歳代で認知症を発症し10年後に死亡．診断は不明．
【身体所見】異常なし．

【認知機能評価】
1) 全般的観察
　正常。適切に振る舞う。気分障害もなし。
2) ACE-R
i) 見当識と注意
　日付・曜日の間違い、建物の間違い。Serial 7's や WORLD 逆唱で1点減点。
ii) 記憶
　障害あり。
　前向性記憶：名前と住所の記銘テスト；正常に記銘され、一回の試行で7/7正答。
　再生・再認：名前・住所の遅延再生はきわめて悪かった（0/7）が、再認では成績が改善し、4つの要素について正確に同定できた。
　逆向性記憶：2項目について減点された。
　MMSE 単語再生：3つの単語のうち1つも再生されなかった。
iii) 流暢性
　軽度減少。
　語頭文字Pでは16語表出されたが、13語のみ正解（得点＝5点）であった。動物は8語（得点＝2点）。
iv) 言語
　自発話：流暢かつ正確な発音、正常な構文で話し、錯語もない。
　呼称：10/12（サイをカバと呼称。アコーディオンには「知らない」と反

症例2：認知機能検査の得点

	得点	満点
注意と見当識	14	18
記憶	13	26
流暢性	7	14
言語	23	26
視空間と知覚	11	16
ACE-R 総得点	68	100
MMSE 総得点	23	30

MMSEは認知症の基準の上限値である。
見当識と再生で減点された。

応)。
　　復唱：正常。
　　理解：正常。
　　読字：正常。
　　書字：自発的に正常な文章を作成。
v) 視空間と知覚
　　五角形や立方体の模写は拙劣であった。時計描画の構成も拙劣であった(3/5)。視知覚課題（点の計数や断片化された文字の判読）は正常であった。

【検査結果】
1) MRI画像
　　冠状断で海馬の萎縮が見られた。(CTは撮影していないが恐らく正常であったと思われる。)
2) SPECT画像
　　両側の側頭-頭頂領域の血流低下を認めた。

【鑑別診断】
◆ 早期アルツハイマー病（Alzheimer's disease ： AD）（第2章 p.41参照）
◆ 健忘症候群（第1章 p.16参照）
◆ うつ病性仮性認知症（第2章 p.55参照）

【結論】本患者は早期ADの典型的な特徴を呈し、とくにエピソード記憶を侵す重度の健忘状態であった。記憶以外の認知機能はおおよそよく保たれていたが、診断の手がかりとなったのは語想起の数が少なかった（とくに動物で少なかった）ことと軽度の呼称障害と視空間性能力の低下である。うつ病性仮性認知症の除外は重要であるので、感情障害を思わせる何らかの兆候がある場合は精神科医の意見を求めるべきである。その場合、正式な神経心理学的評価は精神疾患の徴候がないのなら、任意に行ってもよい。発症年齢は通常ならもっと若いが、若年発症である場合や認知症の家族歴があれば、家族性AD（もっとも頻度が高いのはプレセニリンⅠ遺伝子異常）の可能性が増大するであろう。

Note
◆ アルツハイマー病の初期ではしばしば病識は保たれる。
◆ MMSEでは認知症の基準をわずかに下回るのみであったが、ACE-Rでは認知機能障害は明らかであった。

- 正式な神経心理学検査から注意・遂行機能や語義の障害などより広汎な領域の障害が確認された。
- 遺伝子検査やカウンセリングの必要性も示唆された。

症例3 中等度アルツハイマー病

【患者】A.B.、75歳、元雑役夫。
【患者から聴取した病歴】障害の自覚はなかったが、記憶に関する問題については本人が考えているよりも良くなかった。
【家族から聴取した病歴】2、3年前から徐々に記憶低下が出現、現在では新しいことを覚えていられなくなった。いつも同じ話ばかりを繰り返す。最近の出来事をあまり把握できず、まるで「過去を生きている」ようであった。料理などの家事や、とくにガーデニングなどの趣味もうまくできなくなった。金銭管理ができなくなり、一人では買い物に行けなくなった。会話内容も乏しくなり、喚語困難も出現した。社会的技能や人格は保たれたが、最近では無感動になり、少し怒りっぽくなった。最初はいくらか病識が保たれていたが、今ではほとんど障害の自覚がない。
【既往歴】なし。
【家族歴】なし。
【身体所見】異常なし。
【認知機能評価】
1) 全般的観察
　病歴聴取や雑談の様子から、著明な健忘と注意障害、言語の問題が明らかになった。
2) ACE-R
i) 見当識と注意
　時間の失見当（曜日や月、日にち、年）と場所の詳細についての見当識障害を認めた。Serial 7'sやWORLD逆唱の成績が低下していた。
ii) 記憶
　前向性記憶：名前と住所の記銘テスト；記銘が悪く、3回目の試行でも4項目しか覚えなかった。
　再生と再認：自発的にはまったく想起できず、再認も障害されていた

(1/5)。
　逆向性記憶：有名人の名前をまったく言えなかった。
　MMSE 単語再生：3 単語とも再生不能。
iii) 流暢性
　成績は低下していた。「P」から始まる単語は5個（得点＝2）、動物は4個（得点＝0）であった。
iv) 言語
　自発話：途切れがちで、ときどき言葉を選ぶのに時間がかかった。
　呼称：障害されていた（6/12）。間違いの中には迂遠表現（碇に対して「船に付いているもの」）や語性錯語（サイをカバと呼称）が見られた。
　復唱：1単語では可能であったが文章の復唱は困難であった。
　理解：2個間違いが見られた。
　読字：正常。
　書字：短いが文法的に正しい文章を書くことができた。
v) 視空間と知覚
　五角形や立方体の模写ができず、時計描画も悪く、計数で2ヵ所間違えた。

症例3：認知機能検査の得点

	得点	満点
注意と見当識	9	18
記憶	5	26
流暢性	2	14
言語	18	26
視空間と知覚	10	16
ACE-R 総得点	44	100
MMSE 総得点	16	30

MMSEでは「標準値」をかなり下回り、見当識のほとんどの項目、三単語の再生、五角形模写での減点であった。

【検査結果】
　MRI画像：全般性皮質萎縮と脳室の拡大が見られた。
【鑑別診断】
◆AD

◆他疾患による認知症
【結論】認知機能評価から、記憶、言語、抽象的思考、構成能力の障害は明らかであった。これらは中等度に進行したADに典型的な特徴といえる。このような例では正式な神経心理学的評価は不必要である。

> Note
> ◆ 重篤な認知機能障害にも関わらず、社会的行動や人格は保たれていた。

症例4 うつ病性仮性認知症

【患者】D.A.、67歳、元店員。
【患者から聴取した病歴】記憶力の低下と集中力の低下を自覚、うつの諸症状を否認したが、早朝覚醒を伴う睡眠障害、やる気の喪失、家庭・家族への関心の喪失はあると認めた。
【家族から聴取した病歴】6ヵ月前までは何の問題もなかった。その後急激に記憶も衰え、人も変わったようで無気力、無関心になった。食欲も低下し、よく眠れないようだ。文句ばかり言って、怒りっぽくなった。マイナス思考にとらわれている。
【既往歴】「神経衰弱」として15年前に入院治療されたことがある。
【家族歴】母、妹にうつ病の既往あり。
【身体所見】異常なし。
【認知機能評価】
1) 全般的観察
　視線をあわせようとせず、単調な話しぶりで、簡単に回答をあきらめ、「知らない」といった反応が多い。
2) ACE-R
i) 見当識と注意
　日にち以外の見当識は保たれたが、serial 7's、WORLD逆唱が困難（得点＝2）であった。
ii) 記憶
　前向性記憶：名前と住所の記銘テスト；名前や住所の記銘に時間がかかった。

再生と再認：再生は障害されていた（2/7）が、再認は問題なかった。
　逆向性記憶：正常。
　MMSE単語再生：3単語のうち1つしか再生されなかった。
ⅲ）流暢性
　語頭文字「P」では8個（得点＝4）、動物では10個（得点＝3）と減少していた。
ⅳ）言語
　自発話：正常な形式と内容であった。
　呼称：全問正解。
　復唱：問題なし。
　理解：正常。
　読字：正常。
　書字：正常。
ⅴ）視空間と知覚
　立方体模写が軽度障害されていた以外、ほぼ正常。

症例4：認知機能検査の得点

	得点	満点
注意と見当識	14	18
記憶	20	26
流暢性	7	14
言語	26	26
視空間と知覚	15	16
ACE-R 総得点	82	100
MMSE 総得点	23	30

MMSEでは見当識と単語再生での減点。

【検査結果】
　MRI画像：正常。
【鑑別診断】
◆うつ病性仮性認知症（第2章 p.55 参照）
◆認知症、とくに皮質下認知症（第2章 p.38 参照）
【結論】この患者の診断の鍵となったのは比較的急激な発症の仕方や、うつの

生物学的特性（睡眠や食欲）、生活上の興味の喪失とうつの家族歴であった。
　その後患者は抗うつ薬を投与され、治療によく反応した。正式な神経心理検査や精神科的評価が明らかに必要なケースである。

|Note|
- ◆ MMSEは「認知症」の基準の境界であった。
- ◆ 注意と自由再生は障害されたが、再認は良好であった。
- ◆「知らない」といった反応が多く見られた。

症例 5　行動障害型前頭側頭型認知症

【患者】F.M.、64歳、建設業自営。
【患者から聴取した病歴】まったく問題点についての自覚はなく、症状を直接指摘されても、そのことを否認した。
【家族から聴取した病歴】1、2年前から徐々に性格変化が進行し、やる気を喪失、判断力が低下し、突飛な感情の揺れが見られ、障害のある息子への思いやりを欠くようになり、不適切でだらない冗談を飛ばすようになった。夫婦間の諍いが増え、カウンセラーへ紹介された。一般開業医の簡単な心理検査では明らかな障害を認めなかった。
【既往歴】なし。アルコール多飲もなし。
【家族歴】母が50歳代後半で認知症を発症し精神病院で亡くなった。
【身体所見】前頭葉解放徴候（口尖らし反射、手掌頤反射、把握反射）が陽性。嗅覚は保たれ、視神経乳頭も正常であった。
【認知機能評価】
1）全般的観察
　連れてこられた理由もわからず、また関心も示さなかった。女性職員に対して、みだらで不適切な発言が見られた。
2）ACE-R
ⅰ）見当識と注意
　時間と場所の見当識は良好であった。Serial 7's、WORLD逆唱では2ヵ所違いがあった（2/5）。

ⅱ）記憶

　前向性記憶：名前と住所の記銘テスト；記銘に時間がかかったが3回で7/7記銘。

　再生・再認：自発再生は5/7（軽度障害）であったが再認は全問正答した。

　逆向性記憶：誤謬なし。

　MMSE単語再生：3単語とも再生可能。

ⅲ）流暢性

　障害あり。語頭文字「P」の単語は2個（得点＝0）、動物は6個（得点＝1）であった。

ⅳ）言語

　自発話：正常な形式と内容であった。

　呼称：全問正解。

　復唱：正常。

　理解：障害なし。

　読字：正常。

　書字：書字内容は検査場面に不適切（「あなたは可愛い女性です」）ではあったが、それ以外には正常な文章であった。

ⅴ）視空間と知覚

　時計描画では軽度の構成障害が見られた。

3）追加のベッドサイド検査

　ことわざの解釈ができず、〔時間や重さ、大きさなど〕数量の見積りもできなかった。

症例5：認知機能検査の得点

	得点	満点
注意と見当識	16	18
記憶	23	26
流暢性	1	14
言語	26	26
視空間と知覚	14	16
ACE-R 総得点	80	100
MMSE 総得点	29	30

【検査結果】
1) MRI 画像
　軽度の前頭葉萎縮と側脳室前角の拡大を示した。
2) SPECT 画像
　両側前頭葉の著明な血流低下を認めた。

【鑑別診断】
　前頭葉の障害をきたす原因
◆前頭側頭型認知症（Frontotemporal dementia：FTD）（ピック病）
◆前頭葉下〔嗅溝〕髄膜腫
◆頭部外傷の後遺症
◆アルコール関連認知症
◆ハンチントン病 Huntington's disease
◆基底核変性をきたす他の疾患

【結論】上記の経過は典型的な進行性の前頭葉機能障害であり、本例では前頭側頭型認知症（ピック病）によるものと判明した。ベッドサイドの検査では認知機能障害（数字の逆唱や流暢性の低下、抽象的概念の障害）を比較的軽微でとらえにくいため、正式な神経心理学的評価が必須である。家族歴を見れば同一家系内には類症の者がいるかもしれない。

|Note|
◆介護者など身近な観察者からの病歴がもっとも重要と言える。
◆MMSE ではほぼ満点であった。
◆ACE-Rの得点は境界値だが、流暢性の低下はこの疾患を示唆する特徴である。

症例 6　進行性非流暢性失語症

【患者】P.B.、70歳、元会社役員。
【患者から聴取した病歴】ここ5年間のうちに、発音が歪んでくるなど、会話能力が次第に減退してきた。ついには、皆の前で話すことはおろか、友人や家族と会話することも困難になってきた。電話を使えなくなった。文章を書くことにも問題がある。

【家族から聴取した病歴】上記の病歴が確かめられた。非言語的能力は保たれているようであった。ゴルフや車の運転、買い物、日曜大工などもこなすことができる。最近では、理解力に問題が生じてきている。
【家族歴】なし。
【既往歴】なし。
【身体所見】軽度の口部顔面失行（指示に応じた咳払いや舌打ちができない）以外には所見なし。
【認知機能評価】
1）全般的観察
　明らかに言語表出の困難さに苛立っていたが、社会適応は適切であった。
2）ACE-R
i）見当識と注意
　満点。
ii）記憶
　前向性記憶：名前と住所の記銘テスト；音韻的短期記憶の障害のため復唱がうまくできず、最終的に3/7点しか得点できなかった。
　再生・再認：障害されていた（3点）が、再認はかなり良好であった（4/5点）。
　逆向性記憶：正常。
　MMSE単語再生：3つの単語すべてを想起できた。
iii）流暢性
　著明に低下していた。語頭文字「P」では5個（得点＝2点）、動物では9個（得点＝3点）であった。
iv）言語
　自発話：吃音、音韻の誤りや中断による歪みが見られた。総じて発話量はかなり少ない。
　呼称：音素的な誤りによる、軽度の障害があった（8/12）。
　復唱：音節数の多い語は復唱できないが、その語の意味はわかっていた。文章の復唱課題はどちらも達成できなかった。
　理解：単語の理解や概念の理解も正常であった。
　読字：不規則変化の単語を読むことができなかった（表層性失読）。
　書字：正常な文章構成と綴り。

v）視空間と知覚
描画は完璧で、視知覚機能検査はすべてパスした。

症例6：認知機能検査の得点

	得点	満点
注意と見当識	18	18
記憶	14	26
流暢性	3	14
言語	15	26
視空間と知覚	16	16
ACE-R 総得点	66	100
MMSE 総得点	29	30

【検査結果】
1）MRI 画像
　左シルビウス裂周辺の軽度の萎縮を認めた。
2）SPECT 画像
　左前頭側頭葉の血流低下が著しかった。
【鑑別診断】
◆進行性非流暢性失語症（Progressive Non-Fluent Aphasia：PNFA）（第2章 p.52 参照）
◆脳卒中、脳腫瘍や他の空間占拠性病変
【結論】言語表出が徐々に失われ、比較的理解が保たれるといった臨床像はこの型の前頭側頭型認知症に特徴的である。実際の日々の生活上の能力は保たれ、非言語性の記憶や視空間性能力に異常を認めないことから、AD や脳血管性認知症での失語とは一線を画す。この言語障害の性質（すなわち音韻と構文の障害）は、意味性認知症（Semantic Dementia：SD）で見られるものとも異なる。正式な神経心理評価によって、非言語性の一般的知的能力が正常であることを確認する必要がある。ただし、遂行機能の軽度の障害は PNFA ではよく見られる。

Note
◆ベッドサイドでの評価では言語性記憶を正確に評価できないため、記憶

も同様に障害されているという誤った結論が導かれるかもしれない。
◆ 数唱は音韻操作の障害のため低下した。
◆ 口舌顔面失行が存在した。
◆ 他の〔病型の〕前頭側頭葉型認知症の患者と比べ発症年齢が若干高い。

症例7 意味性認知症

【患者】J.L.、50歳、電気工。
【患者から聴取した病歴】1年前から「言葉の記憶が失われ」、人の名前や場所、物の名前を思い出せなくなった。60年代の音楽の大ファンであったが、好きなバンドのメンバーの名前を思い出せなくなった。
【家族から聴取した病歴】1年ほど前から喚語困難が進行し、最近は理解の障害が出てきた。とくに日常あまり用いない単語の理解が悪い。たとえば、食べるものの名前を理解するのが困難なためにメニューを見て注文することができなくなった。日々の出来事の記憶は良好で日常生活も以前と変わりないが、次第に行動が固定化し何度も同じものばかりを食べることが多くなった。
【既往歴】なし。
【家族歴】なし。
【身体所見】異常所見なし。
【認知機能評価】
1）全般的観察
　会話は流暢、自伝的記憶も良好。社会適応も適切であった。
2）ACE-R
 i）見当識と注意
　見当識は完璧、注意も誤りなし。
 ii）記憶
　前向性記憶：名前と住所の記銘テスト；学習が早く、3回までに 7/7 記銘。
　再生・再認：再生は非常に悪かった（1/7）が、再認はそれに比べて良かった（4/5）。
　逆向性記憶：有名人4人のうち2人の名前を言えなかった。
　MMSE 単語再生：3つのうち1つしか再生できなかった。

iii) 流暢性

障害あり。語頭文字「P」では10語（得点＝4点）、動物では7語（得点＝2点）であった。

iv) 言語

自発話：流暢で、音韻や文法も正常だが、時に喚語困難があり「thingee」など語の代用が見られた。

呼称：障害を認めた（6/12）。しかし親近性効果あり（つまり、腕時計やペンなど日常接する機会の多いものは呼称できたが、ラクダ、錨、ハープ、樽、アコーディオン、クロコダイルなどは呼称できなかった）。

復唱：誤りなし。しかし単語の意味を答えることはできなかった。

理解：障害あり（例；「nautical〔航海の〕って何ですか？」）。

読字：表層性失読（soot〔sút〕、pint〔páint〕、dough〔dóu〕などを規則的に発音した）。

書字：正常。

v) 視空間と知覚

問題なし。

症例7：認知機能検査の得点

	得点	満点
注意と見当識	18	18
記憶	16	26
流暢性	6	14
言語	16	26
視空間と知覚	16	16
ACE-R 総得点	72	100
MMSE 総得点	28	30

【検査結果】

1) MRI画像

左側頭葉前方部の萎縮を認めた。

2) SPECT画像

側頭葉の非対称性の血流低下が顕著であった。

【鑑別診断】
　以下の疾患による側頭葉機能不全
◆FTD
◆AD
◆外傷後側頭葉損傷
◆単純ヘルペス脳炎

【結論】呼称や語流暢性、語の理解と相貌認知の障害は意味記憶の破綻に伴って生じる。本例ではSDとして知られる側頭葉の進行性限局性萎縮によるものであった。意味記憶の障害は、エピソード記憶の障害が強く視空間認知の問題が明らかになる中等度アルツハイマー病でも起こる。

|Note|
- ◆ 深刻な意味記憶の障害にも関わらず、MMSEでは認知症のカットオフより良かった。
- ◆ 表層性失読はSDでは一貫して認められる。
- ◆ 注意や見当識、視空間性能力は保たれている。
- ◆ 言語性記憶の成績が悪いことからADと誤診される恐れがある。
- ◆ 初期の行動変化はSDでは典型的である。

症例 8　進行性の相貌失認と人格変容
（右側頭葉優位の前頭側頭型認知症）

【患者】S.E.、60歳、元鉄道職員。
【患者から聴取した病歴】3年ほど前から徐々に人と会ってもその人とわからなくなった。最初はそれほど親しくない友人だけであったが、最近ではかなり親しい友人もわからなくなった。
【家族から聴取した病歴】上記患者の訴えが確認され、また同時に患者の日常の（エピソード）記憶がたいへん良いことが確認された。加えて、徐々に性格が頑固で冷酷になってきた。意欲が失われ、宗教的なものに心を奪われるようになった。
【既往歴】なし。
【家族歴】類症なし。

【身体所見】異常なし。
【認知機能評価】
1）全般的観察
　非常に話し好きではあったが、奇妙な感情の平坦さが見られ、相手と交代で会話をするのが困難であった。
2）ACE-R
i）見当識と注意
　見当識は時間・場所とも正常であった。注意も正常。
ii）記憶
　前向性記憶：名前と住所の記銘テスト；3施行のうちに記銘できた。
　再生・再認：〔再生は〕4/7と少なかったが、再認は比較的良かった（4/5）。
　逆向性記憶：現在の首相の名前のみ回答できた。
　MMSE単語再生：3単語とも再生可能。
iii）流暢性
　若干減少し、語頭文字「P」では13個（得点＝5）、動物では正答数10個（得点＝3）であった。
iv）言語
　自発話：正常な構文と内容であった。
　呼称：正常範囲内であった（11/12）。
　復唱：単語も文章も正確。
　理解：2問不正解であった（2/4）。
　読字：正常。
　書字：正常。
v）視空間と知覚
　描画は正常、視知覚機能も正常であった。
3）追加ベッドサイド検査
　有名人（ダイアナ妃）の顔について呼称も認識もできなかっただけでなく、名前を教えられてもその人に関する情報を答えることができなかった。このことは、右側頭後頭葉梗塞後の相貌失認に見られるような顔に特異的な認知の喪失とは違い、多様式にわたる意味が失われていることを示唆している。

症例8：認知機能検査の得点

	得点	満点
注意と見当識	18	18
記憶	20	26
流暢性	8	14
言語	22	26
視空間と知覚	15	16
ACE-R 総得点	83	100
MMSE 総得点	30	30

【検査結果】
1) MRI 画像
　右側頭葉前方が顕著に萎縮していた。
2) FDG-PET
　両側側頭葉の低代謝が確認された（右＞左）。

【鑑別診断】
　相貌失認の原因（第3章 p.97 を参照）
◆ 右側頭葉優位型前頭側頭葉変性症
◆ 単純ヘルペス脳炎
◆ 後大脳動脈領域梗塞
◆ 一酸化炭素中毒

【結論】顔認識の困難さ（相貌失認）の訴えから右側頭葉の機能不全が疑われた。ベッドサイド検査は顔の認識の障害の根底にある意味記憶の喪失を示す。障害をはっきりさせるために、正式な神経心理評価が必要である。この症例では人や建物の失認に加えて、非言語性記憶の障害が明らかになった。またこの疾患で見られる社会的行動様式や感情の特徴的な変化も認められた。

Note
◆ 右側頭葉の機能をベッドサイドで評価するのは困難である。
◆ 重篤な相貌失認にもかかわらず、構成能力（頭頂葉機能に立脚）は正常。
◆ 右側頭葉の損傷は人格変化と関係する。

症例 9 大脳皮質基底核変性症

【患者】C.S.、60歳、美容師。
【患者から聴取した病歴】12ヵ月ほどで手が不器用になり、はさみを上手に使えなくなり、他にも手の細かな作業が難しくなった。書字、綴りの問題が見られるようになった。言葉もうまく出ず歩行もやや遅くなった。転倒は見られない。
【家族から聴取した病歴】患者からの病歴どおりだが、加えて「考えが遅く」なり複雑な状況に対処できなくなった。
【既往歴】なし。とくに血管危険因子もなし。
【家族歴】なし。
【身体所見】多少表情に乏しく、左右非対称性に筋強剛が見られた（右＞左）。両側の把握反射と口尖らせ反射が陽性。失行が著明に見られ（以下参照）、年齢のわりに歩行も遅く、右手の腕振りが低下していた。
【認知機能評価】
1) 全般的観察
　　早期の発話出力の障害。情緒の異常はなく、社会的に適切な態度。
2) ACE-R
i) 見当識と注意
　　時間の見当識は正常。場所について1つ間違いが見られた。
ii) 記憶
　　前向性記憶：名前と住所の記銘テスト；記銘障害（3回目で5/7記銘）。
　　再生・再認：再生は少なかった（3/7）が、再認では改善（3/5）した。
　　逆向性記憶：2問不正解。
　　MMSE単語再生：3つの単語ともすべて再生できなかった。
iii) 流暢性
　　少なく、語頭文字「P」では6個（得点＝3）、動物では8個（得点＝1）。
iv) 言語
　　自発話：努力性で小声。喚語困難のため会話が途切れがちであった。
　　呼称：多少障害あり（8/10）。
　　復唱：音節数の多い単語や文章を復唱することができなかった。
　　理解：正常。
　　読字：正常。

書字：文章を書くことはできたが、文字の形態が崩れ、綴りの間違いも認めた。
v) 視空間と知覚
　強く障害されていた。五角形や立方体を模写することができなかった。時計の文字盤の構成も悪かった（3/5）。また文字同定や視覚計数も悪かった。
3) 追加ベッドサイド検査
　失行が著明で、無意味動作を真似ることができず、とくに右手で悪かった。意味のあるジェスチャーでは障害が軽く、模倣の成績も改善した（観念運動〔失行〕）。軽い口部顔面失行も認められた。他人の手兆候は明らかではなかったが、検査中に検者の手に近づけようとする傾向が見られ、自分で制することができなかった。

症例9：認知機能検査の得点

	得点	満点
注意と見当識	16	18
記憶	14	26
流暢性	4	14
言語	21	26
視空間と知覚	7	16
ACE-R 総得点	62	100
MMSE 総得点	24	30

【検査結果】
1) MRI 画像
　軽度の前頭頭頂葉萎縮（左＞右）。
2) SPECT 画像
　両側の前頭頭頂葉領域の血流低下が著明に認められた。
【鑑別診断】
◆大脳皮質基底核変性症（Corticobasal Degeneration ： CBD）
◆進行性核上性麻痺（progressive supranuclear palsy ： PSP）
◆レビー小体型認知症（dementia with Lewy bodies ： DLB）
◆血管性認知症
【結論】非対称性のパーキンソニズムと失行、認知機能障害が伴うのは CBD

に特徴的である。患者は著明な非流暢性失語や人格変化を呈することもありうる（第2章 p.47 参照）。MRIではあまり特異的な所見は見られず、進行はしばしば速い。

> Note
> ◆ 錐体外路症状と皮質局所症状とが混在していた。
> ◆ 構成障害は、失行だけでなく認知の障害にもよるものかもしれない。
> ◆ 書字の障害と軽い音韻の障害は典型的である。
> ◆ 無意味動作の模倣は典型例では意味のあるジェスチャーよりもかなり悪い。
> ◆ MMSE得点とACE-R得点には著明な乖離があった。

症例 10 進行性核上性麻痺

【患者】75歳、元教諭。
【患者から聴取した病歴】2年ほど前から歩行が不安定になり、何度も、何の誘引も無く転倒を繰り返す。全体的に動作が遅くなり、字を読んだり階段を下りたりするのが困難になってきた。
【家族から聴取した病歴】身体に関する病歴は確認されたが、それに加えて無為になり自発的な会話が少なくなった。物忘れも多少あり。他には人格変化など見られない。
【既往歴】なし。
【家族歴】なし。
【身体所見】目を見開いた顔貌、軽度の頸部後屈を認めた。眼球運動はとくに垂直方向で制限があったが、頭位性眼球運動反射は保たれていた。頸部筋強剛を認めた。軽度の動作緩慢と四肢の筋緊張の亢進を認めた。歩行は遅く、方向転換は慎重であった。軽度の構音障害を認めたが、ほかの球麻痺症状を認めなかった。
【認知機能評価】
1) 全般的観察
　発話量の減少を認めた。質問への反応も遅かった。

2）ACE-R
i）見当識と注意
　見当識は正常であったが、serial 7'sは遅く2つ間違えた。
ii）記憶
　前向性記憶：名前と住所の記銘テスト；記銘に時間がかかったが、3回目までに各項目すべてを覚えることができた（7/7）。
　再生・再認：再生は軽度障害された（4/7）が、再認は全問正答（5/5）した。
　逆向性記憶：正常。
　MMSE単語再生：3単語とも時間がかかったが再生可能であった。
iii）流暢性
　著明に減少していた。語頭文字「P」単語は5個（得点＝2）、動物では7個（得点＝2）であった。
iv）言語
　自発話：小さな声で言葉数が少なく、無力性発話。短く正確な文を話した。
　呼称：全問正答（12/12）。
　復唱：単語は復唱可能。文章では1つ間違いが見られた。
　理解：正常。
　読字：正常。
　書字：正確ではあったが、最小限度の文章であり、小さく下手な筆跡で書かれた。
v）視空間と知覚
　震えたような図形模写だが、視知覚機能検査は正常であった。

症例10：認知機能検査の得点

	得点	満点
注意と見当識	18	18
記憶	22	26
流暢性	4	14
言語	24	26
視空間と知覚	16	16
ACE-R総得点	84	100
MMSE総得点	28	30

【検査結果】
　MRI画像：正常。
【鑑別診断】
◆PSP
◆多系統萎縮症（multiple system atrophy ： MSA）
◆CBD
◆DLB
【結論】病歴と眼球運動の症候はPSPで典型的に見られる（第2章p.54参照）。患者の中には無為や遂行機能障害、またいわゆる力動性失語 dynamic aphasia（言語表出が重度に減少しているが音韻や構文、意味の障害をきたさない状態）などの認知機能障害が前面に出てくる者もある。

Note
◆流暢性の減少が、とくに「P」の語頭文字で著しかった。

症例11 レビー小体型認知症

【患者】H.D.、70歳、元郵便配達員。
【患者から聴取した病歴】ここ2年ほどで記憶力が悪くなり、集中力がなくなり、物忘れをするようになった。気分が落ち着かなかったり、寝付けなかったりすることがある。ときどき瞬間的に、光の点滅や、庭にいる人を見ているとふっと幽霊のような姿かたちが見えるような幻視が出現する。日によって調子の良し悪しに変動があるが、ひどく困惑するようなことはない。
【家族から聴取した病歴】確かに物忘れがあり、思考の緩慢さや動作の遅さも伴って、ひどく年をとったように思える。
【既往歴】なし。
【家族歴】なし。
【身体所見】顔の表情がやや乏しく、緩慢動作と筋強剛を認めたが、振戦は認めなかった。歩行も遅く、前頭葉解放徴候も認めた。
【認知機能評価】
1）全般的観察
　意識は清明で軽度のパーキンソン病様の発話であった。言葉選びに時間が

かかり会話に遅滞が見られた。
2) ACE-R
i) 見当識と注意
時間の見当識が悪く（2/5）、serial 7's や WORLD 逆唱ができなかった。
ii) 記憶
前向性記憶：名前と住所の記銘テスト；3試行とも記銘が悪く、最終得点は5/7だった。
再生・再認：再生は障害され（2/7）ていたが、再認では改善（4/5）した。
逆向性記憶：正常。
MMSE 単語再生：3単語のうち1つも再生できなかった。
iii) 流暢性
著明に減少していた。語頭文字「P」単語は5個（得点＝2）、動物では8個（得点＝2）であった。
iv) 言語
自発話：小声と会話の休止が見られた。
呼称：軽度障害されていた（9/12）。
復唱：文の復唱はできなかった。
理解：正常。
読字：正常。
書字：小字症を認めたが、文法的には正確であった。
v) 視空間と知覚
著明に障害されていた。五角形模写はできず、時計描画も悪かった（3/5）。断片化された文字の同定もできなかった（2/4）。

症例11：認知機能検査の得点

	得点	満点
注意と見当識	8	18
記憶	17	26
流暢性	4	14
言語	21	26
視空間と知覚	9	16
ACE-R 総得点	59	100
MMSE 総得点	22	30

【検査結果】
1）CT画像
　軽度の脳萎縮を認めた。
2）SPECT画像
　両側頭頂葉・後頭葉の著明な血流低下を認めた。

【鑑別診断】
◆ DLB
◆ 血管性認知症
◆ AD

【結論】気分の障害と認知機能の緩慢さ、物忘れ（しかしAD初期に見られる著しい健忘とは違う）、ふっと見える幻視、視知覚機能の障害とパーキンソン症状の組み合わせが典型的である。患者によっては診察時には運動徴候を示さないかもしれない。認知機能検査によって、典型的には注意の欠損と視空間性の問題、視知覚の問題が明らかになる（第2章 p.54 参照）。

Note
◆ MMSEとACE-Rの成績に食い違いが見られた。
◆ 注意障害と記憶障害、〔視〕知覚障害が組み合わさっていた。
◆ 睡眠障害とREM睡眠中に夢から抜け出たような行動表出〔RBD＝REM sleep associated Behavioral disorder〕はDLBでは非常によくみられる。

症例 12 視覚型アルツハイマー病（後部皮質萎縮）

【患者】P.G.、70歳、元技術者。
【患者から聴取した病歴】眼科的には異常がないのに、2年ほど目が見えない。手を伸ばして触れようとすることはできるが、対象の位置を見出すことができない。車の運転ができなくなり、何度か車で軽い事故を起こした。見知らぬ場所に行くとよく迷う。本を読めなくなってきた。記憶や言語に関する訴えはなかった。
【家族から聴取した病歴】家族からも徴候が確認され、確かに記憶の障害がないことも確認された。人格変化もなかった。視覚障害に伴って多少の気分の落ち込みは見られるようだ。

【既往歴】なし。
【家族歴】なし。
【身体所見】視野欠損は無いにもかかわらず、検者の指がどこにあるのかわからず、つかむことができなかった。Snellen Chart を用いた視力検査では、文字を探し当てることができずに明らかに低下して見えたが、小さく印刷された文字を見せたときの視力は正常であった。
【認知機能評価】
1）全般的観察
　情緒や病歴聴取時の記憶も正常であった。
2）ACE-R
i）見当識と注意
　正常。
ii）記憶
　前向性記憶：名前と住所の記銘テスト；よく覚えることができた。
　再生・再認：遅延再生も良好（5/7）であった。
　逆向性記憶：正常。
　MMSE 単語再生：3 単語のうち 2 個再生できた。
iii）流暢性
　軽度障害あり。語頭文字「P」単語は 12 個（得点＝5）、動物では 15 個（得点＝5）であった。
iv）言語
　自発話：正常な構造かつ正常な内容であった。
　呼称：見るべき写真がどこにあるのか見つけるのが非常に困難であったが、他を隠して 1 つの写真のみ提示すると大体呼称することができた。2 問は視覚性呼称障害のため減点された（10/12）。
　復唱：正常。
　理解：正常。
　読字と書字：正常。
v）視空間と知覚
　著明に障害されていた。五角形や立方体の模写はできなかった。時計描画では円の外側に数字を書き入れた。視覚計数はできず、断片化された文字でも 2 つ間違えた。

症例12：認知機能検査の得点

	得点	満点
注意と見当識	18	18
記憶	23	26
流暢性	10	14
言語	23	26
視空間と知覚	3	16
ACE-R 総得点	77	100
MMSE 総得点	27	30

【検査結果】
1）MRI 画像
　後頭頭頂葉の萎縮を認めた。
2）SPECT 画像
　頭頂側頭葉と後頭葉の著明な低血流が示された。

【鑑別診断】
◆後部皮質萎縮（posterior cortical atrophy：PCA）（視覚型 AD）
◆CBD
◆DLB
◆後方領域分水嶺脳梗塞
◆一酸化炭素中毒後
◆クロイツフェルト・ヤコブ病（Creutzfeldt-Jakob disease：CJD）

【結論】緩徐進行性のバリント症候群 Bálint's Syndrome は PCA としてたいへん特徴的である（第2章 p.45 参照）。通常患者は眼鏡店を訪ねたり、眼科医を受診したりする。記憶がよく保たれるのが特徴的である。失行やパーキンソニズムが見られない点から、CBD を鑑別できる。CJD は同様の発症様式を辿るかもしれないが、その場合はさらに進行が急速である。MRI では正常のこともある。神経心理的評価は必須である。本患者は症状が進行して重度障害の状態になったが、自己洞察や記憶は保たれたままであった。

Note
◆ 典型的には非特異的な視力低下の訴えから症状が始まり、眼鏡業者や眼科医を受診する。典型的には、漠然とした視覚に関する訴えがあり、最

初は眼鏡店や眼科医への相談につながる。
- ◆ 記憶は通常よく保たれる。
- ◆ 患者は重度障害者になりうる。

症例 13 ハンチントン病

【患者】B.Y.、50歳、会計士。
【患者から聴取した病歴】認知機能障害についての自覚はないが、ここ何年も過剰に落ち着かないことは自覚していた。
【家族から聴取した病歴】2年前から徐々に人が変わったようになり、活力や意欲が失われ始め、当初はうつ病と診断された。職場では仕事を処理できなくなり、家計管理もできなくなった。身の回りのことや身なりにも気を使わなくなった。同じ時期から顔面や手の小刻みに動くような動きが家族に気付かれるようになった。
【既往歴】なし。
【家族歴】父が40歳代で肺炎のため亡くなっている。神経症性うつの診断でしばらく精神病院に入院していた。父方の祖母に痙攣様の運動があった。ただしハンチントン病の診断がついているわけではなかった。
【身体所見】顔面、頭部、上肢に舞踏様運動が著明に見られた。不安定のよろめき歩行で典型的な指の早い動きが見られた。挺舌を保てなかった。前頭葉解放徴候（口尖らし反射、手掌頤反射）が陽性であった。
【認知機能評価】
1) 全般的観察
　無関心でふざけ症的な印象であった。注意は簡単に逸らされた。
2) ACE-R
i) 見当識と注意
　見当識はおおむね保たれた。注意は非常に悪く、serial 7's や WORLD 逆唱はできなかった。
ii) 記憶
　前向性記憶：名前と住所の記銘テスト；学習は軽度障害され、3試行後の結果は6/7であった。
　再生・再認：自由再生では障害された（4/7）が、再認は良好（5/5）であ

った。
　逆向性記憶：障害なし。
　MMSE 単語再生：3単語のうち1個しか再生できなかった。
iii) 流暢性
　著明に減少。語頭文字「P」単語は5個（得点＝2）、動物では9個（得点＝3）であった。
iv) 言語
　自発話：構音障害を認めたが、失語的誤謬はなかった。
　呼称：正常（12/12）。
　復唱：軽度の構音障害はあったが、単語の復唱では音韻の誤りを認めなかった。文の復唱はできなかった。
　理解：正常。
　読字：正常。
　書字：正常。
v) 視空間と知覚
　五角形や立方体の模写、時計描画（3/5）は障害されていたが、視知覚課題は正常であった。

症例13：認知機能検査の得点

	得点	満点
注意と見当識	12	18
記憶	22	26
流暢性	5	14
言語	22	26
視空間と知覚	10	14
ACE-R 総得点	71	100
MMSE 総得点	21	30

【検査結果】
　MRI画像：正常。
【鑑別診断】
◆ハンチントン病（第2章p.53参照）
◆ウイルソン病

◆ 脳血管炎症候群、とくに全身性エリトマトーデス（systemic lupus erythematosus：SLE）
◆ その他、有棘赤血球症など、舞踏病や認知症をきたす非常にまれな原因

【結論】患者は舞踏病を呈し、認知機能障害についての自覚はなかったが、ベッドサイドの検査では前頭葉-線条体機能低下を示す特徴が明らかになった。当初家族歴は陰性と言われたが、よくよく確かめるとハンチントン病の「証拠となりうる」特徴が明らかになった（つまり、精神疾患や不随意運動の家族歴）。正式な神経心理学的評価と臨床的遺伝子診断の依頼が必要である。

|Note|
◆ 認知機能の異常は比較的軽微であった。すなわち軽度の注意障害、遂行機能の問題、境界域の記憶機能と視空間性能力の障害が見られた。
◆ MMSEの成績は認知症のカットオフ値を上回った。
◆ CTやMRIでは尾状核の萎縮が見られる場合もあるが、たいていはさらに進行した症例に限られる。

症例14 健忘性脳卒中：両側視床梗塞

【患者】P.S.、65歳、元駐車場経営者。

【患者から聴取した病歴】入院したときのことをはっきり思い出せないと言うが、持続している記憶障害と行動の変化についての自己洞察はなかった。海軍に従軍しており、現在は上陸許可期間中で家にいる、と主張した。

【家族から聴取した病歴】検査から6ヵ月前にベッドの上でなかなか起きずにいるところを妻に発見され、昏睡状態で入院した。意識は急速に取り戻したが、非常に混乱し見当識障害が強かった。複雑な作話が持続して見られる状態であった。すなわち、戦時中であり、自分が従軍していると信じ込んでいた。実際過去40年のことについて思い出すことができなかった。新しい物事を記銘することができなかった。動機付けややる気が完全に欠如し、以前は非常に活動的であったのに、いまは終日テレビを見てばかりいる。

【既往歴】高血圧と喫煙歴があった。前に脳血管障害を示唆する出来事はなかった。わずかなアルコール飲酒習慣があった。

【家族歴】特記すべきことなし。

【身体所見】眼球運動の障害が見られ、随意性垂直性注視麻痺があった。
【認知機能評価】
1) 全般的観察
　無為で、非常に記憶が悪く、作話傾向が見られた。
2) ACE-R
i) 見当識と注意
　時間・場所とも見当識障害が強かった。
ii) 記憶
　前向性記憶：名前と住所の記銘テスト；住所を記銘学習することができた (7/7)。
　再生・再認：再生できず (0/7)、再認も見られなかった (0/5)。
　逆向性記憶：全項目不正解であった。
　MMSE単語再生：MMSEの3単語は再生できなかった。
iii) 流暢性
　減少していた。語頭文字「P」単語は7個（得点＝3）、動物では10個（得点＝3）で、保続が見られた。
iv) 言語
　自発話：抑揚のない感じではあったが、正常な形式と内容であった。
　呼称：正常 (12/12)。
　復唱：間違いなし。
　理解：正常。
　読字：異常なし

症例14：認知機能検査の得点

	得点	満点
注意と見当識	10	18
記憶	7	26
流暢性	6	14
言語	25	26
視空間と知覚	14	16
ACE-R総得点	62	100
MMSE総得点	21	30

MMSEでは見当識と三単語再生で減点された。

書字：異常なし。
v) 視空間と知覚
立方体模写と時計描画では不注意さが見られた。
【検査結果】
MRI画像：両側対称性の背内側核群を含む視床梗塞。
【鑑別診断】
急性発症の健忘症候群（第1章 p.16 参照）を来たしうる疾患
◆ 脳卒中。両側視床あるいは内側側頭葉の病変
◆ ウェルニッケ-コルサコフ症候群（ビタミンB1欠乏症）、通常はアルコール依存と関連する
◆ 心停止など低酸素性の海馬障害
◆ 単純ヘルペス脳炎
◆ 閉鎖性脳損傷

【結論】昏睡をきたし、その後は重度の前向性・逆向性記憶障害を伴う健忘症候群へ移行する臨床像は両側視床梗塞の典型である。CT画像では梗塞直後では正常に見えることもしばしばあるが、その後のMRIでは典型的な病変が描出された。記憶に重要なこれらの構造は後大脳動脈から血液供給を受ける。両側の内側視床領域は健常者でも高率にひとつの穿通枝から血流の供給を受ける。この症例では神経心理学的評価を行うことが明らかに望ましい。

Note
◆ 短期（作動）記憶は保たれた。
◆ 二次的な前方求心路遮断による前頭葉機能障害が見られた。
◆ 眼球運動異常がこの症候群では典型的である。

症例 15 一過性てんかん性健忘

【患者】L.C.、65歳、作家。
【患者から聴取した病歴】少しの間（10〜15分）だが、「混乱する」ことが何度も繰り返し起こる。とくに寝起きによく起こる。その発作のことを何も思い出すことができない。最近の家族の出来事や休暇のこともよく思い出せない。たとえば、1年前に数週間夫と一緒にクレタ島で過ごしたが、その旅行に

ついての記憶がない。前医では「心因性」と診断された。
【家族から聴取した病歴】夫によると、突然記憶障害が起こり、見当識を失い何度も質問を繰りかえした。てんかん性の特徴（自動症）などは認めなかった。自伝的な記憶障害も確認された。
【既往歴】なし。
【家族歴】なし。
【身体所見】正常。
【認知機能評価】
1) 全般的観察
　略式の評価では完全に正常であった。
2) ACE-R
i) 見当識と注意
　正常。
ii) 記憶
　前向性記憶：名前と住所の記銘テスト；記銘力は優れ、3回で完全に覚えた。
　再生・再認：正常であった。
　逆向性記憶：全問正答であった。
　MMSE 単語再生：3単語すべて再生できた。
iii) 流暢性
　優秀な成績であった。語頭文字「P」単語は18個（得点＝7）、動物では22個（得点＝7）であった。

症例15：認知機能検査の得点

	得点	満点
注意と見当識	18	18
記憶	25	26
流暢性	14	14
言語	26	26
視空間と知覚	16	16
ACE-R 総得点	99	100
MMSE 総得点	30	30

iv）言語
　　自発話：流暢、正常な文法構造で呼称障害もなかった。
　　呼称：完璧であった。
　　復唱：正常。
　　理解：正常。
　　読字：正常。
　　書字：正常。
v）視空間と知覚
　　異常なし。
【検査結果】
　　MRI画像：正常。
【鑑別診断】
◆一過性てんかん性健忘（transient epileptic amnesia：TEA）
◆一過性全健忘（transient global amnesia：TGA）
【結論】病歴は短時間の発作を繰り返すTEAに非常に特徴的である。（第1章 p.15参照）。標準的な記憶に関する神経心理学的検査成績は正常であるにもかかわらず、自伝的記憶の空白の期間に加えて、数週間にわたる新しい情報も急速に失われていく。

　診断は通常の脳波検査や、もし必要なら睡眠脳波によって確認されるべきである。

|Note|
◆再発はTGAではまれである。
◆TEAの発作は短時間で終わる。
◆患者は、急速に進行する物忘れと自伝的記憶の喪失の症状がある。

補遺
神経心理学的検査

　多くの神経心理学的検査が市販されている。心理学者が最初は彼ら自身の臨床や研究のために作成した検査の多くが広く利用できるようになったが、出版されていない検査もある。この章には利用可能な検査の中から一部だけを記載する。私が選んだ検査は、(i) 神経心理学の専門家によって広く利用されており（たとえば、ウェクスラー知能検査と記憶検査）、認知機能に興味がある臨床家が神経心理学の報告書を解釈するときに検査の構成や成績に注意を要する検査（これらの検査はたいへん時間がかかり、実施や採点、解釈するのに訓練を必要とする）と、(ii) 外来や病棟で普通に利用されており、それは特に訓練を必要とせず、比較的簡単に実施し、採点することができる検査（たとえば、数唱や話の記憶、レイ図形の模写や再生、語頭音やカテゴリーからの語列挙検査など）である。検査はアルファベット順に並べてある。標準値は平均値と標準偏差（X±Yの形で表記）という方法で示した。紹介した検査のなかで専門家により作成され、著作権が存在する場合は、出版社の名前を挙げておいた。主な出版社の住所は本章の最後に掲載してある。

The Autobiographical Memory Interview (AMI)
(Harcourt Assessment Resources, Inc.)

　AMIはKopelman、Wilson、Baddeleyによって個人の遠隔（逆向性）記憶を評価するために作成された。その中には2つの項目、つまり個人的な意味記憶Personal semantic scheduleと自伝的な出来事の記憶Autobiographical incident scheduleがある。第1項目では、子どもの時期（たとえば、担任や学校の名前）、成人した時期（たとえば、最初の雇用主の名前や結婚式を挙げた日付や場所）、最近（たとえば、休暇や旅行、入院）の3つの時期のそれぞれから特定の事実

を思い出すように被検者は求められる。それぞれの内容は、情報提供者と照合して詳細さや正確さが採点される。第2項目では遠隔の出来事記憶が評価される。被検者は同じ生活時期のそれぞれから3つの特定の出来事を思い出すように求められる。採点は出来事やそれが起こった場所の描写の豊かさに関して行われる。標準値は利用可能で、どちらの項目でも障害の疑いと障害ありに対するカットオフがある。この面接は健忘患者や認知症患者に用いられる。

BADS 遂行機能障害症候群の行動評価 日本版
Behavioural Assessment of the Dysexecutive Syndrome (BADS)
(Harcourt Assessment Resources, Inc.)

　Barbara Wilsonとその同僚によって開発されたこの検査は、遂行機能障害症候群により生じる日常の問題を予測し、測定するために開発された。この検査は問題解決や計画、長期間にわたる行動の組織化を含む能力に対して特に感度が高い課題を含むことで、以前の検査で見られた不備を克服することが期待されている。いくつかの下位検査は伝統的な神経心理学的検査よりも一層生態学的な検査を指向しており、日常の状況に似せて作成されている。検査全体を実施するのには約40〜60分を要し、以下の下位検査を含んでいる。

1. 時間判断検査：この検査では、日常的なさまざまな出来事（たとえば、歯科で歯の検診を受けるのに通常どのくらい時間がかかりますか）が典型的にはどの程度の時間を要するのかを推定する能力を評価するために4つの質問が使われている。
2. 規則変換カード検査：ここでは身近な素材を使って、いったん確立した反応パターンを変えて、ある規則から異なる規則へと変更する能力を検査する。この検査の第1試行で、被検者は赤いカードには「はい」、黒いカードには「いいえ」と言うように求められる。この検査の第2試行で規則は変更される。被検者は提示されたカードがその前に提示されたカードと同じ色なら「はい」と反応し、もし違う色なら「いいえ」と反応するように求められる。尺度は所要時間と誤反応数である。
3. 行為計画検査：実際の問題解決の検査では、背の高い筒〔試験管〕からコルクを取り出さなければならない。つまり、提供されたさまざまな素材だ

けを計画的に使って達成される。
4. 鍵探し検査：これは戦略を立てる検査である。被検者は紛失した鍵を野原の中から、自分ならどのようにして探すのかを示すように求められる。成績は適切な戦略の使用に照らして採点される。
5. 動物園地図検査：これは計画性の検査である。被検者は動物園の地図上で、一連の指定された場所をどのように訪れるのかを示すように求められる。経路を計画する際には、ある規則に従わなければいけない。検査は2試行あり、その目的は同じだが、与えられる教示が変わる。被検者は訪れることが可能な12ヵ所のうち6ヵ所を訪れるように求められる。第1試行は課題の要求水準が高いバージョンで、計画する能力が厳格に試される。誤りを最小にするために、被検者は訪れる予定の指定箇所の経路をあらかじめ計画しなければならない。第2試行、すなわち要求水準が低いバージョンでは、誤りのない道順をたどるように、被検者は指示に従って単に経路をたどればよい。
6. 修正6要素検査：この検査はShalliceとBurgessによる初期の研究に基づいており、被検者は3つの課題（口述、算数問題、絵の呼称）を行うように教示される。それぞれの課題はAとBと呼ばれる2つの課題に分けられる。被検者は10分間に6つの下位課題のそれぞれに少なくとも一部に手をつけることが求められる。

この検査には遂行機能障害の質問表（Dysexecutive Questionnaire：DEX）も含まれている。これは20の質問項目からなり、気分の変化 emotional change や人格変化、動機付けの問題、行動の変化といった遂行機能障害と一般に関連した一連の問題を拾い出すために構成されている。

各検査に対して、成績はプロフィール得点（4点がもっとも良く、0点がもっとも悪い）に変換される。NART（補遺p.252参照）の成績に基づいた3つの能力の範囲のそれぞれに216名の健常者に基づく広範な標準値が提供されている。

BIT 行動性無視検査 日本版
The Behavioural Inattention Test（BIT）
(Harcourt Assessment Resources, Inc.)

　BIT 行動無視検査は、主に脳梗塞や頭部外傷の患者における視覚性の無視の検出や、その重症度を測定する標準的な検査として開発された。これは広範囲にわたって妥当性が確かめられており、標準値も存在している。BITは6つの通常検査（そのうち星印末梢試験がもっとも感度が高い）と9つの行動検査（視覚性の無視を判断するために日常生活の状況を用いる）とからなる。標準値が利用可能で、現在この検査は無視現象を評価するために脳卒中患者へ広く利用されている。

1. 6つの通常検査
    - 線分抹消試験
    - 文字抹消試験
    - 星印抹消試験
    - 模写試験
    - 線分二等分試験
    - 描画試験
2. 9つの行動検査
    - 写真課題
    - 電話課題
    - メニュー課題
    - 音読課題
    - 時計課題
    - 硬貨課題
    - 書写課題
    - 地図課題
    - トランプ課題

The Boston Naming Test（BNT）
(Harcourt Assessment Resources, Inc.)

　BNTは60枚の線画からなる。線画は親密度が高く、高頻度の物品（たとえばベッドや樹木、鉛筆）から低頻度の物品（たとえば格子、パレット、そろばん）へと階層付けされている。成人は30番目の物品から始め、最初の8項目で間違えない限り、先へ進めていく。もし物品の名前が言えなかったら、標準的な刺激の手がかり（たとえば、鉛筆に対して「書くために使われる」）や音韻的手がかり（語頭音）が与えられる。この検査は失語症研究において広く利用されている。たくさんの広範囲にわたる標準値が利用可能である。また、この検査には15項目の短縮版が存在する。

California Verbal Learning Test（CVLTとCVLT-II）
(Harcourt Assessment Resources, Inc.)

　CVLTは単語学習において意味的関連性を方略として利用できるかを評価するために作成されている。CVLTの16単語は買い物リストの4つのカテゴリーのいずれかに属している。たとえば、リストA（月曜日リスト）は4つの果物、4つのハーブや種子、4つの衣料品、4つの工具を含んでおり、干渉リストB（火曜日リスト）も同じく4つの果物、4つのハーブや種子、4つの魚、4つの台所用品の名前を含んでいる。それぞれのカテゴリーの物品はランダムに提示され、どのような順番であってもよいので単語を再生するようにと教示される。したがって被検者による意味的関連性の自発的な利用を評価する。CVLTの成績は言語性記憶と概念化能力との相互作用の指標である。手続きはこれ以前に開発されたRey Auditory Verbal Learning Test（RAVLT）に似ている（補遺 p.257 参照）。リストAを5試行した後で干渉リストBが被検者に読み上げられる。短い遅延をおいてリストAに関して2条件で再生させる。2条件の再生のうちはじめは自由再生で、RAVLTの自由再生の手続きとまったく同じように、被検者はリストAから思い出したすべての物品を検者に言うように求められる。自由再生の後すぐに検者は被検者に4つの意味カテゴリーでの物品を思い出すように求める（手がかり再生）。学習時に意味的な分類clusteringを利用していた被検者にとって、遅延再生での手がかりはほとんど追加

的な利益にならない。しかし、学習中に意味の連合を作ることができなかった被検者にとってはしばしば手がかりが利益となる。それから20分後に同じ2条件（自由再生と手がかり再生）に従った遅延再生を行い、さらに再認試行が続く。再認試行では被検者は以下に挙げるカテゴリーが混ざったものから提示された物品を再認しなければならない。混ざったものには、リストの物品、提示されたカテゴリーだがリストにはない物品、提示されたリストの物品と音韻的類似性を持った物品、スーパーマーケットにあるが提示されたリストには含まれていない物品が混ざっている。

リストAの第1～5試行の成績や短い遅延をおいた再生と長い遅延をおいた再生における自由再生と手がかり再生の成績に加え、この検査は再生の一貫性 recall consistency、意味による分類 semantic clustering、保続 perseveration、虚再生 false positive、迷入 intrusion を含む多くの成績を引き出すこともできる。CVLTの手引書は273名の男女で、17歳から80歳までを範囲とする7つの年齢帯での標準値を提供している。CVLTは初期のアルツハイマー病やパーキンソン病、前頭葉障害、多発性硬化症やある種の器質性の脳の病気における記憶の問題に鋭敏であるようだ。

Cambridge Neuropsychological Test Automated Battery（CANTAB）

CANTABはもともとSahakian、Robbinsとその同僚によりCambridgeで作られた。コンピューター画面上で行われる検査であり、反応時間とエラー数を結果として示す。バッテリー内の検査は、局所脳損傷に感度が高く特異的な課題を開発することを目的に、ヒト以外の霊長類研究の知見から導き出された。これまでに広く用いられており、特には研究環境下で、またより近年は臨床研究で用いられている。2000人以上の被検者から得られた大きな標準データがあり、4歳から90歳までの年齢と、4段階の異なる知能指数の階層とを網羅している。現在では以下に挙げる22の検査から構成されている。

1. The Cambridge gambling task：これは学習という背景の影響を除いて意思決定および危険受容行動を評価するために開発された。画面上部に横一列に並んだ10個の箱が呈示され、そのうちいくつかは赤く、いくつかは青い色をしている。画面の下部には赤もしくは青という単語が中に書かれた

長方形がある。被検者は、画面上部にある赤もしくは青の箱のうち、黄色のトークンが〔赤もしくは青の〕いずれに隠されているかを当てなければならない。被検者は画面に表示される一定の得点を持って開始し、この得点のうちのいくらを賭けるかを、自らの自信に基づいて選択することができる。

2．Choice reaction time：これは刺激と応答が不確定な場合における二者択一の反応時間検査であり、2種の刺激と2種の結果があり得る。
3．The Graded Naming Test：補遺 p.250 参照。
4．Simple reaction time：これは既知の刺激を既知の場所に移動させる間の単純な反応時間を測定する。唯一不確定な要素はいつ刺激が出現するかということであり、試行に対する応答と次の施行の刺激の開始との間隔は変化する。
5．Big/little circle：これは明快に指示された規則に従い、その次にこの規則を逆転させる能力の検査である。大小の2つの円の組み合わせを連続して呈示される。被検者は初め2つのうち小さいほうの円を追跡するように指示され、20試行の後には大きなほうの円を触るように指示される。
6．Delayed matching to sample：ある複雑な視覚的模様（見本）が呈示される。その後、短い時間を置いて4つの模様が呈示され、その中から〔見本を〕選択する。
7．ID/ED shift：この検査は大まかにウィスコンシンカード分類検査（補遺 p.279 参照）に基づいている。複数の要素からなる刺激の特定の要素に注意を払い、そしてさらにその注意を必要な際に別の要素に向け転換する能力を検査する。2つの人工的な要素、すなわち色塗られた図形と白い線が用いられる。2つの刺激（1つは正解であり、1つは不正解である）が呈示されるが、初めはそれぞれ1つの要素のみを有しており、後には両方の要素を有するようになる。フィードバックとしていずれの刺激が正解であるかが被検者に知らされ、6つの正答の後に刺激および/もしくはルールが変更される。この注意の転換は、初めは要素内（intra-dimensional shift：ID shift、すなわち、色塗られた図形がそのまま唯一の関心対象の要素として残る）で行われ、後には要素外（extra-dimensional shift：ED shift、白い線が唯一の関心対象の要素となる）で行われる。
8．Matching to sample visual search：これは速度と正確性のトレードオフの検査である。被検者は視覚サンプルを照合する。4色の要素からなる抽象

的な模様が画面の中央に呈示される。短い遅延時間を置いて、さまざまな数の似たような模様が、画面を取り囲むように円形に並んだ箱の中に表示される。これらのうちの1つのみが中央の模様と一致し、被検者はそれがどれであるか触わって答える。

9. Motor screening：これは他の検査に先立って行われる、被検者の運動速度を単純に評価するためのスクリーニング検査である。
10. Paired Associate Learning（PAL）：PALは遅延応答手続きの形式で、被検者が視覚形態と空間配置の連合を形成する能力を検査する。カラーの抽象的な模様が画面を取り囲むように並んだ箱の中に次々と表示され、長さは2つの系列から最大で8つの系列まで増加する。次に個々の模様が画面の中央に表示され、被検者はその模様があった空間的位置を再生する。この検査は初期のアルツハイマー病に非常に感度が高いことが示されている。
11. Pattern recognition memory：画面中央に視覚的模様が連続して呈示される。この模様は簡単には言語的ラベルを付けられないようなものである。再認で被検者は、すでに見た模様と新規の模様とから、〔すでに見たものを〕選択することが求められる。〔再認〕検査の際の模様は呈示した順番と逆の順番で表示される。
12. Rapid visual information processing：これは若干の作動記憶の要素を伴う、覚醒度もしくは持続性注意の検査である。2から9の数字が、疑似ランダムな順番で、1分間に100個の速度で画面の中央に現れる。被検者は奇数もしくは偶数〔たとえば、3-5-7や2-4-6など〕が連続して出現したとき、それを発見し、押しパッドを用いて応答する。
13. Line reaction time：この検査は5つのステージからなり、応答の仕方が徐々に複雑になる。それぞれの場合において、被検者は黄色のドットが画面に出現したらできる限り速く応答しなければならない。あるステージでは5ヵ所のうちの1ヵ所に出現し、被検者はあるときは押しパッドを用いて、あるときは画面に触れて、またあるときはその両者に触れて応答する。
14. Spatial recognition memory：画面上の5ヵ所を次々と移動する白い正方形が呈示される。再認で被検者は正方形のペアを5つ連続して見るが、各ペアの中では1つだけが直前の呈示で見た場所にある。
15. Spatial span：これは空間性記憶範囲の検査である。複数の白い正方形が示され、そのうちのいくつかが短い時間にさまざまな順番で色を変える。被

検者はその箱をそれぞれ、コンピューターによって色付けられたもともとの順番と同じ順番で触わらなければならない。
16. Spatial working memory：この検査は空間性作動記憶と方略の性能を評価するために作られた。検査の目的は、画面に表示された複数の箱のいずれかの中にある青いトークンを見つけ、それを用いて画面の右手にある空の柱をいっぱいにすることである。なお、青いトークンがすでに見つかった箱には戻らないようにしなければならない。表示される箱の色および位置は試行毎に変化するため、型通りの探索方略を使用することはできない。
17. Stockings of Cambridge：この課題は有名な「ロンドン塔」検査に基づいている。〔上下に〕2つの画面が表示され、それぞれには3色のボールがストッキングの中に積み重ねられたように見える形で表示されている。各試行で、被検者は下の画面のボールを動かし、上の画面に表示されたパターンを再現しなければならない。必要とした移動の回数が被検者の計画作成能力を反映する。
18. Affective go/no-go：本バッテリーに新規に採用されたこの検査は、腹側および内側前頭前皮質領域に関連すると考えられる感情認知機能を評価する。この検査は3つの異なった感情カテゴリーのうちの2つに属する単語を連続的に呈示するブロックからなる。3つの感情カテゴリーとは、肯定的（たとえば、喜ばしい）、否定的（たとえば、絶望）、および中立的（たとえば、元素）である。被検者は標的となるカテゴリーを与えられ、そのカテゴリーに一致する単語を見た際に押しパッドを押すように求められる。成績は応答時間と、正解/不正解で与えられる。
19. Verbal recognition memory：これは言語性情報に関する即時および遅延記憶を、自由再生と強制選択再認の状況下で評価する検査である。この課題では12個の単語を呈示され、そしてまず呈示に引き続いて可能な限り多くの単語を再生することが求められる。次に、最初の12個の単語と12個の不正解の選択肢とでできた24個の単語のリストから、もともと見た単語を再認する。20分の遅延の後に被検者は、最初の12個の単語と新たな不正解の選択肢12個でできた別の24個のリストから、以前に見た単語を再認する。
20. Information Sampling Task：この検査は衝動性と意思決定を評価する。この課題では画面に5×5配列の灰色の箱が呈示され、またその下側に2つのより大きな色塗られたパネルが呈示される。被検者は得点を得るために

あるゲームをするように教示される。そのゲームでは灰色の箱の中に、どちらの〔パネルの〕色が多く入っているか、正しく判断をすることで勝利することができる。被検者は1回につき灰色の箱のうちの1つのみを触り、すると触った箱が開いて画面下に呈示された2色のうちの1つが明らかとなる。箱は一度触れられると、開いたままになる。被検者はどちらの色が〔灰色の箱の中で〕多数を占めているかを決定したら、その選択を示すため画面下にあるその色のパネルを触れねばならない。被検者が自身の選択を示した後には、画面にある残りの灰色の箱はすべて開かれて、それぞれの中にある色が明らかとなり、同時に被検者に対し選択が正しかったか否かを示すメッセージが表示される。試行毎に色は変更される。

　検査条件は2つある。勝利固定条件では、被検者は正解の判断に対し100点を、箱を何個開けたかに関わらず与えられる。勝利減少条件では、正解の判断に対し獲得することのできる得点が250点から始まり、1つ箱を開ける毎に10点ずつ減少する。いずれの条件でも不正解の判断をすると100点減点される。

21. One-touch Stockings of Cambridge：これは Stockings of Cambridge 課題（補遺 p.241 参照）の変形版である。被検者は初めに Stockings of Cambridge と同様の方法で、下の画面のボールを動かして上の画面に表示されたパターンを再現するという、導入的な問題を解決することを求められる。そして次にまた問題を呈示されるが、今度は画面上のボールを動かすことは禁じられ、その代わりにそれぞれの問題を解決するために必要なボールを動かす回数を算出しなければならない。画面の一番下にある箱で囲まれた数字を触ることで、回答をする。

22. Stop Signal Task：これは被検者がある優勢な応答をしてしまうことを抑制する能力を評価する。この課題は2つのパートからなる。初めのパートでは、被検者は押しパッドを与えられ、〔画面上に〕左向きの矢印を見たならば左手のボタンを、右向きの矢印を見たならば右手のボタンを押すことを指示される。1ブロック16試行を行って、これを練習する。

　第2のパートでは、被検者はそれまでと同様に引き続き矢印を見たら押しパッドのボタンを押すよう指示されるが、ただし聴覚的信号（ビーッという音）を聞いた際には応答を抑制してボタンを押さないようにしなければならない。

Cambridge Semantic Memory Test Battery
（原著者より入手可）

　このバッテリーは神経変性疾患患者における意味記憶の状態を評価するため1990年代初頭に作成され、年月を通じてきわめて有用であることが示されてきた。未だ正式には出版されていない。このバッテリーは刺激物品としてある決まったセットを用い、仮想的な中枢の意味知識貯蔵に対する、異なった感覚様式を通じた入力および出力を評価することを目的に作成された。このバッテリーの原版は、3つのカテゴリーの自然物（動物、海洋生物、および鳥）および3つのカテゴリーの人工物（家庭用品、乗り物、および楽器）を代表して選ばれた48品目に基づいており、これらは典型度および単語頻度が同等である。次の版では品目の数を64に増やした上、親密度および標準データの獲得年齢についてより良く統制する改訂が行われた。より新しい版では、自然物として（イギリスの）国内動物、外国動物、果物および鳥、人工物として大きな家庭用品、小さな家庭用品、乗り物および道具を採用している。以下の下位検査により、バッテリーができている。

1. 8つのカテゴリーそれぞれについての1分間でのカテゴリー語流暢検査
2. 全64個の線画の手がかりなしでの呼称
3. たとえば「垂直に離陸および着陸し、空中に浮かぶことのできる乗り物」といった言語性の叙述に対する、呼称による応答
4. カテゴリー内の品目を絵で並べたもの（図 A-1 参照）を使用し、口頭で与えられた単語に対して応答する、単語と絵のマッチング（カテゴリー理解検査）：被検者は同じカテゴリーに属する8つの品目（6つはバッテリーに採用されたものであり、2つはその他のものである）の絵を並べたものを呈示される。
5. 意味階層内でのレベルの違いによる、絵および単語の分類：第1のレベルでは、被検者は生物と人工物とを分類するように指示される。第2のレベルでは、分類は動物と果物といった広いカテゴリーに基づいて行われ、もっとも低いレベルでは特異的な属性に基づいて3分類に分ける判断が求められる。
6. 言語性定義の口述：ある品目をこれまで見たことのない人に対して説明するように、できる限り詳細に定義を叙述することが求められる。あらかじめ2つの練習課題を行い、それらについてのみ解答例を示す。応答は標準化さ

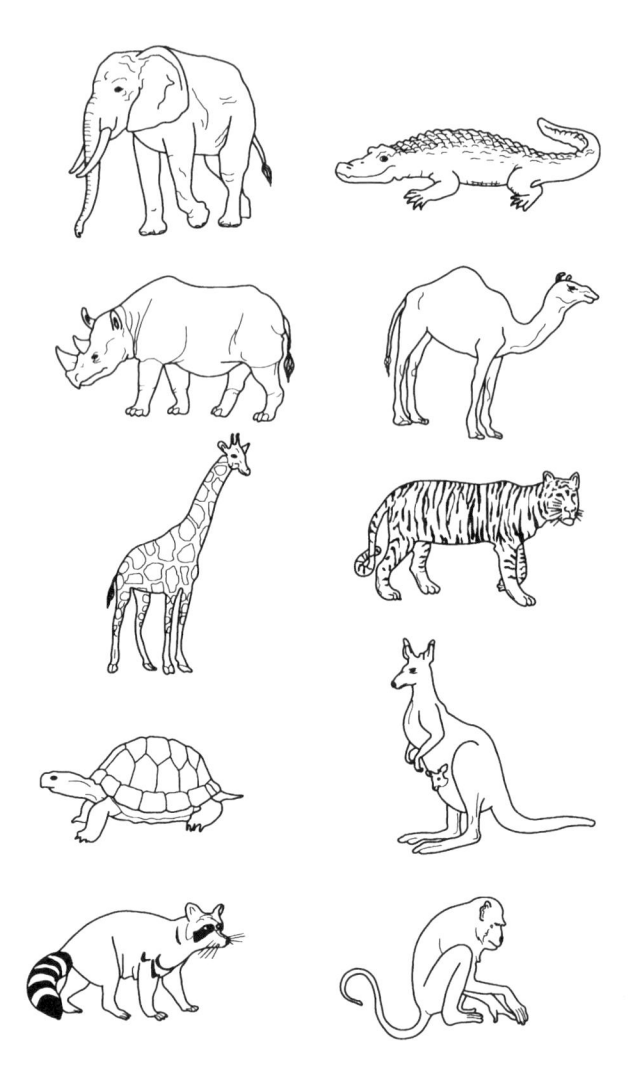

図A-1　Cambridge Semantic Battery より、単語と絵のマッチング
（Cambridge Cognition の許可を得て転載）

　　れた様式に従って、その量と詳細に基づいて得点化される。
7. The Camel and Cactus Test：これは意味バッテリーの64品目を使用して、Pyramids and Palm Trees test に直接対応する検査となるように作成された。

標的の絵ともっとも良く合うものを、4つの絵の中から選択することを被検者は求められる。

我々の標準的な評価バッテリーは、意味カテゴリーからの語流暢性、呼称、単語と絵のマッチングおよび絵に対する Camel and Cactus Test で構成される。その他の検査は、種々の研究的課題で用いられている。限定的だが標準データが利用可能である。これは一般臨床使用に適切なバッテリーというより、明らかに研究用の検査バッテリーである。意味性認知症および意味記憶を障害するその他のよりまれな疾患が疑われる患者の評価において非常に有用な検査である。

Cognitive Estimates Test

Shallice と Evans によって考案されたこの検査では、たとえば「家の中に通常ある物品の中でもっとも大きなものは何か」や「競走馬はどれだけ速く走ることができるか」といったものを見積もることを求められる。問題は一般的知識から直接的に答えることができないものである。新規の推論と、個人の知識貯蔵にある情報の比較が必要である。前頭葉損傷の患者は突飛な回答をして、考え直すよう指示を与えても容易には修正できないことがしばしばである。この検査の特異度と感度はまだよく検討されていないが、他に代替となり得る良い検査がないことから臨床的にはまだ有用である。(15の質問からできていた）原版を修正したものが **Box A-1** である。「次の質問に対する答えとして、できる限り良い推測をあなたにしてもらいたいと思います。正確な答えはまずわからないでしょうが、あなたの思うもっとも良い推測をしてください。」という指示で検査を開始する。それぞれの回答に、正しい範囲からかけはなれた程度に従って点数をつける。正しい範囲に収まる回答は0点となる。**Box A-1** に示された得点システムではすべての回答を網羅し切れないので、追加されなければならない回答もあるだろう。

Box A-1 Cognitive Estimates Test

質問および誤りの点数				正解の範囲
1. ロンドンのBT塔の高さはいくらか？				
>457	3	<18	3	31〜244フィート
=457	2	=18	2	
>245	1	<30	1	
2. 競走馬はどれくらい速く走る？				
>81	3	<15	3	時速25〜64km
=80	2	<24	2	
>65	1			
3. 今のイギリスでもっとも給料の良い仕事は何か？				
肉体労働者	3			女王陛下、映画俳優や歌手、
ブルーカラーの労働者	2			スポーツ選手、首相など
専門職	1			
4. 今のイギリスでもっとも高齢な方の年齢はいくつか？				
>115	3	<103	3	104〜113歳
=115	2	=103	1	
=114	1			
5. 平均的な男性の背骨の長さはどれほどか？				
>153	3	<45	3	46〜121cm
>122	2	=45	2	
=122	1			
6. イギリス人女性の平均的な身長はいくらか？				
>182	3	<157	3	158〜172cm
178〜182	2	=157	1	
173〜177	1			
7. イギリスの人口はいくらか？				
>10億	3	<200万	3	2000〜6000万
>5億	2	<500万	2	
=5億	1	<2000万	1	
8. 牛乳1パイント〔=570mL〕の重さはいくらか？				
>3ポンド〔=1360g〕	3	<1ポンド〔=453g〕	3	1〜3ポンド
=3ポンド	1	=1ポンド	1	
9. 家の中に通常ある物品の中でもっとも大きなものは何か？				
<絨毯	3			ベッド、風呂など
絨毯	2			
ピアノ、食器棚、ソファー	1			
10. オランダにはどれくらいの数のラクダがいるか？				
非常に多数	3			1〜50
まったくいない	1			
健常対照のエラースコアの平均値は4.0（±2.0）となる。				

Delis-Kaplan Executive Function System (D-KEFS)
(Harcourt Assessment Resources, Inc.)

　D-KEFSは9つの検査をまとめたものであり、それぞれは単独に成立するように作成されている。脳疾患患者に見られる遂行機能障害に感度の高い検査が選ばれた。下位検査はTrail Making Test、流暢性（語頭音、カテゴリーおよび図形の流暢性）、色-単語干渉もしくはStroop Tests（補遺p.264参照）、分類検査、20 questions test、ロンドン塔検査、およびことわざ検査である。すべての検査が8～89歳の1750人の対照により標準化されており、いくつかの下位検査については代替版が利用可能であるところに利点がある。しかし今のところは患者群については限られたデータのみしか利用できない。

数唱
Digit Span

　数唱は聴覚性言語性短期記憶（作動記憶）として広く用いられている検査である。数唱で測定されるものは記憶として一般に考えられているものよりも、音韻や注意の処理の効果により密接に関係しているものである（第1章p.9参照）。この検査を少し変えたものが、ウェクスラー記憶検査およびウェクスラー知能検査に含まれているが、その2つの検査では粗点および年齢補正された得点を得るための実施法および採点法はわずかに異なっている。

　実際の臨床では以下の方法が順唱および逆唱を測定するのに適切である。順唱では以下に示すように徐々に長くなる数字の列を検者に言われたように繰り返して言うことを求める。2つの数字からなる練習問題を与え、以後、以下に示したように徐々に〔数字の〕列を伸ばしていく。数字を一塊ではなく毎秒1つずつ読むことが重要である。それぞれの長さに対して異なる2問が出される。1番目か2番目〔=各列の2問のうち少なくとも1問〕ができたら次の長さ〔の問題〕にする。もし両方失敗したなら検査終了となる。正しく復唱できたもっとも長いものが得点となる。逆唱は、逆順で数字を繰り返すことを求めるほかは、順唱と同じである。同じく、はじめに2つの数字の例を出す（**Box A-2**）。

　順唱の正常範囲は6±1である。この単純な検査でも年齢や教育歴による影

響を受ける。順唱のスパンが6またはそれ以上は正常範囲内である。スパンが5は被検者の年齢や教育歴によって、境界値か正常範囲である。スパンが4であれば確実に境界線上か障害がある。さらにスパンが3の場合は常に標準以下である。逆唱〔の標準値〕は5±1である。したがって逆唱が3であることは年齢および教育歴によっては境界値か標準以下、また〔逆唱が〕2であることは常に障害がある。個人内で、順唱と逆唱の差は正常であれば2を超えないであろう。

順唱は一般的に局所的左半球病変や前頭葉病変で低下しやすい。(たとえば、せん妄や急性錯乱状態などの) 注意障害は、とくに顕著な逆唱の低下を引き起こす。アルツハイマー病において、順唱は初期にはよく保たれているが、皮質下性認知症の患者では低下する。

Box A-2　数唱

順唱		逆唱	
9—7	2		
4—1	2		
4—8—1	3	6—2	2
6—3—2	3	1—9	2
6—4—3—9	4	2—8—3	3
7—2—8—6	4	4—1—5	3
4—2—7—3—1	5	3—2—7—9	4
7—5—8—3—6	5	4—9—6—8	4
6—1—9—4—7—3	6	1—5—2—8—6	5
3—9—2—4—8—7	6	6—1—8—4—3	5
5—9—1—7—4—2—3	7	5—3—9—4—1—8	6
4—1—7—9—3—8—6	7	7—2—4—8—5—6	6
5—8—1—9—2—6—4—7	8	8—1—2—9—3—6—5	7
3—8—2—9—5—1—7—4	8	4—7—3—9—1—2—8	7
順唱の得点	—	逆唱の得点	—

Doors and People Test
(Harcourt Assessment Resources, Inc.)

　この検査はAlan Baddeleyとその同僚らにより考案されたもので、想起と再認によって検査される視覚性および言語性記憶の比較尺度を提供するものである。天井効果および床効果を避ける健常被検者の得点を産出し、学習と忘却の尺度を含んでいる。実施には約20分を要し、2つの視覚性検査および2つの言語性検査という4つの下位検査からなる。

1. Visual recognition、the doors test：この検査の刺激はカラーのドアの写真である。27の目標刺激であるドアと81の誤答選択肢がある。ターゲットであるドアは個々に呈示され、再認ではそれぞれの目標刺激は3つの誤答選択肢とともに2×2の配列で提示される。アイテムのうち3つは練習のため、残りのターゲットは各々12の2つのセット、簡単なセット（A）とより難しいセット（B）に含まれる。

2. Visual recall、the shapes test：この検査の刺激は4つの十字の線画である。即時再生と遅延再生からなる。

3. Verbal recognition、the names test：この検査の刺激は姓と名のペアである。the doors testのように27の目標刺激である姓名と81の誤答選択肢がある。ターゲットとなる姓名が白カードで、個々に呈示される。再認検査ではターゲット刺激が3つの誤答選択肢とともに提示される。簡単な姓名からなるセット（A）とより難しい姓名からなるセット（B）の2つの下位検査がある。

4. Verbal recall、the people test：刺激は姓と名のペアである。それぞれの名前は職業とペアにされ、短い説明文とともにカラー写真が被検者に提示され、〔たとえば〕髭のない眼鏡をかけた40歳にはJim Green、医師というラベルがついている。

　16〜79歳の4つの年齢層に階層化した239人からの標準値が利用できる。4つの個々の検査に対する未補正得点および年齢基準得点に加えて、記憶の総得点および視覚性─言語性再生のディスクレパンシーのみならず、視覚性と言語性の再生と再認の混合得点を得ることができる。

　この検査はエピソード記憶障害が疑われる患者を評価するために用いられ、初期のアルツハイマー病や側頭葉切除術の影響に鋭敏である。

The Graded Naming Test（GNT）
(Cambridge Cognition)

　これは軽度の呼称障害に鋭敏な、呼称能力を厳密に調べる検査となるようにMcKennaとWarringtonにより考案された。低頻度（たとえば、カンガルー、かかし、浮き輪など）からきわめて低頻度（たとえば、ケンタウロス、司教冠、蒸留器など）にわたる30の線画からなる。例を以下に示す（図A-2）。WAISの単語と読みの能力に基づいた予測得点を計算できる。詳細な標準値が利用できる。

Hayling and Brixton Test
(Harcourt Assessment Resources, Inc.)

　これらの検査は前頭葉の遂行機能の側面、つまり優勢な反応〔文意にかなった反応〕の抑制能力（Hayling）と概念形成（Brixton）を評価するためにBurgessとShalliceにより開発された。Haylingの文補完検査は2つのセクションからなり、それぞれ"The old house will be torn …."のような最後の語が欠けている文15個からなる。検者はそれぞれの文を音読し、被検者は口頭で

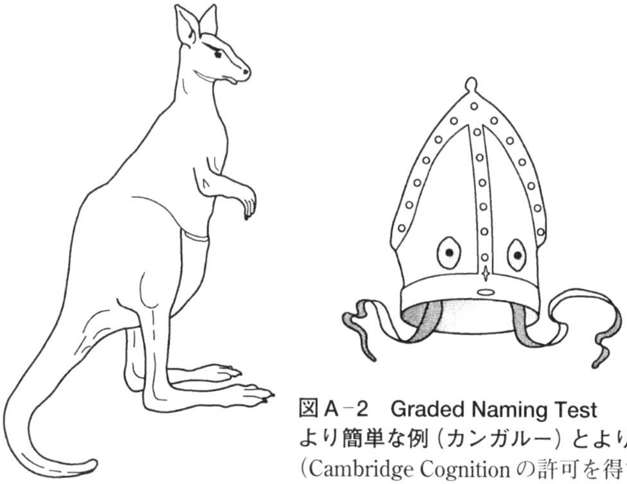

図A-2　Graded Naming Test
より簡単な例（カンガルー）とより困難な例（司教冠）
（Cambridge Cognitionの許可を得て掲載）

反応するよう求められる。第1のセクションでは被検者はできるだけ早く理にかなった文を完成することを求められる。第2のセクションでは、被検者はどのようにしても文に繋がらない語を入れることを求められる。たとえば、"The captain wanted to stay with the sinking … light bulb."のような検査は、優勢な反応を抑制する健常被検者の能力に基づいている。

　この検査は3つの尺度を生み出す。第1〔の尺度〕は第1セクションにおける反応時間の合計である。第2セクションは、かかった時間と誤答数からなる反応抑制の2つの尺度を生み出す。第2セクションにおけるそれぞれの反応は、以下の3つのカテゴリーのうちの1つにあてはまるものとして分類される。1つ目〔のカテゴリー〕は、求められたように産出された語が文とまったく繋がらないというものである（これはエラー無し得点として採点する）。2つ目のタイプの反応は、いくらかは意味的に文としてつながるが、直接には文の補完ではないというものである。反応の3つ目のタイプは、まったくもっともらしい方法で〔完全に文がつながるように〕被検者が文を完成させるというものである。標準値は120人の健常ボランティアから得ており使用可能である。外傷による一側または両側の前頭葉損傷に敏感であるということが示されてきており、前頭側頭型認知症の患者にもよく用いられている。

　Brixton検査は刺激の配列にルールを見つけるための能力と概念形成を測定する。56枚のほぼ同一のカードからなり、（各5個2列の）計10個の円が印刷され、それらのうち1つは色が付いているが他は白である。先に呈示されるカードの色がつけられた円の位置にもとづき、続いて呈示される色が付けられた円の位置が9つのルールのうちの1つによって決定される（図A-3参照）。被検者は色のついた円は"何の警告もなしに行ったり来たりするさまざまなパタンによって位置を変える"と教示され、次のカードで色のついた円の予測される位置を答えるよう求められる。1番目のもっとも単純なルールでは、色のついた円は次のカードで時計回りに1つ進み、後半のルールでは、色のついた円が5から10へと交互に変わる。限られた標準値しかないが、前頭葉患者はより多く誤り、でたらめに気ままに反応すると報告されている。

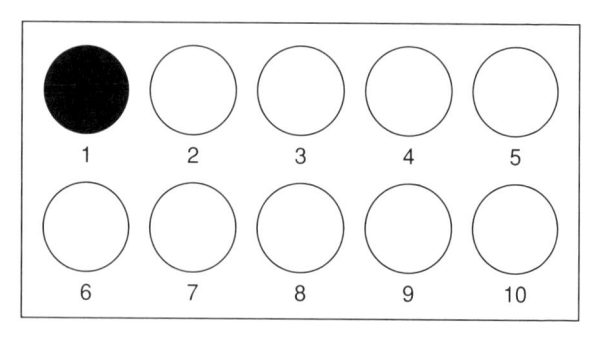

図A-3　Brixton Spatial Anticipation test
(Hayling and Brixton Tests. Copyright © 1997 by Paul W. Burgess and Tim Shallice. Harcourt Assessment Inc. の許可を得て掲載)

Judgement of Line Orientation Test (JLO)
(NFER — Nelson)

　この課題はBentonと同僚らにより考案され、角度を判断したり合わせたりする能力を調べるものである。被検者はさまざまな配置の線のペアをみて、180度にわたって11本の番号が付けられた線の表示を参照して目標の線と同じに見える角度を見積もるように求められる（図A-4参照）。この検査は徐々に難しくなる30の試行からなり、施行は短時間で容易であり、いくつかの平行検査がある。妥当な標準値が利用できる。この検査は右頭頂葉の局所損傷に鋭敏である。これはもっとも初期の段階から進行したアルツハイマー病患者でも一貫して誤る。

The National Adult Reading Test : Second Edition (NART)

　NARTは、知的低下があると疑われる患者で病前のIQを予測するための短く簡単な検査として、NelsonとO'Connellによって考案された。NARTを構成している50の単語はすべて不規則〔綴り〕語（Debt, Aisle, Depot, Thyme, Bouquet, Placebo, etc.）、つまり綴りと音の一致の通常のルールをあてはめて

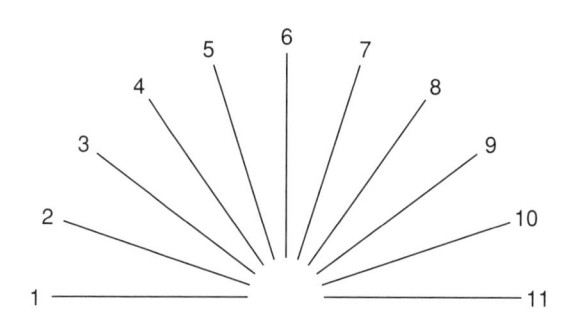

図A-4　Judgement of Line Orientation test
(Psychological Assessment Resources, Inc.の特別許可の下に、Judgement of Line Orientation by Authur L. Benton.© 1983 by PAR, Inc.から掲載)

も正しく発音することができない語である。たとえば、Naiveという語は、もし音韻的にそれを解読したなら、'nave'と発音されるであろう。この検査の基本原則は、(i) 不規則語の発音は意味とともに実存する親近性の高い音に依存している。また (ii) 読みは高度に過剰に学習された能力であり、知的機能の他の領域が低下しているにも関わらずよく保たれている。

　この検査の50単語は英語では出現頻度で段階分けされている。初めの単語(ache, debt, psalm)は平均的な大人にとって馴染みがある。一方、最後の単語(labile, syncope, prelate)は多くの人たちのボキャブラリーを越えている。産出された誤り数に基づいて病前のIQは90〜128の範囲で見積もられうる。この範囲以下の被検者には、Schonell Graded Word Reading Testが用いられるべきである。平行検査であるthe American National Reading Test（ANART）は民族的に多様なアメリカの人々のために考案された。

　この検査は軽度認知症患者における病前のIQレベルを見積もることに対して有効な道具であるが、最近の研究ではNARTの成績は中等度のアルツハイマー病でも低下するとされている。語全体（レキシコン）の読みルート（語彙的読字ルート）が断絶している患者、表層性失読患者はとくに不規則綴り語の読みが障害されている。彼らの病前IQはNARTよりもむしろレーヴン色彩マトリックス検査のような他の尺度を用いて評価されるべきである。

Paced Auditory Serial Addition Test（PASAT）
(Brain Metric Software)

　この高感度の検査では、ランダム化された60組の数字を足していくことが被検者に要求され、各数字が先行する数字に足される。たとえば、検者が"2-8-6-1-9"という数字を読み上げるとすると、被検者は検者の8にすぐに反応して"10-14-7-10"が正しい反応となる。数字の呈示にはそれぞれ0.4秒ずつ異なる1.2秒ごとから2.4秒ごとまで4つの速度の幅がある。成績は正しい反応の割合もしくはすべての施行の平均得点から評価される。年齢とともに困難な課題となり成績は低下する。異常なくらい遅い情報処理を反映したものとの解釈で、脳外傷後の脳損傷にとくに敏感だとみなされてきた。この検査はストレスとなるので軽い注意障害を抽出するため能力の高い被検者にのみに実施される。

Pyramids and Palm Trees Test
(Harcourt Assessment Resources, Inc.)

　この検査はHowardとPattersonにより考案され、語や絵から詳細な意味知識にアクセスするための能力を評価する。いくつかの形式（絵と絵、語と語、語と絵）があるが、絵と絵の照合版は非言語的意味知識にアクセスするのでおそらくもっとも有用である。この検査は52項目からなる。被検者は1枚のカードに3つの絵が呈示される（図A-5参照）。ターゲットの絵が最上段に呈示される。被検者は下の2つの絵のうちどちらがターゲットともっとも関連があるかを決めなければならない。例として、エジプトのピラミッドに対してもみの木とヤシの木（検査の名前となっている）、眼鏡に対して目と耳、鞍に対して山羊と馬が挙げられる。この検査は研究手段として広く使われているが、代わりとなる良い検査がほとんどないため、その有用性は増大しそうである。標準値は現在まだ限定的なものしかない。健常コントロールでは絵と絵の照合版で、誤りは3つまでである。意味記憶障害の患者はもっと多くなる。

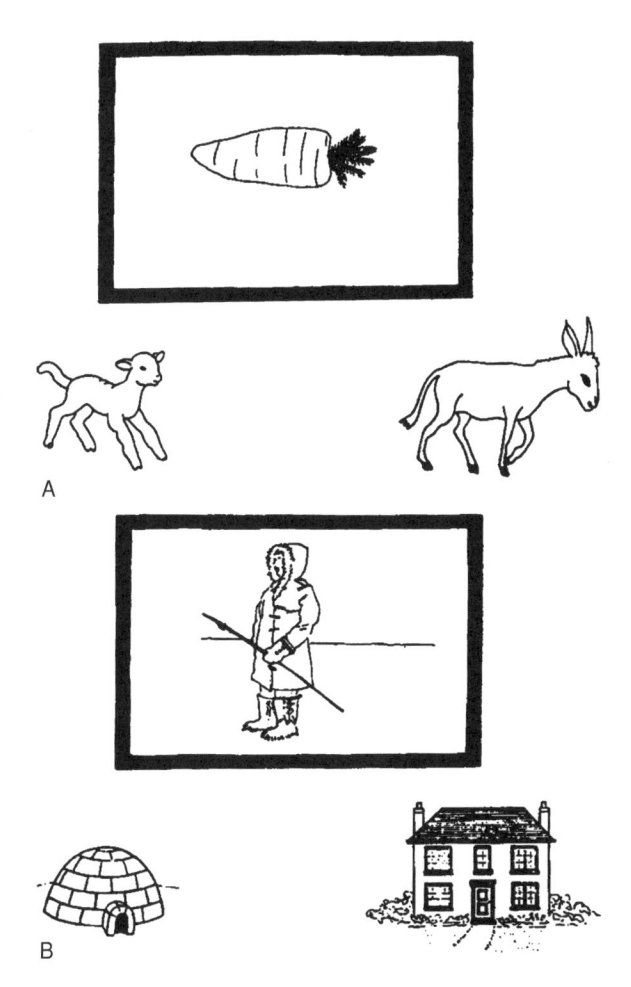

図A-5 Pyramids and Palm Trees Test
AとBの2つの例を示す
(Copyright © 1992 by David Howard and Karalyn
Patterson. Harcourt Assessment, Inc. の許可を得て掲載)

レーヴン色彩マトリックス検査 日本版
Raven's Progressive and Coloured Progressive Matrices
(Harcourt Assessment Resources, Inc.)

　Raven's Progressive Matrices（RPM）は、一般的な知能低下に対して"普遍的な"検査として考案されたが、その後教育レベルが健常被検者の成績に大きな影響をもつことが明らかになった。視覚に基づく複雑さが増大する断片が配置された60の問題解決検査からなる。最初の検査項目は模様合わせである。被検者は一部が欠けている1つの大きな図を見せられる。下段は6つの異なる小さな模様の例であり、6つのうちのどれが上に示された大きな図に当てはまるかを選択する。検査が進むにつれ項目はより複雑になり、単なる模様合わせというよりもむしろ類推による推論が求められる（図A-6）。この検査は実施は簡単であるが終えるのに45分程度かかる。パーセンタイル・スコアのある詳細な標準値は8〜65歳で利用可能である。

　Raven's Coloured Progressive Matrices（RCPM）は、健常な子どもと65歳以上の成人のための規準をもつ、簡略化した36項目版である。神経心理学の現場でも用いられてきた。この検査ではRPMに比べて模様合わせがより大きな割合を占めている。

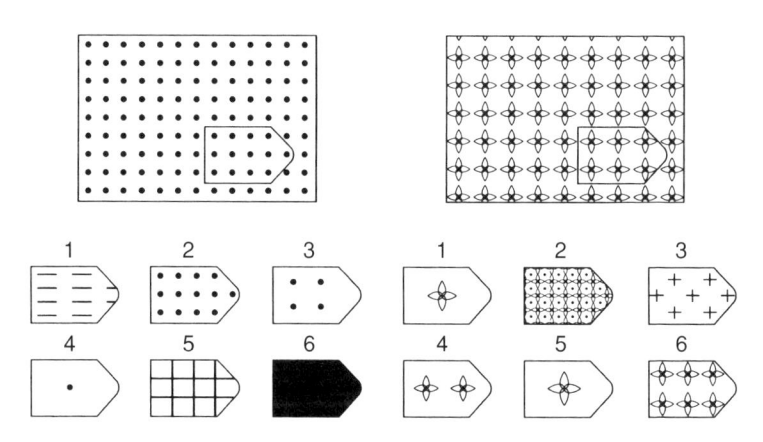

図A-6　Raven's Standard Progressive Matrices
簡単な模様一致照合課題の2例を示す
（Harcourt Assessment, Inc. の許可を得て掲載）

いずれの検査も、健常の成績がよく保たれた視知覚・注意・問題解決能力に拠っていることから、きわめて幅広く分散した領域における脳損傷に鋭敏である。視知覚の問題がない場合、それは前頭葉機能をみる適当な検査である。

Recognition Memory Test（RMT）
(Harcourt Assessment Resources, Inc.)

Warringtonにより考案された語と顔の再認記憶に関する使いやすい検査である。顔の記憶のパートで、被検者は見知らぬ男性の白黒顔写真50枚が提示される。検者は被検者にそれぞれの顔写真を3秒間みてその顔が好きか嫌いか答えるよう求める。50枚の顔すべてを見た後、被検者は2つの顔〔写真〕のペアを見せられるが、そのうちの一方が最初の50枚の写真中のものである。この強制選択再認版において、被検者はどちらがすでに見たものかを選ぶ。語の記憶に関するパートでも、同じ教示が与えられる。被検者は50の高頻度語を見て、二者択一の再認検査を行う。健常者はこの検査のどちらのパートでも非常に好成績を収める。年齢およびIQで標準値が利用可能である。これは語と顔の再認の差に対する許容範囲を含む。この検査はエピソード記憶の障害に敏感であり、同じ方法で言語性と非言語性を包含しているという利点がある。

Rey Auditory Verbal Learning Test（RAVLT）

これは15の一般名詞を用いた言語性系列学習検査である。即時再生の基準を与え、連続的な施行によって学習を評価し、作話や干渉への感受性も評価する。

あるリスト（A）を5回呈示し、次いで第2のリスト（B）を1回呈示し、続いてリスト（A）の6度目の再生を行う（**Box A-3**参照）。検者はリストAを1秒ごとに1語読み上げる。事前に以下のような教示を与える。「これから語のリストを読み上げます。注意して聞いてください。私が読み終えたら、できるだけ多くの〔語を〕繰り返し言ってもらいます。それらを繰り返す順

Box A-3　Rey Auditory Verbal Learning Test（RAVLT）

リストA		試行				リストB	試行 想起	Ⅵ
	Ⅰ	Ⅱ	Ⅲ	Ⅳ	Ⅴ			
1　たいこ	—	—	—	—	—	1　本	—	—
2　カーテン	—	—	—	—	—	2　花	—	—
3　鈴	—	—	—	—	—	3　電車	—	—
4　コーヒー	—	—	—	—	—	4　カーペット	—	—
5　学校	—	—	—	—	—	5　牧草地	—	—
6　親	—	—	—	—	—	6　ハープ	—	—
7　月	—	—	—	—	—	7　塩	—	—
8　庭	—	—	—	—	—	8　指	—	—
9　帽子	—	—	—	—	—	9　りんご	—	—
10　農民	—	—	—	—	—	10　煙突	—	—
11　鼻	—	—	—	—	—	11　ボタン	—	—
12　七面鳥	—	—	—	—	—	12　鍵	—	—
13　色	—	—	—	—	—	13　犬	—	—
14　家	—	—	—	—	—	14　グラス	—	—
15　川	—	—	—	—	—	15　ガラガラ	—	—
総計	—	—	—	—	—		—	—

序については問いません。」

　第1回の試行の後に、検者は同じ教示をして、被検者に先の試行で想起した語を含んでいることを強調して計5回同じリストを読む。被検者の反応の順番を毎回記録する。リストAの試行Ⅴの後、検者はリストBを読み上げ、このリストの想起のみを求める。最後に、リストBの試行に続いて、被検者は元のリスト〔リストA〕からできるだけ多くの語を想起するように求められ試行Ⅵとなる。

　試行Ⅰの想起は主として短期記憶（作動記憶）の尺度となり、ゆえに数唱の前後1～2である。それは年齢や教育歴により変わり、つまり高齢者（＞70歳以上）では、5±1の再生、若年の知的職業従事者では7～8（±1.5）の再生となる。健常者は、ⅠからⅤの試行の間に、試行Ⅰの再生より平均5～6語増えるようなかなりの学習を示し、比較的年齢による変化はあまりない。リストAの試行ⅤとⅥの間で、3語以上落とすことは異常とみなされる。さらなる詳細はLezak、Howieson、Loringの本にある（選定文献参照）。

　RMTのように、RAVLTはエピソード記憶の障害に敏感である。健忘症候群

のある患者は試行Ⅰでそこそこの想起を示すが、試行を続けてもほとんど学習しない。リストBの干渉効果にも敏感であり、いずれのリストとも関係のない項目を産出し、作話を呈する傾向がある。

Rey‐Osterrieth 複雑図形検査
Rey‐Osterrieth Complex Figure Test
(Harcourt Assessment Resources, Inc.)

　複雑図形検査は視覚構成能力と視覚的記憶の両方を評価するのに用いることができる。被検者は図形（**図 A-7** を参照）をフリーハンドで模写するよう指示されるが、時間制限はない。被検者の課題に対する全体的な取り組み方や構成能力についても記載するべきである。検者によっては30秒ごとに色の違う鉛筆を順番に使う者もいるが、通常の臨床検査では必要ないであろう。一定時間の後、通常は30～40分であるが、被検者は前もって知らされずに、図形を再生するように求められる。神経心理学者の中には数分後の遅延再生を検査する者もある。

　模写の技能は右半球損傷で重度に障害され、しばしば図形の左半分を無視

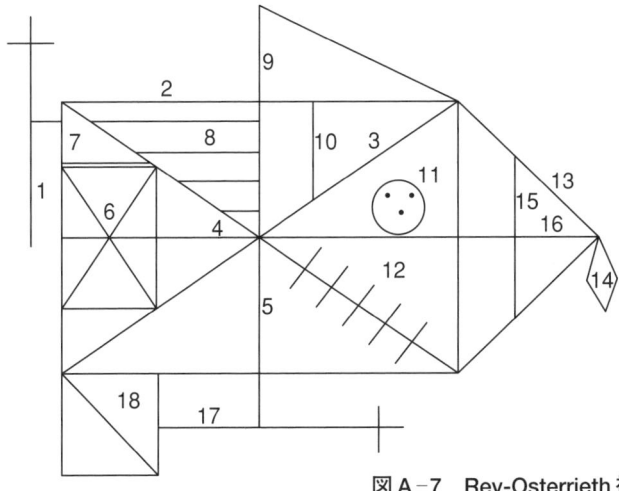

図 A-7　Rey-Osterrieth 複雑図形検査：採点法

する傾向がある。左半球の高度の障害をもった患者もまた無秩序かつ断片的に図形を模写するであろうし、前頭葉損傷患者は保続要素を伴った、内容の乏しい図形を描く傾向がある。

再生課題は健忘症候群の患者や右側頭葉の選択的損傷の患者では非常に成績が低下する。

中等度から重度のアルツハイマー病の患者では、この検査の模写と再生の両方の成績が極度に障害される。

質的な評価と同様に、模写された図形や再生された図形の正確性は Box A-4 にあるような標準化された採点システムを用いて得点化できる。この採点法は 18 項目の図形の各要素それぞれに対して最大で 2 点を割り当てる。標準データは Box A-5 のとおりである。

リバーミード行動記憶検査
Rivermead Behavioral Memory Test : Second edition (RBMT-II)
(Harcourt Assessment Resources, Inc.)

リバーミード行動記憶検査（RBMT）は当初、頭部外傷の記憶の回復過程を評価するために開発された。慣例的な記憶課題（たとえば見当識や物語の再生）と、社会心理的な能力とより関係の深いとされる実生活に近い課題（たとえば手紙を持って道順を覚える）を組み合わせている。実施や採点には特別な訓練を要さず、簡単に使える評価尺度である。しかし、施行には 20 分から 30 分かかる。重度の記憶障害に対する全般的なスクリーニング得点が得られると同時に、下のリストに示すような各下位検査のより詳細な得点が得られる。

1. 人物の苗字と名前の記憶：顔（写真）と名前を関連付けて覚えさせ、（前もっては知らせずに）後から写真を再度提示した時にその名前を尋ねる。
2. 10個の日常物品（呼称と記銘が求められる）と 5 人の顔（写真）の記憶：最初の刺激（物品と顔写真）は同数のダミー（distracting object）を加えて提示され、被検者は最初に見た物品を同定するように求められる。
3. 短い文の要点を記憶し、その直後と 20 分後に再度検査される。
4. 最初は教示された直後に、5ヵ所の指定された箇所を通過しながら室内のあ

Box A-4　Rey‐Osterrieth 複雑図形の採点法

採点法		得点	
単位		模写	再生
1．長方形の外側の左上端にある十字形			
2．大きな長方形			
3．交差する対角線			
4．2の水平な中央線			
5．2の垂直な中央線			
6．2の左内部になる小さな長方形			
7．6の上方にある小さな線分			
8．2の内部の左上方にある4本の平行線			
9．2の上、右上方にある三角形			
10．9の下方2の内部にある短い垂直線			
11．2の内部3個の点を有する円			
12．2の内部の右下方3に交差する5本の平行線			
13．2の右側面に接する三角形			
14．13に接するひし形			
15．13の三角形内部の垂直線			
16．13の内部にあり4の右端につながる水平線			
17．2の下方、5に接する十字形			
18．左下方にあり、2に接する正方形			
総計			

	位置が正しくない	位置が正しい
正確	1点	2点
歪曲あるいは不完全だが認識できる	1/2点	1点
欠損あるいは認識できない	0点	0点

最高点：36点

る道順をたどり、次は20分後にその道順をたどる。（動けない患者には、縮図や描画も用いてもよい。）また、患者はある箇所に伝言（封筒）を置くよ

Box A-5　Rey-Osterrieth 複雑図形検査 標準値

標準値	模写	30分後 再生
60歳未満の成人	32±2	22±4
高齢被検者	28±3	13±4

うに指示される。
5. 最初に個人的な持ち物を患者から預かっておき、検査の最後（20〜30分後）に返すように言うことを覚えておくように言う。
6. ある特定の質問（次回の予約について尋ねる）を覚えておくように言い、20分後にアラームベルが鳴ったらその質問を尋ねるように指示しておく。
7. 時間、場所や人物の見当識についての10の質問と日付についての1つの質問を尋ねる。

採点項目（RBMT スクリーニング得点用）：
1）写真の人物の名前
2）写真の人物の苗字
3）隠された持ち物の記銘
4）約束について尋ねることを覚えているか（アラーム音の後で質問）
5）写真（物品）の再認（20個見せられたうちの10個を選ぶ）
6a）物語の再生—即時再生
6b）物語の再生—遅延再生（20分後）
7）顔の再認（10個見せられたうち5個を識別する）
8a）道順—即時再生（5ヵ所）
8b）道順—遅延再生（約20分）
9）道順—伝言（封筒を置いた）
10）見当識
11）日付（正確な）

物語再生
Story Recall（Logical Memory）

数々の違った文章の一節や物語の再生検査が使われてきたが、それらはす

べてウェクスラー記憶検査（Wechsler Memory Scale：WMS）の言語性記憶下位検査からとったものか、あるいはBabcock storyを改変したものである。WMSやWMS-Rでは2つの話が使われ、それぞれ25の要素を含んでいる。これら2つの物語再生検査の平均をとって得点が与えられる。即時再生と30～45分後の遅延再生の両方を検査するのが普通である。後者はエピソード記憶の障害（たとえば健忘症候群、アルツハイマー病など）に特に感度が高く、実生活上の記憶の困難とよく相関することが示されている。**Box A-6**にその一例を示す。

被検者は以下のように教示される。

「これから、短い物語をあなたに呼んで聞かせます。話し終えたら物語の内容について覚えているできる限り多くのことを言うようにお願いしますので注意深く聞いてください。」

再生検査は前もって知らされずに約30分後に再度検査される。

正確に再生された物語の要素については配点すべてを与える。基本的に文意を変えないような、同義語、言い換え、形容詞や動詞の省略には半分の得点を与える。この検査は、健常者では年齢の効果や全般的な知的能力に対してたいへん鋭敏である。**Box A-6**ではこの検査を使うときに予測される正常レベルについて大まかな目安を示す。

60歳の知的能力の高い人は即時再生で10以上の要素を再生できるはずであるし、一定時間経過後も少なくとも60パーセントは保持しているはずである。知的能力の高くない70歳の健常者は最初4つの要素しか再生できず、遅延再

Box A-6　物語の例と再生の年齢別標準値

大学の／食堂で／調理師として／雇われている／北／オクスフォードの／マリー／アレンは／朝／ブロードストリートで／強盗にあい／50ポンドを／盗まれたと／警察／署に／届け出た。／彼女には3人の／小さな子供がいて／家賃も払えず／24時間／何も食べていなかった。／警官は／女性の話に心を動かされ、／彼女のために／寄付金を募った。
【全要素＝25】

	年齢（歳）			
	20～39	40～59	60～69	70～79
即時再生、平均（SD）	10.0（2.5）	8.0（2.5）	7.5（3.0）	6.0（3.0）
遅延再生、平均（SD）	60%（20%）	55%（20%）	70%（15%）	65%（15%）

生では1/3しか保持しないこともある。

Stroop Tests

　これらは、単語を読むよりも小札に塗られた色の名前を言うほうが時間がかかる、さらに印字インクが色名と違った場合、色名を印字した色の名前を呼称するのに時間がかかるといった事実に基づいている。後者の現象、色の名前が違った色で印字されたときに著明に遅くなる反応は反応の不一致や選択性注意の障害による認知の遅れと解釈される。

　非常に多くのバージョンが出版されており、それぞれ試行回数や項目数がまちまちである。あるフォーマットでは2試行のみを用いる。すなわち、片方では違った色のインクで印字された色名の単語に集中して読み、他方では色付き札の呼称が命じられる。Lezak、HowiesonとLoringによってNeuropsychological Assessment（4th edition）で推奨され、よく普及しているDodrillのバージョンもある。版によって一試行中の項目数や使われる色の数も違う。StroopのあるバージョンはD-KEFSテストの中に含まれている（補遺p.247参照）。Dodrillのバージョンは、4色（赤、橙、緑、青）のうち1つでランダムに印字された176個の色名が納まった一枚の紙からなる。パートⅠでは被検者は印字された単語を読み、パートⅡでは被検者はそれぞれの単語が印字されたその色を答える（図A-8参照）。パートⅠでは最大で300秒が割り当てられ、パートⅡでは600秒である。健常対照者は通常はパートⅠを90±20秒で完了し、パートⅡを230±70秒で完了する。重要な得点はパートⅡとパートⅠとの差分である。てんかんや初期のアルツハイマー病などさまざまな脳の病気の患者で、その差分が著明に増大する。

Test for Reception of Grammar（TROG-Ⅱ）
(Harcourt Assessment Resources, Inc.)

　このテストは、発達性言語障害を抱えた小児のためにBishopによって開発された。しかし、神経心理学の対象となる成人においても非常に有用である。低レベルの語彙（馬、男の子、花など）を使って文章と絵を対応させる課題

RED	GREEN	BLUE	BLACK
BLUE	PINK	RED	BLACK
YELLOW	BLACK	ORANGE	BLUE
RED	GREEN	RED	ORANGE
GRAY	YELLOW	GREEN	GREEN
BROWN	PINK	BLUE	BLACK
BLUE	BROWN	YELLOW	BLUE
RED	ORANGE	GREEN	RED
GREEN	PINK	BLACK	YELLOW

図A-8　Stroop Test の例
カラーページ（color plate section）を参照。

で、徐々に複雑になる構文の理解を検査できるように巧みにデザインされている。被検者は4つの絵からなる1ページを見せられ、検者の話す単語や文章に合う絵を選ぶように指示される。最初の数題は語彙の理解を確かめるように意図されている。その後のブロックは次第に複雑になり、後半の検査では埋め込み節や可逆構造〔可逆文〕といった構造を調べる。満点は80点である。たいていの健常成人は終盤の複雑な問題で何問か失点するが70点代後半の得点に収まる。対照的に、脳血管障害や大脳変性疾患によって構文理解に障害のある患者は、テストの早い問題から回答に詰まって間違い始める。

トークンテスト
The Token Test
(Pro-ed Publications, Inc.)

　トークンテストは感度と信頼性の高い脳血管障害による失語症患者における聴理解の評価法の一つである。ただし、それ以外の言語障害患者における有用性ははっきりしていない。実施と採点法が簡単で、必要な用具も既製品で間に合う。厚紙、プラスチックあるいは木製の20枚の「トークン〔券、コイン〕」を使用する。トークンは大小二種類があり、丸か四角かの2つの形がある。また5色に塗り分けられている。原版は非常に単純なもの（たとえば「赤い丸に触れた後に小さな緑の四角に触れなさい」）から構文的に複雑なもの（たとえば「赤い丸を緑の四角の上に置きなさい」や「黄色の四角を除いてすべての四角を取り上げなさい」）まで、62の指示から構成されている。
　36の指示からなる短縮版が広く用いられている。教育歴によって標準化された値を利用することができる。

Trail Making Test

　これは簡単に実施できる視運動追跡の検査、あるいは概念化や思考の「セットの切り替え」の検査である。D-KEFSバッテリーの中にも含まれている（補遺p.247参照）。（AとBの）2つのパートがあり、パートAは1から25までの数字が書き込まれた円がページ内にランダムに配置されている。被検者

に円を順番にできるだけ速くつなぎ合わせることが求められる。パートBは数字と文字〔日本語版ではひらがな〕がランダムに配置されている。被検者は数字と文字とを交互につなぐ。つまり1からA〔あ〕、2、B〔い〕、3、C〔う〕というように13まで順番につなぐ（図A-9参照）。

いろいろな実施法や採点方法が使われている。しかし、間違いを指摘し、自己訂正を容認し、完遂までの時間のみを採点するのが通常の方法である。

反応時間に依存するほかの検査と同様に、Trail Making Testの成績も年齢に顕著に依存している。ほぼ年齢ごとに調整した正常秒数の上限をBox A-7に示す。

どちらのパートでも、動作緩慢、協調運動障害、視覚的探索困難、モチベーションのなさ、あるいは前頭葉性遂行機能障害によって成績が悪くなりうる。前頭葉機能障害の患者では、パートBの成績が不釣り合いに悪い。

語列挙検査
Verbal Fluency Test : Letter and Category Fluency

語列挙は時に制限付き口述語連想とも呼ばれるが、前頭葉性「遂行機能」障害や軽微な意味記憶障害に対して感度が高く、ベッドサイドで非常に役立つ検査の一つである。

〔語頭〕文字や意味カテゴリーに基づく多くの版が使用されている。もっともよく用いられているのは「FAS」を〔語頭〕文字とする検査と「動物」カテゴリーの検査である。

FAS：F、A、S、それぞれの文字から始まる単語を順番にできるだけたくさん列挙するように指示する。それぞれの文字ごとに制限時間は1分である。前もって固有名詞（人名や地名）、違う接尾辞を付けた単語（find、finder、findingなど）の繰り返しは正答にならないと教示しておく。

動物：1分間のうちにできるだけたくさんの動物を列挙するように指示する。この検査を文字の語列挙検査の直後に行う場合、動物の名前はどんな文字から始まっても構わないと注意しておくことが重要である。

反応の総数と保続反応数や他の（侵入的）誤りのスコアが得られる。FASについていえば、3つの文字について合算するのが通常である。健常被検者は保続反応を示すこともなければ、セットを失うこともない〔文字を見失うこ

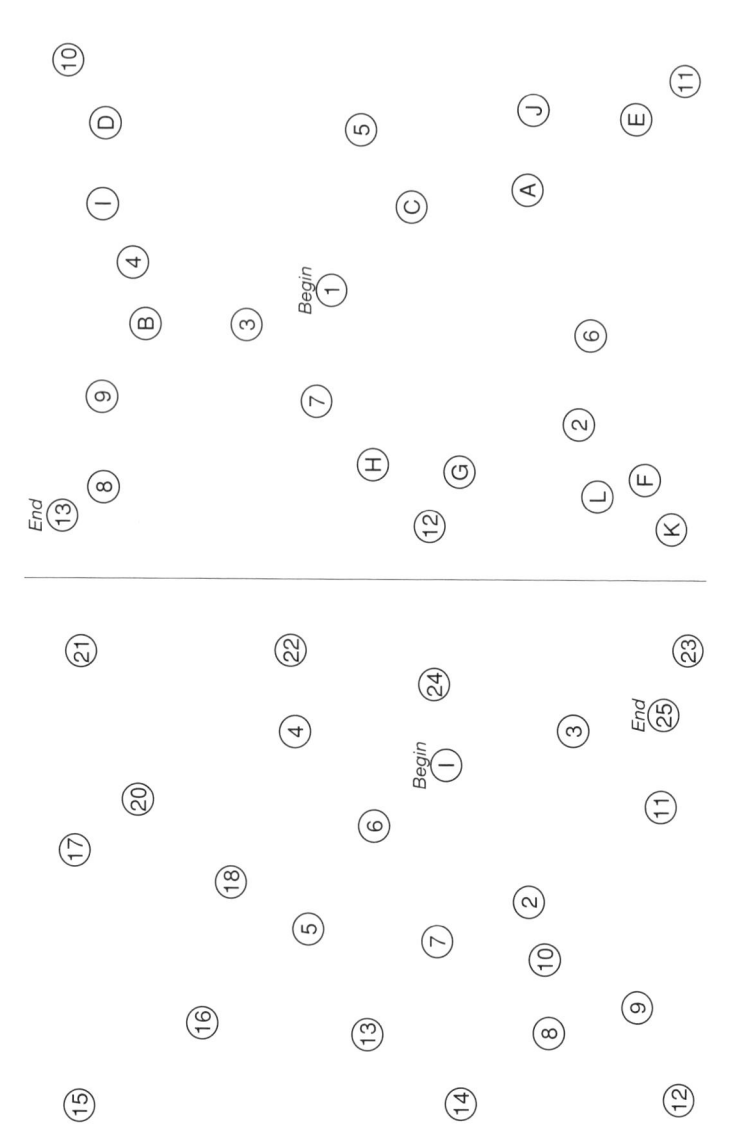

図A-9　Trail Making Test パートA（下）とB（上）
許可要請中

Box A-7　Trail Making Testにおける標準値（秒）の年齢別上限
　　　　（10パーセンタイル、25パーセンタイル）

	年齢（歳）				
	20～39	40～49	50～59	60～69	70～79
Part A					
10%	42	45	49	67	105
25%	50	59	67	104	168
Part B					
10%	95	100	135	172	292
25%	130	150	177	282	450

ともない〕（つまり元の文字にもどる）。成績は年齢と教育歴に依存する。若い知的職業人はFASで45単語以上表出するはずであり、合計30単語以下は異常である。教育歴の高くない高齢者で許容できる合計数の下限は25前後である。カテゴリーによる語列挙数は文字によるものを上回るのが普通である。動物カテゴリーについていえば健常被検者は通常20例は挙げるものである。許容範囲の下限は12から15と幅があるが、ここでも年齢と教育歴によって異なる。

The Visual Object and Space Perception Battery (VOSP)
(Harcourt Assessment Resources, Inc.)

　8つの視知覚検査からなるこのバッテリーは、最近WarringtonとJamesによって開発され、妥当性を確認され、標準化された。それぞれのサブセットは、他の認知機能の影響をできるだけ少なくして、視知覚機能の一つの構成要素だけに焦点を当てるように開発されている。検査のほとんどは開発者のそれまでの実験的研究に基づいている。すべて右半球損傷に鋭敏であり、標準値もバッテリーの中に含まれている。
　最初の簡単な図地分離課題によって重度視覚障害患者を除外することができる。このバッテリーの主要部分は4つの対象認知課題と4つの空間知覚課題

からできている。

1. 対象認知課題 Object Recognition
1) 不完全文字：さまざまなマスキング処理によって断片化された文字からなる。ACE-Rのなかにこの簡単なバージョンが入っている。
2) シルエット：患者が日常物品を違った角度からみても認識できるかを検査する。
3) 物品判断：4つの影絵の組み合わせがあり、1つは実在物品のもので残る3つは意味のない図形である。この課題では実在物品を選択する（図A-10参照）。
4) 連続シルエット：少しずつ角度を変えて連続して撮られた物品の写真がある。被検者はできるだけ早くその物品を同定するよう要求される。

2. 空間知覚課題 Space Perception
5) 視覚計数：白いカードに打ってある5から8個の黒い点を数えるよう求める。この課題に基づく4つの例がACE-Rの中に含まれている。
6) 位置弁別：2つ並んだ四角があり、片方にはその真中に点が打ってある。もう片方には中心から外れて点が打ってある。中心に点のある四角を選ぶ。
7) 数の定位：前項目の検査と似ているが、1つの四角の中にランダムにいくつかの数字が書かれていて、もう片方には1つの黒点が数字と同様の位置に打ってある。点の位置に合った数字を選択する。
8) 立方体解析：三次元的に配置された立方体の数を判定する能力を検査する（図A-10参照）。立方体の並び方は徐々に複雑になる。

ウェクスラー成人知能検査
Wechsler Adult Intelligence Scale
(WAIS-R and WAIS-III)
(Harcourt Assessment Resources, Inc.)

WAIS-Rと最新のバージョンであるWAIS-IIIは、全般的な知的・神経心理学的能力を評価するためにもっとも広く使用されている検査バッテリーである。ほとんどの神経心理学者にとって、これらの検査は認知機能評価の基礎

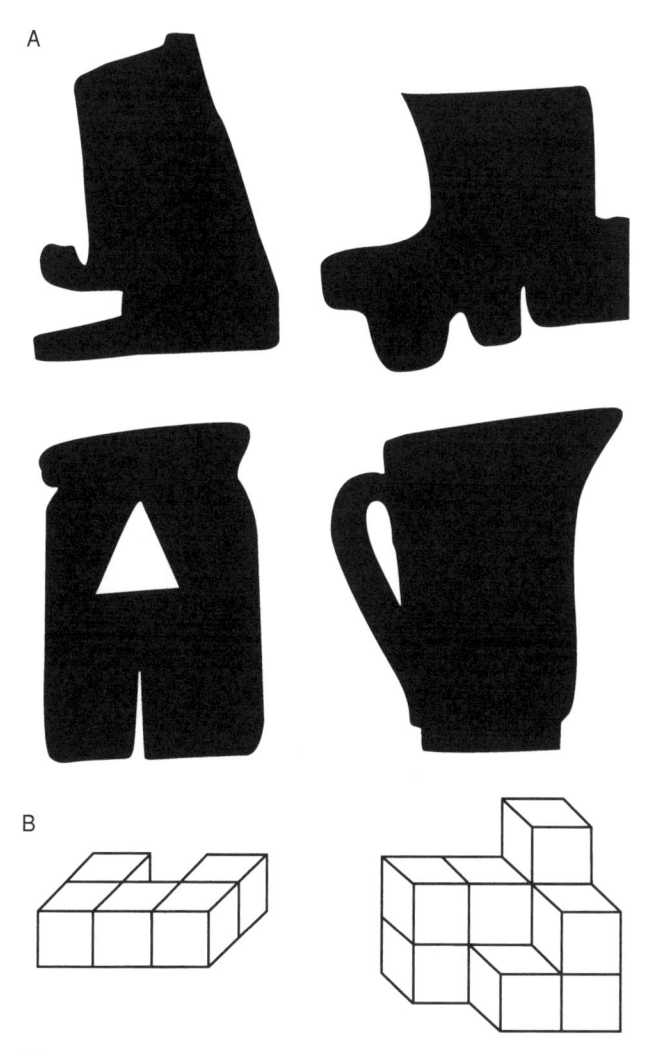

図A-10 Visual Object and Space Perception Batteryの下位検査の物品判断の例（A）と立方体解析の例（B）
（© 1991 by Elizabeth K. Warrington and Merle James. Harcourt Assessment Resources, Inc.の許可を得て再掲）

をなす。WAISの主な長所はその包括的な標準化にある。WAIS-Rは、16歳から87歳までの1880名の被検者のデータを含み、WAIS-IIIは16歳から89歳までの2450名の被検者の検査データを含んでいる。検査の実施と採点法は比較的複雑であり、正式な訓練を要する。結果の解釈は経験にかなり左右される。被検者の行動、検査への全般的な取り組みや誤りのタイプは評価の重要な一部をなす。

　WAIS-Rは11の下位検査（6つの言語性検査、5つの動作性検査）からなり、WAIS-IIIではそれに3つの新検査（語音整列、記号探し、行列推理）が加えられている。下位検査の点数を合計し、年齢による調整を行って言語性、動作性、全検査IQの各スコアが導き出される。それぞれについて、平均的な人物であれば100のスコアを取るようになっており、標準偏差が15になっている。しかし神経心理の実際においては、総合的なIQよりも個々の下位検査の得点のパターンのほうが通常は情報が多い。それぞれの下位検査からは素点が得られ、評価点に変換することができる。平均的被検者は10点の評価点を得ることになっており、標準偏差は3点である。しかし、「正常」範囲は年齢によってかなり異なり、動作性の下位検査は特に加齢による影響を受けやすい。年齢について調整することで各下位検査についての基準年齢群評価点が得られる。

　フルバージョンのWAIS-IIIに加えて、言語性、動作性、全検査の各IQを算出できる同テストの短縮形であるWechsler Abbreviated Scale of Intelligence（WASI 1999）が新たに作られている。この検査バッテリーに含まれる4つのテストは単語、類似、積木模様、行列推理である。それぞれの検査は形式と内容においてWAIS-IIIのものと似ているが、違った刺激も含まれている。

　特定の下位検査と個々の認知機能、したがって病理との相関は比較的悪い。というのは、多くの下位検査が同時にいくつかの認知能力を表しているためである。たとえば、絵画配列は視知覚的能力や計画作成能力に依存している。ゆえに、右半球損傷と前頭葉損傷の両方に影響されやすい。

　この検査の十分な説明とその解釈は、Lezakとhowieson、Loring著Neuropsychological Assessment（3rd edition）（選定文献を参照）にある。この検査バッテリーを使用したことがまったくあるいはあまりない臨床家の助けとなるようにWAISの下位検査それぞれについて簡単に記述する。

1. 言語性下位検査
1) 知識：一般的知識を問う検査で、難易度順に29問あり、「1年は何ヵ月ですか。」や「寒温計とは何ですか。」というものから、「庶民院〔英国議会の下院にあたる House of Common〕の議員は何人いますか。」や「ファウスト Faust を書いた人はだれですか。」といったものまで設問がある。
2) 理解：常識や判断、実生活上の論理思考を検査する16問の自由形式の質問からなる。たとえば、「結婚するときは役場〈役所〉に届けを出すことになっていますが、それはなぜでしょうか。」や、「生まれながらに耳が聞こえない人は、なぜ話すことを覚えるのが難しいのでしょうか。」といったものがある。
3) 算数：徐々に難しさを増す14題の暗算問題。「4ポンドと5ポンドを足したらいくらですか。」や「時間あたり3マイルで24マイル歩くと何時間かかりますか。」といった問題がある。
4) 類似：言語による概念形成の問題であり、被検者は一組の言葉の共通点を説明しなければならない。14対の単語の組み合わせは「みかんとバナナ」や「ドレスとスポーツウェア」といったものから「俳句と彫刻」や「賞賛と罰」といったものまで難易度順に並ぶ。
5) 数唱：言われた数字を繰り返す能力を検査する。最初は検者と同じ順序（順唱）で、次に逆の順序（逆唱）で繰り返す。数字の列は次第に長くなる。これはウェクスラー記憶検査の中にも含まれている。詳細については補遺 p.275 を参照。
6) 単語：35個の単語の定義について尋ねられる。「ベッド」や「冬」といった、ごくありふれた単語から始まり、「encumber〔妨害する、塞ぐ、負わせる〕」「audacious〔大胆不敵な〕」「tirad〔長い熱弁、ティラード〕」といった低頻度語で終わる。

2. 動作性下位検査
5つの下位検査のうち4つは動作による応答を必要とする。つまり、1つは書字であり、3つは器具を操作する。すべて時間制限があり、それぞれについて早く完成させた場合はさらに追加得点がある。
1) 符号：4列の空白の四角に1から9までの数がランダムに割り当てられており、その列の上段には数字の一つ一つと無意味符号とを対応させる対応表がある。被検者は上段の数と記号の対応表を使って、90秒間でできるだ

け多くの空白を埋める。
2) 絵画完成：日常の物品や風景を描いた不完全な絵画が20枚あり、どの重要な箇所が欠けているか指摘するように指示される。例としては、取手のないドアや、ブリッジ部分のない眼鏡、糸巻きが3つしかないバイオリンなどがある。
3) 積木模様：被検者が赤と白に塗り分けられた積木で、さまざまな模様を作る構成の検査である。最初、検者の作った簡単な積木4個のデザインを手本として行う。その後小さなカードに書かれた見本から模様を真似て作る。模様は次第に複雑になり、最終的には9つの積木で構成されるまでになる。
4) 絵画配列：物語を作り上げるような10組の漫画の絵が入っており、被検者は順序がばらばらになった絵カードを1組ずつ与えられ、できるだけ短い時間でもっとも意味の通る物語になるように並びかえるよう指示される。
5) 組合せ：ジグソーパズルのようにバラバラにされた厚紙でできた、4つの身近なものの図案（マネキン、側面から見た人の顔、手、象）がある。被検者はそれぞれを順番に見せられるが、それぞれのピースはバラバラに並べられている。それをできるだけ早く組み立てなおすように指示される。

3. WAIS‐III の追加検査
1) 行列推理：徐々に難しくなる視覚パターンの完成と類推問題という点で、レーヴン色彩マトリックス検査と基本的に同様の特徴を有している。
2) 語音整列：徐々に長く（2から8個）なっていくランダムな数字と文字のリストを（交互に）読み上げる。被検者は数字と文字をそれぞれのリストの最初のほうから繰り返して言うように指示される。たとえば、「6‐F‐2‐B」と聞いたら、被検者は「2‐6‐B‐F」と答えなければならない。被検者が同じ長さの3題ともすべて間違えるまで、スパンは長くなる。
3) 記号探し：符号課題によく似た検査である。

ウェクスラー記憶検査
Wechsler Memory Scale (WMS) and Wechsler Memory Scale-R (WMS-R)
(Harcourt Assessment Resources, Inc.)

　WMS は長年、記憶障害が疑われた場合の評価の標準的な検査法であった。これは、見当識、精神統制（注意）、数唱、論理的記憶（物語再生）、言語性対連合学習、幾何学図形の視覚性再生の 6 つの下位検査からなる。これらの 6 つの下位検査から一般的記憶指標（Memory Quotient：MQ）が得られる。MQ は素点の合計に基づく。素点の合計点は WAIS の全検査 IQ と似たやり方で適切な年齢調整によって MQ に変換される。このように標準的な被検者は全検査 IQ が 100、MQ も 100 を取るはずであり、標準偏差はそれぞれ 15 になる。したがって 15 以上の IQ と MQ の乖離は有意な記憶障害を示す。WMS への批判の主たるものは、言語性記憶への偏重、下位検査項目それぞれの遅延再生課題を欠くこと、記憶そのものよりも注意プロセスに依存している下位検査（精神統制や見当識）の得点を MQ の計算に含めていることなどであった。

　WMS-R はかなり改善されている。新たに 2 つの視覚性記憶検査（図形の記憶、視覚性対連合）、数唱に対応する視覚的な検査（視覚性記憶範囲〔視覚性スパン〕）が加えられ、いくつかの施行法が変更され、さらに重要な変更は 2 つの言語性記憶検査と 2 つの視覚性記憶検査の遅延再生条件を組み込まれたことである。各下位検査の素点を算出するのと同様に、言語性記憶、視覚性記憶、一般的記憶、注意・集中力と遅延再生のそれぞれについて年齢調整された指標が得られる。記憶指標は注意障害の影響の混入がなくなっている。一般的な認知機能障害患者のデータとともに、健常者のデータも拡張されている。

　WMS も WMS-R もベッドサイドや診療所で使用するには適切ではない。これらの実施には専門的知識が必要であるし、採点法はかなり複雑である。数唱や論理的記憶の下位検査はもっとも簡単に用いることができる。これらの下位検査から、それぞれ注意や言語性のエピソード記憶の良い尺度が得られる。これら 2 つの下位検査の日常診療版については別（補遺 p.247、p.262 参照）に記載してある。これらの内容に臨床家が慣れ親しめるように、そして神経心理報告書の解釈の助けとなるように、残りの下位検査について以下に記載

する。
1. 情報と見当識：14項目標準的な時間や場所、人物についての見当識の項目と、一般的な情報の質問（母親の旧姓や合衆国大統領〔日本の総理大臣〕など）が含まれている。
2. 精神統制：数を速く数える検査（20から1まで）、アルファベット〔日本版では50音。「あ」から「ほ」まで〕の暗唱や連続足し算（1、4、7、など）からなる。
3. 数唱：順序どおりにあるいは逆順に次第に長さを増していく一連の数字を繰り返すよう指示する。
4. 論理的記憶：2つの物語からなる。それぞれ25個の要素があり、それを聞かせた直後に思い出すよう指示する。また、30分後に再度思い出すよう指示する。
5. 言語性対連合：単語の連合を覚える能力を検査する。8組の単語対の組み合わせを読み聞かせる。そのうち半分は簡単に連想しやすい（たとえば、金属—鉄、赤ん坊—泣き声）が、半分は連想しにくい（粉砕—夕暮れ、従う—インチ）。その後、対になっている最初の単語を読み聞かせ、続く単語を補うよう指示する。同じリストで6回までの試行が用意されているが、〔施行ごとに〕違った順番に配列されている。前もって知らせずに、一定の遅延時間後に再度再生を検査する。
6. 視覚性記憶範囲〔視覚性スパン〕：これは数唱と類似し、「同順序」と「逆順序」からなる。カード上にランダムに配置された赤い四角の配列を提示する。「同順序」では、検者が赤い四角を決められた順序で触っていくのを見せて、直後にその順序を記憶から再現するよう指示する。触る順序の系列は試行ごとに長さを増していく。「逆順序」では再度、検者が〔緑の四角に〕順番どおりに触っていくのを見せて、それを逆の順番で再現するよう求める。この系列も徐々に長くなっていく。
7. 視覚性再生：10秒ずつ提示された4つの幾何学模様を記憶から再現して描くよう求める。前もって知らせずに、30分の遅延時間後に再度図形を描くように求める。
8. 図形の記憶：これは視覚性即時記憶の検査の一つである。抽象図形（影をつけられた区画分けの図形）を5秒間見せて、その直後に3つの選択肢の中からどれがそれまで見ていた図形か選ばせる。
9. 視覚性対連合：これは言語性対連合検査と対応している。違った色と組み

合わせになっている6つの抽象的な線画を見せる。直後に線画だけを見せ、それぞれの図形と組になっていた色を思い出すように指示する。

Wechsler Memory Scale-III（WMS-III）
(Harcourt Assessment Resources, Inc.)

　1997年に出版されたWMS-IIIは、最新の記憶評価の包括的なアプローチである。WMS-Rよりも多くの検査を含み、検査バッテリーがかなり長くなっている。中心的なバッテリーは6つの検査からなり、そのうち3つはWMS-Rでそれぞれの記憶指標を算出するのに使われていたものである。5つの検査は自由に選択できて、そのうち4つは前の版とは多少違った形式をとっている。
　WMS-R検査から移入されたものには、少し改変があるものの、論理的記憶と言語性対連合、空間的スパンがある。WMS-IIIの中心となる新規の検査は語音整列 letter-number sequencing、FacesとFamily Picturesである。情報と見当識、精神統制、数唱、視覚性再生は、新たに開発されたWord-Listsという言語性検査とともに、選択自由の検査に分類されている。WMS-IIIの健常データはかなり拡張されており、1250人の被検者を含み、最高齢者層も85～95歳になっている。
　WMS-IIIの検査から8つの主要な記憶指標が生み出される。すなわち、Auditory Immediate、Visual Immediate、Combined Immediate Memory、Auditory delayed、Visual Delayed、Auditory Recognition Delayed、General Memory Delayed、Working Memoryである。
　新しい検査について以下に簡単に記載する。
1. 語音整列：この検査はWAIS-Rにも含められている。
2. Faces test：即時と遅延の要素のある再認課題である。約2秒ごとに24人の顔を1人ずつ次々と見せ、即時再認と遅延再認を検査する。ターゲット〔実際に見せられた顔〕は同数の偽刺激の中に混ぜてyesまたはnoの形式を使って検査する。
3. Family pictures：複雑で意味のある視覚情報を測定するために作られている。4つの写真をそれぞれ10秒ずつ被検者に見せる。家族7人（たとえば母、父、祖母、息子、犬など）のうち4人について、彼らがその写真の中でしていたことや、2×2の区分の中での彼らの位置を自由に思い出すことで

記憶が評価される。即時再生や遅延再生が得られる。
4. Word-Lists：単語学習課題の一つである。意味的に関連のない12語を4試行にわたって提示し、その後に別の干渉課題を1回提示する。その後、さらに最初のリストを提示することなく、そのリストを思い出すよう指示する。2種類の遅延課題を後に検査する。すなわち自由想起とyes-noで答える再認課題である。再認課題では検者は12個の偽刺激に混じった最初のリスト12語を読み上げる。

WMS-IIIは明らかに洗練された記憶バッテリーであり熟練を要する。この本を執筆している時点で、神経心理学への応用についてエビデンスは限られているが、神経心理学者がこの重要な検査を採用することは想像に難くない。

WAB 失語症検査
Western Aphasia Battery（WAB）
(Harcourt Assessment Resources, Inc.)

このツールは、より長い、以前のBoston Diagnostic Aphasia Examinationと同種のものである。4つの口頭言語の下位検査、すなわち自発話、聴覚的理解、復唱、呼称からなり、評価得点や正答項目の得点を10段階の点数に変換したものを合わせて、5種類の得点を算出する。したがってそれぞれの得点は10点の評価尺度で図示され、同時に成績のプロフィールを作ることができる。失語指数（Aphasia Quotient：AQ）はそれぞれの5つの評価得点を2倍して足し合わせることで計算できる。正常の（つまり完璧な）成績は100に設定されている。成績のプロフィールは古典的失語症候群の古典的な記述に従って患者の診断分類を決定するために使用できる。加えて読字の検査、書字の検査、計算、行為、構成、そして推理〔レーヴン色彩マトリックス検査〕の検査項目が含まれているので、コミュニケーション能力やそれと関わる機能の包括的な評価が得られる。検査の言語評価の部分を終えるのに1.5時間ほどかかる。脳卒中後の失語症の患者と同様に、アルツハイマー病や進行性失語症患者や脳血管性認知症の患者についてのWABデータが公表されている。

ウィスコンシンカード分類検査
The Wisconsin Card Sorting Test（WCST）
(Harcourt Assessment Resources, Inc.)

　この広く使われている検査は、「抽象的行動」や「セット転換能力」を調べるために作られた。前頭葉損傷を鋭敏に検出し、左背外側領域を含む場合はとくに顕著である。また、認知症性疾患の患者、とくに皮質下性認知症の患者も検査で失敗する。しかし、他の部位の病変がある患者でも障害されうる。4色のうちの1つの色の模様（三角、星、十字、または円）が1～4個描かれた64枚のカード一組を用いる（図A-11参照）。被検者はそれらのカードを次々に1枚ずつ以下の4種類の刺激カードの下に置く。刺激カードは、1つの赤い三角形の描かれたカード、2つの緑色の円形、3つの黄色の四角形、4つの青色の星型である。ある法則にしたがって分類するのであるが、被検者は検者の反応からその法則を見出さなければならない。検者は被検者に、選択が「正しい」か「間違い」かを告げる。たとえば、その分類法則が色であれば、図形の形や数が何であろうと、赤のカードの正しい置き場所は赤い三角のカードの下である。10個の正しい分類が行われた後に検者は法則を変更するが、その変更は「正しい」、「間違い」のパターンの変化によってのみ知ら

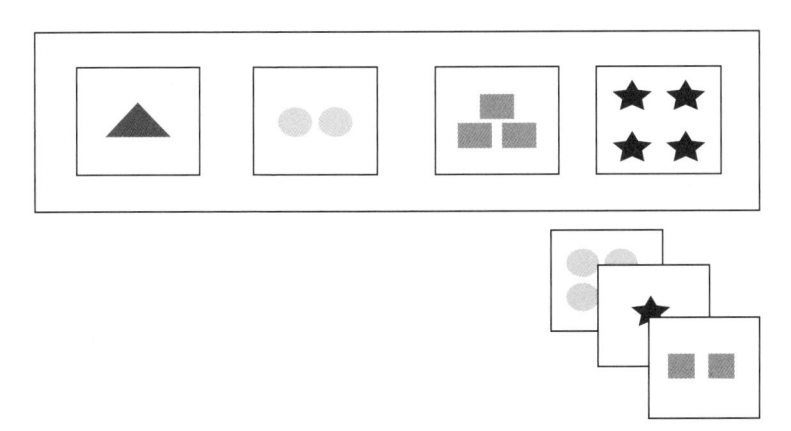

図A-11　ウィスコンシンカード分類検査
（Psychological Assessment Resources, Inc. より特別許可を得て、David A. Grant、Esta A. Berg 著、Wisconsin Card Sorting Test より再掲）
カラーページ（color plate section）を参照。

せる。検査は色の法則で開始する。その後、形、数へと変更し、さらに再度色へ戻ることを繰り返す。もっとも広く使用されている得点は、達成カテゴリーの数（最高6）と保続エラーの数である。保続エラーは被検者が前に正しかった法則で分類し続けようとした場合、あるいは最初のシリーズで被検者が間違った推測に基づいて分類しようと固執し続けた場合に起こる。

　The Modified Card Sorting Test（MCST）は刺激カードと2つ以上の特性を共有するすべてのカードを取り除いて1組を48枚のカードのみとしたものである。どの分類特性が選ばれても、最初は正しいと告げる。また、より明確な法則変更の教示が与えられる。その他は長いバージョンと同様である。より詳細については、Lezak、Howieson、LoringによるNeuropsychological Assessment（4th edition）に記載がある（選定文献を参照）。

Address of Publishers

BrainMetric
52-13 Revere Rd
Drexel Hill
PA 19026
USA
www.brainmetric.com

Cambridge Cognition Ltd
Tunbridge Court
Tunbridge Lane
Bottisham
Cambridge CB25 9TU
UK
www.cantab.com

Harcourt Assessment, Inc.
Halley Court
Jordan Hill

Oxford OX2 8EJ
UK
www.harcourt-uk.com

NFER — Nelson
Windsor
Berks SL4 1BU
UK
www.nfer-nelson.co.uk

Pro-ed Publications, Inc.
8700 Shoal Creek Boulevard
Austin
TX 78751-6897
USA
www.proedinc.com

Psychological Assessment Resources, Inc. (PAR)
16204 N
Florida Avenue
Lutz
FL 33549
USA
www.parinc.com

RED	GREEN	BLUE	BLACK
BLUE	PINK	RED	BLACK
YELLOW	BLACK	ORANGE	BLUE
RED	GREEN	RED	ORANGE
GRAY	YELLOW	GREEN	GREEN
BROWN	PINK	BLUE	BLACK
BLUE	BROWN	YELLOW	BLUE
RED	ORANGE	GREEN	RED
GREEN	PINK	BLACK	YELLOW

図A-8　Stroop Test の例

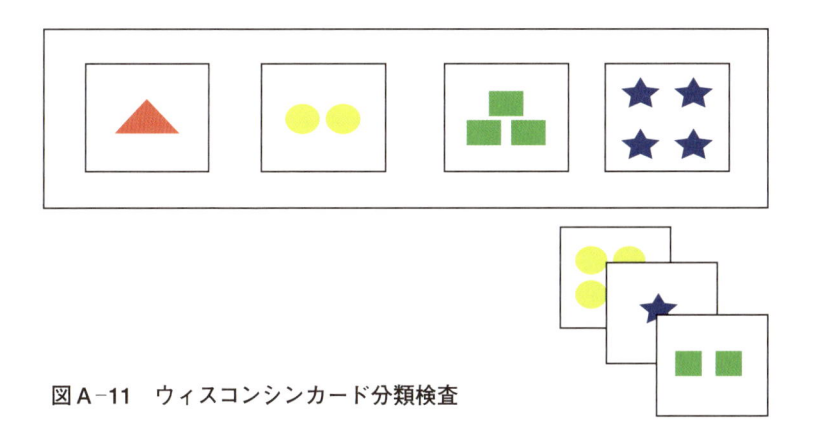

図A-11　ウィスコンシンカード分類検査

日本語版補遺

ACE-R 日本語版について

　ACE-R 日本語版は、翻訳に加えて、本邦の文化慣習や日本語の特徴に合うように、オリジナルの開発意図や神経心理学的根拠に基づいて「日本語化」して作成された。以下に主な変更点を列挙する。
◆WORLD 逆唱は、同じ文字数の「こいのぼり」に変更した。
◆逆向性記憶の女性政治家と暗殺された米大統領はほぼ同年代に活躍した日本人に変更した。
◆言語流暢性で、語頭音は音声親密度の高い名詞が多く存在する文字である「か」とした。採点用の変換表は伊藤ら（2006）の健常高齢者（60歳代以上）のデータに基づいて作成した。
◆単語復唱は、モーラ数が多く、比較的親密度が低い語とした。
◆文の復唱は、慣用句である適切な音節数のことわざにした。
◆呼称の線画は Snodgrass の線画から Nishimoto（2005）に基づいて親密度が低いものを選び、理解の質問内容もそれに合わせた。
◆不規則語音読の単語はほぼ同等の効果を持つと考えられる漢字の熟字訓とした。
◆視空間性能力における文字を同程度の複雑さのカタカナにした。

　オリジナルの ACE-R では文を書いたり、図形を描いたりする空白が検査用紙の中にあるが、日本語版では利便性を考慮し、検査用紙に加えて回答用紙を別に設けたので、ご参照いただきたい（本章 p.293）。回答用紙には言語の理解（目を閉じてください）と書字、図形模写、時計描画のための空白がある。検査用紙の空白には、書字や描画での様子を観察して記入する。また描画の呼称を行う際は、すぐ下にある単語を隠して被検者に呈示する。それ以外に

熟字訓の音読や視覚計数は検査用紙を呈示する。文字同定ではその下にある遅延再生の答えを隠して呈示する。なお、本書はA5判だが、検査はA4判で実施している。

　現在（2010年8月）、このACE-R日本語版の妥当性確認を行っており、将来論文として公表する予定である。ACEの日本語版についてはYoshidaら（2010）によって妥当性確認が行われている。

・Nishimoto, et al.：Japanese normative set of 359 pictures. Behavior Research Methods 2005, 37, 398-416.
・伊藤恵美 ほか：健常成人の言語流暢性検査の結果について―生成語数と年齢・教育歴・性別の影響―．神経心理学 2004, 20, 254-263.
・天野成昭 ほか：日本語の語彙特性．第1巻，NTTデータベースシリーズ，三省堂，東京，1999.
・Yoshida, et al.：Validation of Addenbrooke's cognitive examination for detecting early dementia in a Japanese population. Psychiatry Res 2010, in press.

ADDENBROOKE'S COGNITIVE EXAMINATION : ACE-R
日本語版 Version A

名　前：＿＿＿＿＿＿＿＿　　検者名：＿＿＿＿＿＿＿＿
生年月日：＿＿年＿＿月＿＿日（　）　実施日：＿＿年＿＿月＿＿日　所要時間＿＿＿＿
利き手：右・左・両　　性別：男・女
学　歴：＿＿＿＿＿（　　年）　＿＿＿＿＿＿＿＿＿＿＿＿＿＿
職　業：＿＿＿＿＿＿＿＿＿＿＿＿＿＿＿＿＿＿＿＿＿＿

見当識

➢ 教示「今日は…　＿＿年＿＿月＿＿日＿＿曜日＿＿季節」　　得点：0～5

➢ 教示「ここは…　＿＿県＿＿市＿＿建物＿＿階＿＿地方」　　得点：0～5

記銘

➢ 教示「今から3つの言葉を言います。私の後で繰り返して言ってください」　得点：0～3
　　　（さくら、いぬ、でんしゃ）
　　　復唱後「あとでその3つの言葉を尋ねますので、覚えておいてください」
　　　最初の試行のみ点数化する。（必要ならば3回まで繰り返す）
　　　記銘に要した試行数＿＿＿回

注意/集中力

➢ 教示「100から7を引いてください」、答えたら7ずつ計5回引き算をするように言う。　得点：0～5
　　　答えを間違えても続けさせ、回答を記載する。（例：93－84－77－70－63は4点）
　　　5回引き算したら止める。（93－86－79－72－65）　＿＿＿＿ ＿＿＿＿ ＿＿＿＿ ＿＿＿＿ ＿＿＿＿
➢ 教示「『こいのぼり』を逆に言ってください」＿＿＿＿＿　＿＿＿＿ ＿＿＿＿ ＿＿＿＿ ＿＿＿＿ ＿＿＿＿　成績のよいほうを採用

記憶―再生

➢ 教示「さきほど覚えていただいた3つの言葉はなんですか？」　得点：0～3

＿＿＿＿＿＿＿＿　＿＿＿＿＿＿＿＿　＿＿＿＿＿＿＿＿

記憶―前向性記憶

➢ 教示「今から住所と名前を言います。私が言ったあとで繰り返して言ってください。　得点：0～7
　　　　これを3回行いますので住所と名前を覚えてください。あとで尋ねます」
第3試行を点数化する。

	第1試行	第2試行	第3試行
兵庫県	＿＿＿＿＿	＿＿＿＿＿	＿＿＿＿＿
姫路市　北区	＿＿＿＿ ＿＿＿＿	＿＿＿＿ ＿＿＿＿	＿＿＿＿ ＿＿＿＿
下田　58	＿＿＿＿ ＿＿＿＿	＿＿＿＿ ＿＿＿＿	＿＿＿＿ ＿＿＿＿
やまだ　ゆうこ	＿＿＿＿ ＿＿＿＿	＿＿＿＿ ＿＿＿＿	＿＿＿＿ ＿＿＿＿

記憶―逆向性記憶

➢ 今の総理大臣の名前は＿＿＿＿＿＿＿＿＿＿　　　　　　　　得点：0～4
➢ 「柔」などのヒット曲がある昭和の有名な女性歌手の名前は＿＿＿＿＿＿
➢ アメリカ合衆国の大統領の名前は＿＿＿＿＿＿＿＿＿＿＿＿＿＿
➢ ロッキード事件で逮捕された首相の名前は＿＿＿＿＿＿＿＿＿＿＿＿

Copyright 2000, John R. Hodges

ADDENBROOKE'S COGNITIVE EXAMINATION : ACE-R 日本語版 Version A

語流暢性—語頭音「か」と動物

➤ 文字「仮名1文字を言います。その文字から始まる言葉を出来るだけたくさん言ってください。人や場所の名前は言わないようにしてください。よろしいですか？ 1分間あります。文字は「か」です」

得点：0〜7

>7	7
7	6
6	5
5	4
4	3
3	2
2	1
<2	0
語数	得点

➤ 動物「できるだけたくさん動物の名前を言ってください。どんな文字から始まってもかまいません」

得点：0〜7

>14	7
13-14	6
11-12	5
9-10	4
7-8	3
6	2
5	1
<5	0
語数	得点

流暢性

言語—理解

➤ 書かれた指示を見せる。

得点：0〜1

目を閉じてください

➤ 三段階命令
「この紙を右手でとって、それを半分に折って、床に置いてください」

得点：0〜3

言語—書字

➤ 文を作り、下の空欄にそれを書くように求める。

得点：0〜1

言語

Copyright 2000, John R. Hodges

ADDENBROOKE'S COGNITIVE EXAMINATION：ACE-R 日本語版 Version A

言語―復唱

➢ 検者が言った言葉を繰り返すように求める。
　□「カミキリムシ」　□「さきおととい」　□「革新的」　□「キャッシュカード」
（全問正答で2点、3問正答で1点、2問正答以下なら0点）

得点：0～2

➢ 復唱を求める。「まえ、うしろ、ひだり、みぎ」

得点：0～1

➢ 復唱を求める。「ちりも積もれば山となる」

得点：0～1

言語―呼称

➢ 以下の絵の名前を言うように求める。

得点：0～2

得点：0～10

言語―理解

➢ 上の線画を使って以下の質問をする。
　● 喫煙に関係するものを指してください。
　● 砂漠に関係するものを指してください。
　● 船舶に関係するものを指してください。
　● 猛禽類を指してください。

得点：0～4

Copyright 2000, John R. Hodges

ADDENBROOKE'S COGNITIVE EXAMINATION : ACE-R 日本語版 Version A

言語―音読

➢ 以下の漢字を声に出して読むように求める。(すべて正答したら1点) 　得点：0～1

果物　七夕　団子　八百屋　田舎

視空間性能力

➢ 重なった五角形：この図形を模写するように言う。　得点：0～1

➢ 透視立方体：この図形を模写するように言う。　得点：0～2

➢ 時計描画：時計の文字盤を描くように求める。描き終えたら5時10分を指す針を描くように求める。(得点は手引書参照：正しければ、円は1、数字は2、針は2点)　得点：0～5

Copyright 2000, John R. Hodges

ADDENBROOKE'S COGNITIVE EXAMINATION：ACE-R 日本語版 Version A

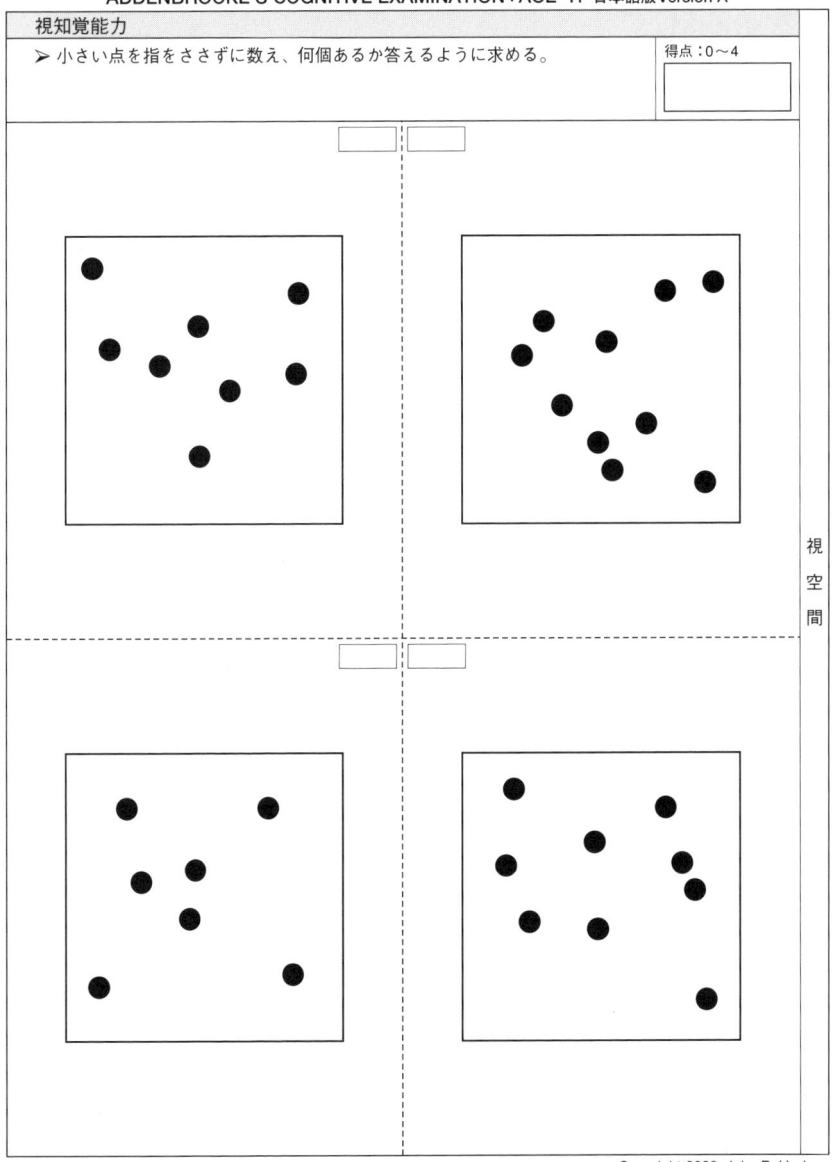

視知覚能力

➤ 小さい点を指をささずに数え、何個あるか答えるように求める。

得点：0～4

視空間

ADDENBROOKE'S COGNITIVE EXAMINATION：ACE-R 日本語版 Version A

視知覚能力
➢ 文字を同定するように言う。　　　　　　　　　　　　得点：0～4

視空間

記憶―遅延再生
➢ 教示「最初に繰り返し言った住所と名前を思い出して言ってください」　　得点：0～7

兵庫県
姫路市　北区
下田　58
やまだ　ゆうこ

記憶―再認
➢ 再生できない項目があれば実施し、すべて再生されれば再認をせず5点とする。一部だけ再生されたなら右側の欄に再生された項目をチェックする。再生できない項目には「それではヒントを言います。名前はX、Y、Zでしたか？」と言って検査する。再認できた項目の得点は1点とし、再生でえた得点に加える。　　得点：0～5

記憶

広島県	兵庫県	福岡県	再生された項目
神戸市	明石市	姫路市	再生された項目
西区　下田	北区　下田	北区　上田	再生された項目
58	56	38	再生された項目
よしだ　ゆうこ	やまだ　ゆうこ	やまだ　ゆきこ	再生された項目

総合得点

MMSE	/30
ACE-R	/100

下位得点

VLOM ratio = 流暢性（　）＋言語（　） / 見当識（　）＋遅延再生（　）

注意/見当識	/18	得点
記憶	/26	
流暢性	/14	
言語	/26	
視空間	/16	

Copyright 2000, John R. Hodges

ADDENBROOKE'S COGNITIVE EXAMINATION：ACE-R 日本語版 回答用紙

目を閉じてください

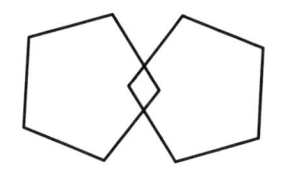

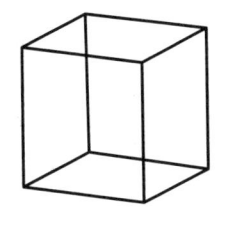

ADDENBROOKE'S COGNITIVE EXAMINATION：ACE-R
日本語版の手引書

　ACE-Rは5つの認知領域（注意・見当識、記憶、流暢性、言語、視空間性能力）について調べる簡易な認知テストである。総合得点は100点であり、点数が高いほど、よりよい認知機能であることを示している。実施時間は平均25分ほどである。手引書は検者が質問と採点法が明確にわかるように作られている。テストをする前に、注意深く読んでおいてほしい。可能であれば、検者が正解に印をしているのか間違いにバツをつけているかどうかが被検者にわからないように、その項目が終わるまで採点しないでおく。こうすることで不安を除き、被検者が検査を遂行するのを妨げないようにできる。

見当識　　　　　　　　　　　　　　　　　　　　　　　　　　　　　　　　　得点は0〜10

　被検者に年、月、日、曜日、季節について尋ねる。各正解につき1点を与える。
　県名、市名、建物（あるいは病院）の名前、階数（あるいは部屋名）、地方名について尋ねる。各正解につき1点を与え、反応を記録する。日に関しては前後2日の誤りは許容する。もし被検者の自宅で検査をしているのであれば、その場所の名前、つまりその家の名前（たとえばマンション名など）について尋ね、部屋の名前（キッチンやリビングなど）を尋ねる。平屋建てのケアハウスであれば、その地域の目立つ建物について尋ねる。季節の変わり目には、たとえば8月の終わりに被検者が「秋」と答えた時、「他の季節にするとしたら何ですか？」と尋ね、もし答えが「夏」であれば、1点を与える。これは2つの季節が移行期にあるからである。もし回答が「冬」や「春」であれば、1点を与えない。
　季節の目安：春は3〜5月、夏は6〜8月、秋は9〜11月、冬は12〜2月

記銘　　　　　　　　　　　　　　　　　　　　　　　　　　　　　　　　　　得点は0〜3

　被検者に「さくら、いぬ、でんしゃ」という単語を繰り返して言うように求め、それを覚えておくように言う。3単語をゆっくりと言い、3つとも繰り返すことができない場合は最高3回まで繰り返す。この3単語をあとで尋ねることを話す。試行回数を記録し、最初の試行で繰り返すことができた単語のみ得点化する。

注意/集中力　　　　　　　　　　　　　　　　　　　　　　　　　　　　　　　得点は0〜5

［計算］
　100から7を引くように求める。回答を記録し、その数字から7を引くように求め、回答を記録する。これを5回行う。もし間違えても、採点するためにそのまま続けさせ、間違った後に続く答えもチェックする。たとえば、92、85、79、72、65ならば、得点は3点とする。また被検者が「何から7を引くんでしたか」や「何を引くんでしたか」と尋ねてきても、検者はヒントを与えてはいけない。なぜなら持続性注意をみる検査だからである。

［語の逆唱］
　もし被検者が計算課題で間違った場合、この検査項目を行う。まず「こいのぼり」と言わせ、そのあとでそれを逆から言うよう求める。

［採点法］
◆ 各文字を正しく言えたら1点を与える。正解は「りぼのいこ」の順で5点。
◆ 省略や文字の置き換え（近くの文字との置換）、挿入（新しい文字を入れる）、位置の間違い（「り、ぽ、の、い、こ」の文字の位置を1つ以上移動させる）、それぞれにつき1つの誤りと

して減点する。
例（カッコ内は得点、満点は5点で各誤りに対して1点ずつ減点される減点法）

	省略	置換	挿入	位置の間違い
省略	りぽいこ（4） 「の」の省略	―	―	―
置換	りいぽこ（3） 「ぽ」「い」の置換 「の」の省略	りぽいのこ（4） 「の」「い」の置換	―	―
挿入	りぽていこ（3） 「て」の挿入 「の」の省略	りぽのここい（3） 「こ」の挿入 「い」「こ」の置換	りぽののいこ（4） 「の」の挿入	―
位置の間違い	ぽいこり（3） 「り」の位置 「の」の省略	ぽのこいり（3） 「り」の位置 「こ」「い」の置換	ぽのこいこり（3） 「り」の位置 「こ」の挿入	ぽのいこり（4） 「り」の位置

◆ 上記の表にない誤り方に対する採点法は以下のとおりである。
1：「ぽのここいり」といった例では3つの誤りがみられる。「こ」と「い」の置換、余分な「こ」の挿入、「り」の位置の間違いを含んでいる。置換、挿入、位置の間違いという3つの誤りに対して1点ずつ減点し、2点と採点する。
2：語の最後に同じ文字を1つ以上加えたら、1つの誤りとして減点する。たとえば「ぽりのいここ」は2つの誤りがあり、1つは「ぽ」と「り」の置換、1つは「ここ」の付加となる。
計算〔Serial 7's〕と語の逆唱〔こいのぼり〕のうちよくできたほうのみを得点にする。

再生　　　　　　　　　　　　　　　　　　　　　　　　　　　　得点は0〜3
先ほど覚えるように言った単語を再生するように求める。各正解につき1点を与える。

前向性記憶　　　　　　　　　　　　　　　　　　　　　　　　　得点は0〜7
教示：「今から住所と名前を言います。私が言ったあとで繰り返して言ってください。これを3回行いますので、住所と名前を覚えてください。あとで尋ねます」
もし検者と一緒に言い始めたら、全部言い終わるまで待つように言う。
各試行につき反応を記録し、第3試行のみACE-Rの得点に用いる（0〜7点）。

逆向性記憶　　　　　　　　　　　　　　　　　　　　　　　　　得点は0〜4
今の総理大臣、昭和の有名な女性歌手、アメリカ合衆国の大統領の名前、ロッキード事件で逮捕された首相の名前を尋ねる。
各正解につき1点を与える。2010年8月現在、菅直人、美空ひばり、オバマ（Barack Hussein Obama, Jr）、田中角栄といった答えが正解。愛称は不可とする。

語流暢性　　　　　　　　　　　　　　　　　　　　　　　　　　得点は0〜14
［文字：得点は0〜7］
教示：「仮名1文字を言います。その文字から始まる言葉をできるだけたくさん言ってください。人や場所の名前は言わないようにしてください。よろしいですか？　1分間あります。文字は「か」です」
被検者はしつこく同じ語を繰り返すかもしれない。反応の総数として記録し数えるが、最終

的な得点としては考慮しない。たとえば、複合語では髪結い、髪飾り、髪染めは反応の総数としては3、正答は1とする。派生語では、かわいい、かわいさ、かわいらしいは反応の総数としては3、正答は1とする。同様に他の文字から始まる単語などが入っている場合も記録はするが得点に入れない。固有名詞（加藤（人名）、加古川〔兵庫県にある川あるいは市〕）は数に入れない。この検査の最終的な得点を出すにはACE-Rの記録用紙にある表を用いる。

[動物：得点は0～7]
　教示：「できるだけたくさん動物の名前を言ってください。どんな文字から始まってもかまいません」
　被検者は同じ動物を繰り返す場合がある。反応総数として記録し数えるが、最終的な得点には入れない。「か」で始まる動物名を言うと誤解し、執拗に繰り返すかもしれない。必要ならば1分の間に教示を繰り返す。たとえば、「魚」と言った後で、「鮭」、「鱒」と言う場合、総数3として記録するが、「魚」は正解に含めない（3つの反応のうち2つ、たとえば「鮭」と「鱒」のみを得点化する）。しかし、カテゴリーのみ、たとえば「魚」と言って、具体的な例が出てこなければ、魚を反応総数と最終的な正反応として記録する。同じことを哺乳類、爬虫類、鳥、犬の種類、昆虫などにもあてはめる。

言語―理解　　　　　　　　　　　　　　　　　　　　　　得点は0か1

[理解（目を閉じてください）]
　教示：「この文を読み、書いてあるとおりにしてください」
　もし被検者が文を声に出して読み、内容に従わなければ、得点は0とする。

言語―理解　　　　　　　　　　　　　　　　　　　　　　得点は0か3

[理解（三段階命令）]
　教示：「この紙を右手でとって、それを半分に折って、床に置いてください」
　教示が終わるまで紙を持たせないようにする。また三段階命令は、動作毎に命じるのではなく、一度に読みあげること。
　各命令を正しく行えば1点を与える。たとえば、紙を持って、折らずに床に置けば2点とし、右手に紙を取って、何度かたたみ、机の上に放っておいたら1点とする。

言語―書字　　　　　　　　　　　　　　　　　　　　　　得点は0か1

　文を書くように教示する。
　文は主語と動詞を含み、意味がある必要がある。「おはようございます」「ありがとうございます」などは文としないが、日本語では必ずしも主語を明示しないため、主語を暗に示す文（例：動物園に行きます）は正解とする。何を書くか考えるのが困難な場合は「天気のことでも、帰ってからすることでも何でもいいですよ」などと穏やかに促す。

言語―復唱　　　　　　　　　　　　　　　　　　　　　　得点は0～2

　検者に続いて単語を繰り返すように言う。1語ずつ言う。不正確に繰り返した単語に印をつける。得点に入れるのは最初の試行のみ。反応を記録する。すべての単語が正しければ2点。3つの語が正しければ1点、正しく復唱できた語が2個以下で0点とする。

言語―復唱　　　　　　　　　　　　　　　　　　　　　　得点は0～2

　文を繰り返すように求める。部分的に正確な復唱、たとえば「まえ、うしろ、みぎ、ひだり」

「ちりも山となる」は正解としない。各文につき1点を与える。

言語―呼称	得点は0～2

[呼称（鉛筆と時計）]
　各線画を呼称するよう被検者に求める。正答：鉛筆、腕時計（時計）

言語―呼称	得点は0～10

[呼称（動物5、物品5）]
　各線画を呼称するように言う。正答：タツノオトシゴ、フクロウ（ミミズク）、錨、ラクダ、パイプ（キセル）、サイ、乳母車（ベビーカー）、ヘリコプター、クジャク、アコーディオン（手風琴）であるが、地域特有の呼び方や別称は検者の判断で正解とする。各正解につき1点を与える。

言語―理解	得点は0～4

[理解]
　質問内容と一致した線画を指すよう求める。各正解につき1点を与える。自己修正は認める。正答：パイプ、ラクダ、錨、フクロウ

言語―読字	得点は0か1

　単語を声に出して読むよう求める。もしすべて正確に読むことができれば1点を与える。できれば音声記号を用いて間違いを記録する。

視空間性能力	［重なった五角形］得点は0か1

　五角形は5つの辺と交差をはっきり示していなければならない。

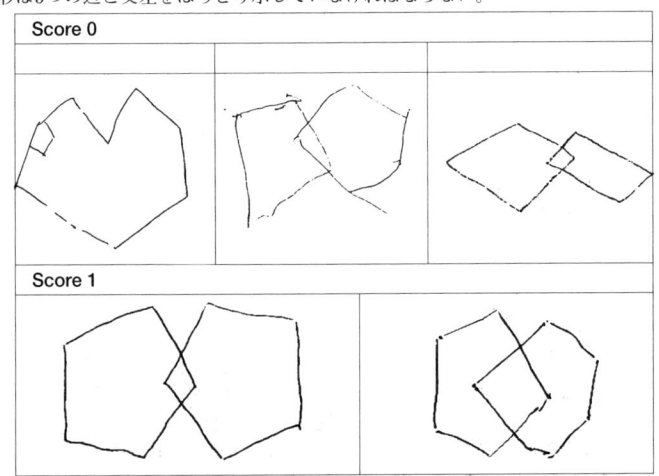

Score 0

Score 1

視空間性能力	［立方体］得点は0～2

　立方体は線が12本なければならないが、釣り合いが完全でなくても2点とする。線が12本より少ないが、一般的な立方体の形が保たれている場合、得点は1点とする。以下の例を参照。

Score 1

Score 2

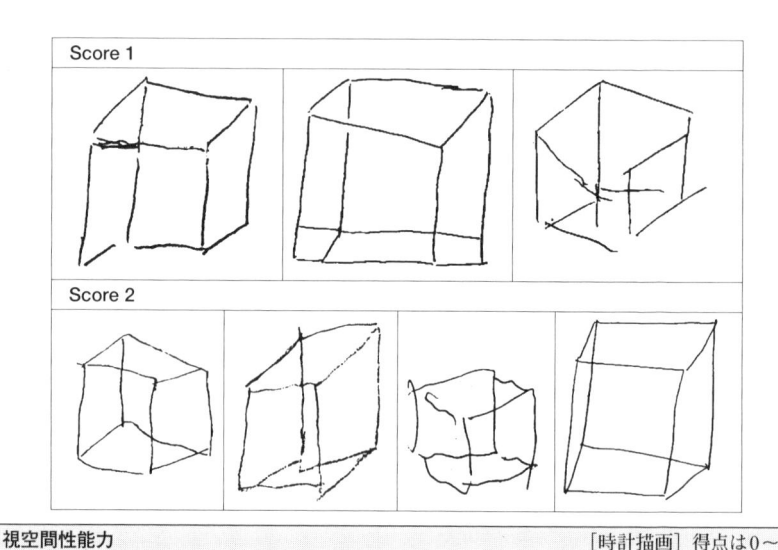

視空間性能力　　　　　　　　　　　　　　　　　　　　[時計描画] 得点は0〜5

　時計の文字盤を描き、そこに数字を描き込むよう求める。描き終わってから5時10分を指す時計の針を描くように言う。

[円]　　適当な円であれば1点。
[数字]　数字がすべて含まれ、正しく配置されていれば2点。
　　　　数字がすべて含まれるが、配置がよくなければ1点。
[針]　　2本ともよく描けていて、異なった長さで正確な数字のところに配置されていれば、2点（どちらが短針でどちらが長針か尋ねてもよい）。
　　　　両針とも正確な数字に配置されているが、長さが間違っているときは1点。2本のうち1本の針が正確な長さで、かつ正確な数字に描かれている場合は1点。
　　　　1本の針しか描かれていないが、正確な数字に配置されている、つまり「5時10分」で5を指しているような場合は1点。

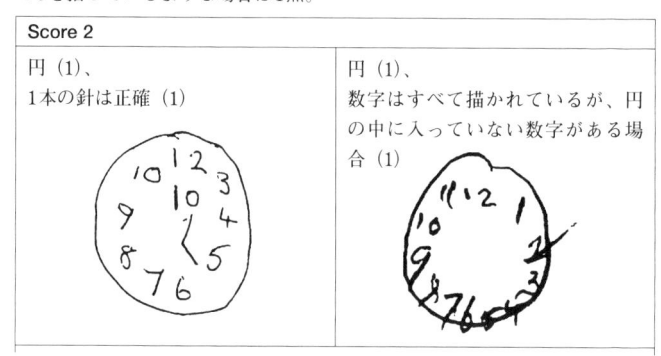

Score 2	
円 (1)、 1本の針は正確 (1)	円 (1)、 数字はすべて描かれているが、円の中に入っていない数字がある場合 (1)

Score 3

円 (1)、
すべて数字は描かれているが適切に配置されていない場合 (1)、
1本の針は正確に配置 (1)

円 (1)、
すべて数字が描かれているが円内に描かれていない数字がある (1)、
1本の針は正確に配置 (1)

円 (1)、
数字が円内に入っておらず、10が2つある (0)、
両方の針は正確に配置 (2)

Score 4

円 (1)、
数字は適切に配置 (2)、
1本の針は正確に配置 (1)

円 (1)、
すべての数字が描かれているが、適切に配置されていない (1)、
両方の針が正確に配置されている (2)

円 (1)、
数字が正確に描かれている (2)、
1本の針は正確 (1)

Score 5

円 (1)、数字が文字盤の両側に適切に配置されている (2)、両方の針が正確に配置 (2)

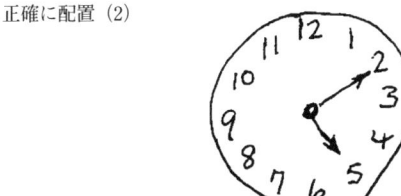

視知覚能力		得点は0～4

[視覚計数]
　被検者には図を指差すことは認めない。各正解につき1点を与える。
　正解は左上から時計回りに8、10、9、7。

視知覚能力		得点は0～4

[文字同定]
　文字を指差すことを認める。各正解につき1点を与える。
　正解は左上から時計回りにオ、ネ、ト、ム。

遅延再生		得点は0～7

[遅延再生]
　教示：「最初に繰り返し言った住所と名前を思い出して言ってください」
　検査用紙の採点表を用いて、想起された各項目につき1点をチェックし得点とする。

（正解）		（例1a）	
兵庫県	1	…	0
姫路市　北区	1＋1	姫岡市　北区	0＋1
下田　58	1＋1	下田　53	1＋0
やまだ　ゆうこ	1＋1	やまだ　ゆきこ	1＋0
	満点7		得点 3/7
（例2a）		（例3a）	
兵庫県	1	兵庫県	1
…　北区	0＋1	釧路市　姫路区	0＋0
姫路　58	0＋1	姫田　55	0＋0
やまだ　ゆうこ	1＋1	たけだ　ゆうこ	0＋1
	得点 5/7		得点 2/7

再認		得点は0～5

[再認―被検者が再生課題において1項目でもできない項目があった場合に実施する]
　この課題は再生できなかった項目を再認させるために実施するものである。もし被検者が住所と名前を正確に再生すれば、このテストは実施する必要がなく、5点を与える。しかし、多くの被検者の再生は部分的であろう。右側の網掛けした欄に再生された項目をチェックし、そして再生されなかった項目に関して「ヒントを言います。数字（あるいは忘れた/間違えた項目）はX、Y、あるいはZですか？」などと言う。再認できた項目には1点、最高得点は5点。再生できた項目に再認できた項目を加えた点数をこの検査の最終得点とする。

（例1b（例1aに基づく））
　被検者は「北区　下田」を再生できたので、網掛けした欄のその項目をチェックし、次のように尋ねる。
　　それは広島県、兵庫県、福岡県？　　　　　　　　広島県　　0
　　それは神戸市、明石市、姫路市ですか？　　　　　姫路市　　1

（北区　下田	再生された項目　＋1)	
それは58、56、38？	56	0
それはよしだゆうこ、やまだゆうこ、やまだゆきこですか？	やまだゆうこ	1
	得点	3/5

(例2b (例2aに基づく))
　被検者は「兵庫県」「58」「やまだゆうこ」の項目を再生できたので、網掛けした欄のその項目をチェックし、次のように尋ねる。

それは神戸市、明石市、姫路市ですか？	姫路市	1
それは西区　下田、北区　下田、北区　上田ですか？	北区　下田	1
（兵庫県、58、やまだゆうこ	再生された項目　＋3)	
	得点	5/5

(例3b (例3aに基づく))
　被検者は「兵庫県」を再生できたので、網掛けした欄のその項目をチェックし、次のように尋ねる。

それは神戸市、明石市、姫路市ですか？	神戸市	0
それは西区　下田、北区　下田、北区　上田ですか？	西区　下田	0
それは58、56、38？	56	0
それはよしだゆうこ、やまだゆうこ、やまだゆきこですか？	やまだゆきこ	0
（兵庫県	再生された項目　＋1)	
	得点	1/5

MMSE　　　　　　　　　　　　　　　　　　　　　　　　　　　　　　　　　得点は0〜30

MMSEの得点は各検査の右側の網掛けした囲みの得点を合計して得られる。

選定文献

Andrewes, D.G. (2001). *Neuropsychology from Theory to Practice.* Psychology Press, Hove, UK.

Baddeley, A.D. (1997). *Human Memory: Theory and Practice* (revised edition). Alleyn & Bacon, London, UK.

Bak, T. H., Caine, D., Hearn, V. C. & Hodges, J. R. (2006). Visuospatial functions in atypical parkinsonian syndromes. *Journal of Neurology, Neurosurgery and Psychiatry,* 77, 454–456.

Bak, T. H., Rogers, T. T., Crawford, L. M., Hearn, V. C., Mathuranath, P. S., Hodges, J. R. (2005). Cognitive bedside assessment in atypical parkinsonian syndromes. *J Neurol Neurosurg Psychiatry,* 76(3), 420–423.

Berrios, G. E., Hodges, J. R, (eds) (2000). *Memory Disorders in Psychiatric Practice.* Cambridge University Press, Cambridge, UK.

Burns, A., O'Brien, J., Ames, D. (eds) (1993). *Dementia* (3rd edition). Hodder Arnold, London, UK.

Cummings, J. L. (ed.) (2003). *The Neuropsychiatry of Alzheimer's Disease and Related Disorders.* Martin Dunitz, London, UK.

Davies, R. R., Dawson, K., Mioshi, E., Erzinclioglu, S., Hodges, J. R. (2008). Differentiation of semantic dementia and Alzheimer's disease using the Addenbrooke's Cognitive Examination (ACE). *Int J Geriatr Psychiatry,* 23(4), 370–375.

Dudas, R. B., Berrios, G. E., Hodges, J. R. (2005). The Addenbrooke's cognitive examination (ACE) in the differential diagnosis of early dementias versus affective disorder. *Am J Geriatr Psychiatry,* 13(3), 218–226.

D'Esposito, M. (ed.) (2003). *Neurological Foundations of Cognitive Neuroscience.* MIT Press, Cambridge, Massachusetts, USA.

Dudas, R. B., Berrios, G. E. & Hodges, J. R. (2005). The Addenbrooke's Cognitive Examination (ACE) in the Differential Diagnosis of Early Dementias versus Affective disorder. *American Journal of Geriatric Psychiatry,* 13, 218-226.

Ellis, A. W., Young, A. W. (1988). *Human Cognitive Neuropsychology.* Lawrence Erlbaum, Hove and London, UK.

Feinberg, T., Farah, M. (1997). *Behavioural Neurology and Neuropsychology.* McGraw-Hill, New York, USA.

Halligan, P. W., Kischka, U., Marshall, J. C. (2003). *Handbook of Clinical Neuropsychology.* Oxford University Press, Oxford, UK.

Heilman, K. M. & Valenstein, E. (2003). *Clinical Neuropsychology* (4th edition). Oxford University Press, New York, USA.

Hodges, J. R. (1991). *Transient Amnesia: Clinical and Neuropsychological Aspects.* W. B. Saunders, London, UK.

Hodges, J. R. (ed.) (2001). *Early-onset Dementia: A Multidisciplinary Approach.* Oxford University Press, Oxford, UK.

Hodges, J. R. (ed.) (2007). *Frontotemporal Dementia Syndromes.* Cambridge University Press, Cambridge, UK.

Jurica, P. J., Leitten, C. L., Mattis, S. (1988). Dementia Rating Scale-2, PAR Publishers.

Lezak, M. D., Howieson, D. B., Loring, D. W. (2004). *Neuropsychological Assessment* (4th edition). Oxford University Press, New York, USA.

Lipowski, Z. T. (1990). *Delirium: Acute Confusional States.* Oxford University Press, New York, USA.

Lishman, W. A. (1998). *Organic Psychiatry: The Psychological Consequences of Cerebral Disorder* (3rd edition). Blackwell Scientific, Oxford, UK.

Luria, A. R. (1966). *Higher Cortical Function in Man.* Tavistock, London, UK.

Mathuranath, P. S., Nestor, P., Berrios, G. E., Rakowicz, W. & Hodges, J. R. (2000). A brief cognitive test battery to differentiate Alzheimer's disease and frontotemporal dementia. *Neurology,* 55, 1613-1620.

McCarthy, R. A., Warrington, E. K. (1990). *Cognitive Neuropsychology: A Clinical Introduction.* Academic Press, San Diego, UK.

Mesulam, M. M. (ed.) (1985). *Principles of Behavioural and Cognitive Neurology*

(2nd edition). Oxford University Press, New York, USA.

Mioshi, E., Dawson, K., Mitchell, J., Arnold, R., Hodges, J. R. (2006). The Addenbrooke's Cognitive Examination Revised (ACE-R): a brief cognitive test battery for dementia screening. *International Journal of Geriatric Psychiatry*, 21, 1078-1085.

Morris, R. G., Becker, J. T. (eds) (2004). *Cognitive Neuropsychology of Alzheimer's Disease*. Oxford University Press, Oxford, UK.

Petersen, R. C. (ed.) (2003). *Mild Cognitive Impairment*. Oxford University Press, New York, USA.

Rizzo, M., Eslinger, P. J. (2004). *Behavioural Neurology and Neuropsychology*. W. B. Saunders, Philadelphia, USA.

Shallice, T. (1990). *From Neuropsychology to Mental Structure*. Cambridge University Press, Cambridge, UK.

Squire, L. R. (1987). *Memory and Brain*. Oxford University Press, New York, USA.

Stuss, D. T., Benson, D. F. (1986). *The Frontal Lobes*. Lippincott, Williams & Wilkins, Baltimore, USA.

Tulving, E., Craik, F. (eds) (2000). *Oxford Handbook of Memory*. Oxford University Press, Oxford, New York, USA.

Walsh, K. W., Darby, D. (1999). *Neuropsychology: A Clinical Approach* (4th edition). Churchill Livingstone, Edinburgh, UK.

索引

英文索引

数字

2点同時刺激による消去現象 ········88

A

Addenbrooke's Cogntive Examination (ACE) ····················**173**
Alternating Hand Movement Test ····················139
Alternating Sequences Test ········138
Alzheimer's Disease Assessment Scale (ADAS) ····················**171**

B

Boston Diagnostic Aphasia Examination ····················145

C

Cambridge Cognitive Examination (CAMCOG) ····················**168**

G

Go/No-Go Test ····················138

H

Hodgkinson Mental Test ············**165**

I

Information-Memory-Concentration (IMC) Test ····················**163**

L

Luria Three-step Test ············139

M

Mattis Dementia Rating Scale (DRS) ····················**166**
Mini-Mental State Examination (MMSE) ····················**161**

P

Pen-Watch-Keys Test ············144

R

REM行動性睡眠障害 ················54

S

Similarities test ····················137

■ 和文索引

あ

アルコール摂取	119
アルツハイマー型認知症	41
アルツハイマー病	39, 41
アルツハイマー病、	
視覚型	45
非典型的	44

い

一過性健忘	13
一過性てんかん性健忘	15
意味	67
意味記憶	7, 19, 134
意味性認知症	49

う

ウェルニッケ失語	73
うつ病性仮性認知症	55
運動技能	7
運動減少症	88
運動ニューロン病	46, 47
運動無視	88

え

エピソード記憶	11, 130
遠隔記憶	190

お

音韻	66
音韻性失書	83
音韻性失読	80
音読と読解	146

か

外空間に対する無視	89, 152
概念失行	85
海馬傍回場所領域	101
過覚醒型せん妄	35
覚醒	2
覚醒状態	127
仮性認知症	55
仮性認知症、	
うつ病性	55
ヒステリー性	55
家族歴	118
カプグラ妄想	116
感覚不注意	123
感覚無視	88, 151
眼球運動	121
喚語困難	143
ガンザー症候群	55
患者の面接	103
緩徐進行性非流暢性失語	145
観念運動失行	85
観念失行	85

き

既往歴	119
記憶	7, 107
記憶、	
意味	7, 19, 134
エピソード	11, 130
遠隔	190
逆向性	19, 133

顕在 …………………………… 7
宣言的 ………………………… 7
前向性エピソード …………… 19
前向性言語性 ……………… 130
前向性非言語性 …………… 132
潜在 …………………………… 23
短期（作業）………………… 9
気分 ………………………… 115
逆向性記憶 …………… 19, 133
逆向性健忘 ………………… 16
嗅覚 ………………………… 120
急性器質性精神障害 ………… 3
急速進行性認知症 ………… 56

く

空間性失算 ………………… 83
空間性失書 ………………… 82
口尖らし反射 ……………… 121
クリューヴァー・ビューシー
　症候群 ………………… 51, 114

け

計算 ………………………… 148
軽度認知障害 ……………… 42
血管性認知症 ……………… 52
ゲルストマン症候群 ………… 84
幻覚 …………………… 34, 116
言語 ………………………… 109
顕在記憶 …………………… 7
見当識 …………………… 3, 127
見当識障害、地誌的 ……… 100
健忘、
　一過性 …………………… 13

一過性てんかん性 ………… 15
逆向性 ……………………… 16
前向性 ……………………… 16
健忘失語 …………………… 75

こ

行為 ………………………… 149
構音 ………………………… 142
構音失行 …………………… 72
構音障害 …………………… 62
交叉性失語 ………………… 64
構成障害 …………………… 92
構成能力 ………………… 154
行動障害（前頭）型
　前頭側頭型認知症 ……… 48
口部顔面失行 ……………… 86
興奮 ………………………… 115
構文（文法）構造 ………… 142
後部皮質萎縮 ……………… 45
心の理論 …………………… 27
呼称 …………………… 71, 143
語の産出 ………………… 135

さ

錯語 ………………………… 142
錯覚 ………………………… 34
散在性機能 ………………… 1

し

視覚 ………………………… 120
視覚失調 ………………… 100
視覚性失語 ………………… 96
視覚性注意障害 ………… 100

視覚性注視麻痺 …………………100	失書 ………………………………81
視覚性物体失認 ……………93, 157	失書、
色覚異常 …………………………99	音韻性 …………………………83
色彩失認 …………………………99	空間性 …………………………82
色名呼称障害 …………………76, 99	失行性 …………………………81
視空間性能力 …………………154	深層性 …………………………83
視空間能力 ……………………111	中枢性 …………………………82
自己身体の無視 ……………88, 150	表層性 …………………………82
肢節運動失行 ……………………84	無視性 ……………………82, 153
視知覚 …………………………113	失書を伴わない失読 ………77, 146
失演算 ……………………………83	失読 ………………………………77
失語 ………………………………62	失読、
失語、	音韻性 …………………………80
ウェルニッケ …………………73	失書を伴わない ………………77
健忘 ……………………………75	純粋 ……………………………77
視覚性 …………………………96	深層性 …………………………80
失名辞 …………………………75	中枢性 …………………………79
超皮質性 ………………………74	表層性 …………………………79
超皮質性運動性 ………………75	末梢性 …………………………77
超皮質性感覚性 ………………75	無視性 ……………………79, 153
伝導 ……………………………74	失認、
ブローカ ………………………72	視覚性物体 ………………93, 157
力動性 …………………………55	色彩 ……………………………99
失行 ………………………………84	相貌 ………………………97, 158
失行、	統覚型視覚 ………………94, 157
概念 ……………………………85	同時 …………………………100
観念 ……………………………85	病態 ……………………………88
観念運動 ………………………85	連合型視覚 ………………95, 157
口部顔面 ………………………86	疾病無関心 …………………88, 150
肢節運動 ………………………84	失名辞失語 ………………………75
着衣 ………………………92, 154	自発話 …………………………141
失行性失書 ………………………81	社会的品行の異常 ……………114
失算 ………………………………83	若年発症認知症 …………………58

索引　311

シャルル・ボネ症候群 ……………116
手掌頤反射 ………………………122
純粋失読 …………………………77
消去現象 …………………………89
上行性網様賦活系 …………………4
情報提供者の面接 …………………117
食行動 ……………………………114
書字 ………………………………147
人格変化 …………………………114
進行性核上性麻痺 ……………40, 54
進行性非流暢性失語 ………………52
新造語 ……………………………142
深層性失書 ………………………83
深層性失読 ………………………80
身体診察 …………………………120

す

遂行機能 ……………………25, 135
睡眠障害、REM 行動性 ……………54
数的能力 …………………………111

せ

宣言的記憶 ………………………7
前向性エピソード記憶 ……………19
前向性言語性記憶 …………………130
前向性健忘 ………………………16
前向性非言語性記憶 ………………132
潜在記憶 …………………………23
前頭側頭型認知症 …………………45
前頭側頭型認知症
　行動障害（前頭）型 ………………48
前頭葉 ……………………………18
前頭葉解放徴候 …………………121

せん妄 ……………………………31
せん妄、
　過覚醒型 …………………………35
　低覚醒型 …………………………35

そ

相貌失認 ………………51, 97, 158

た

大脳皮質基底核変性症 ………46, 47
多発梗塞性認知症 …………………52
短期（作業）記憶 …………………9
単語の理解 ………………………144

ち

地誌的見当識障害 …………………100
着衣失行 ……………………92, 154
注意 ………………………………90
注意、
　持続性 ……………………………2
　選択性 ……………………………3
　分割 ………………………………3
注意と集中力 ……………………128
注視対象を中心とした無視 ………152
抽象化 ……………………………137
中枢性失書 ………………………82
中枢性失読 ………………………79
超皮質性運動性失語 ………………75
超皮質性感覚性失語 ………………75
超皮質性失語 ……………………74

て

低覚醒型せん妄 ……………………35

伝導失語 ……………………………74

と

統覚型視覚失認 ………………94, 157
動機付け ……………………………115
統語 …………………………………67
同時失認 ……………………………100
トライアングルモデル ………………69

に

認知症 …………………………37, 63
認知症、
　アルツハイマー型 ………………41
　急速進行性 ………………………56
　若年発症 …………………………58
　皮質下性 …………………………38
　皮質性 ……………………………38

は

把握反射 ……………………………121
バリント症候群 ……………………100
ハンチントン病 ……………………40, 53
反応抑制 ……………………………138

ひ

皮質下性認知症 ………………………38
皮質性認知症 …………………………38
ヒステリー性仮性認知症 ……………55
ピック病 ………………………………45
非典型的アルツハイマー病 …………44
皮膚書字覚 …………………………122
非優位半球 ……………………………65
表層性失書 ……………………………82

表層性失読 ……………………………79
病態失認 ………………………88, 150
病歴聴取 ……………………………105

ふ

不安 …………………………………115
復唱 ……………………………71, 145
不随意運動 …………………………122
ブローカ失語 …………………………72
プロソディー ………………………143
文（統語）の理解 …………………144

へ

辺縁系 …………………………………11

ほ

歩行 …………………………………123

ま

末梢性失読 ……………………………77
幻の同居人妄想 ……………………116

み

右半球の機能 ………………………150
眉間叩打反射 ………………………121

む

無言症 …………………………………63
無視 ……………………………………87
無視、
　運動 ………………………………88
　外空間に対する ……………89, 152
　感覚 …………………………88, 151

自己身体の ……………………88, 150
　注視対象を中心とした …………152
無視現象 ……………………………112
無視性失書 ………………82, 89, 153
無視性失読 ………………79, 89, 153

め

面接、患者の ……………………103
面接、情報提供者の ……………117

も

妄想 …………………………33, 116
妄想、
　カプグラ ………………………116
　幻の同居人 ……………………116

ゆ

優位半球 …………………64, 140

優位半球、非 ………………………65

り

理解 …………………………71, 144
理解、
　単語 ……………………………144
　文（統語）……………………144
力動性失語 …………………………55
立体覚消失 ………………………122
流暢性 ………………………70, 142

れ

レビー小体型認知症
　………………………………40, 54
連合型視覚失認 ……………95, 157

【監訳者紹介】
森 悦朗（もり えつろう）

東北大学大学院 医学系研究科 高次機能障害学分野 教授

1977年神戸大学医学部卒業，1982年同大学大学院医学研究科修了，医学博士。1982年兵庫県立姫路循環器病センター神経内科，2000年Scripps Clinic and Research Foundation研究員，2003年兵庫県立高齢者脳機能研究センター診療部長・臨床研究科長，2004年より現職。
神経疾患や脳損傷によって生じる認知と行動の問題を対象に診療および研究，教育活動に従事。日本神経学会，日本脳卒中学会，日本神経心理学会，日本高次脳機能障害学会，日本神経精神医学会などの理事・役員，Journal of Neuroimaging，Cerebrovascular Diseasesなどの編集委員を務める。

【著者紹介】
John R. Hodges

ARC Federation Fellow & Professor of Cognitive Neurology,
Prince of Wales Medical Research Institute, University of New South Wales

1975年 M. B., B. S. 1st Class Honours‐Distinction awarded in Medicine, London University，1977年 M. R. C. P.，1985年 Lecturer in Clinical Neurology / Honorary Senior Registrar, Ladocliffe Infirmary，1988年 M. D.（London University），1990年 University Lecturer, University of Cambridge，1997年 MRC Professor of Behavioural Neurology, University of Cambridge，2007年〜現職

ⓒ2011　　　　　　　　　　　　　　　第1版発行　2011年1月5日

臨床家のための高次脳機能のみかた

（定価はカバーに表示してあります）

検印省略	監訳　森　悦朗
	発行者　林　峰子
	発行所　株式会社 新興医学出版社
	〒113-0033　東京都文京区本郷6丁目26番8号
	電話　03（3816）2853　　FAX　03（3816）2895

印刷　株式会社 藤美社　　ISBN978-4-88002-822-4　　郵便振替　00120-8-191625

・本書の複製権・上映権・譲渡権・公衆送信権（送信可能化権を含む）は株式会社新興医学出版社が保有します。
・本書を無断で複製する行為（コピー，スキャン，デジタルデータ化など）は，著作権法上での限られた例外（「私的使用のための複製」など）を除き禁じられています。研究活動，診療を含む業務上使用する目的で上記の行為を行うことは大学，病院，企業などにおける内部的な利用であっても，私的使用には該当せず，違法です。また，私的使用のためであっても，代行業者等の第三者に依頼して上記の行為を行うことは違法となります。
・JCOPY　〈（社）出版者著作権管理機構 委託出版物〉
本書の無断複写は著作権法上での例外を除き禁じられています。複写される場合は，そのつど事前に（社）出版者著作権管理機構（電話 03-3513-6969，FAX 03-3513-6979，e-mail : info@jcopy.or.jp）の許諾を得てください。